全国普通高等医学院校护理学专业规划教材

护理教育学

供护理学（专科起点升本科）及相关专业使用

主　编　贲亚琍　张　颜

中国协和医科大学出版社
北　京

内容提要

本教材是"全国普通高等医学院校护理学专业规划教材"之一，系根据本套教材的编写指导思想和原则要求，结合专业培养目标和本课程要求的教学目标编写而成。内容涵盖了护理教育的目标体系、护理教学的心理学基础、护理学专业的教师与学生、护理教育的课程、护理教学过程和原则、护理教学的组织形式、护理教学的方法与媒体、护理教学评价和护理学专业学生的职业素养教育等。此外，本教材还增加了教学课件、思维导图、能力测试等数字资源，丰富了教材内容，增强了线上和线下教学的联动性，以提升学生学习的主动性和积极性。

本教材主要供护理学（专科起点升本科）及相关专业使用，也可作为临床护理人员、临床带教教师、教学管理人员及护理教学技能培训使用的参考书。

图书在版编目（CIP）数据

护理教育学/贲亚琍，张颜主编 . -- 北京：中国协和医科大学出版社，2024.9
全国普通高等医学院校护理学专业规划教材
ISBN 978 - 7 - 5679 - 2391 - 1

Ⅰ.①护⋯　Ⅱ.①贲⋯ ②张⋯　Ⅲ.①护理学 - 教育学 - 医学院校 - 教材　Ⅳ.①R47

中国国家版本馆 CIP 数据核字（2024）第 092225 号

主　　编	贲亚琍　张　颜	
策划编辑	沈紫薇	
责任编辑	魏亚萌	
封面设计	邱晓俐	
责任校对	张　麓	
责任印制	黄艳霞	
出版发行	**中国协和医科大学出版社**	
	（北京市东城区东单三条 9 号　邮编 100730　电话 010 - 65260431）	
网　　址	www. pumcp. com	
印　　刷	三河市龙大印装有限公司	
开　　本	889mm × 1194mm　　1/16	
印　　张	14. 25	
字　　数	350 千字	
印　　次	2024 年 9 月第 1 版	
版　　次	2024 年 9 月第 1 次印刷	
定　　价	58. 00 元	

全国普通高等医学院校护理学专业规划教材
建设指导委员会

周谊霞（贵州中医药大学）

郑琳琳（辽东学院）

孟红英（江苏大学）

赵　冰（沈阳医学院）

赵丽萍（中南大学）

姜兆权（锦州医科大学）

韩　琳（兰州大学）

裘秀月（浙江中医药大学）

臧　爽（中国医科大学）

编者名单

主　编　贲亚琍　张　颜

副主编　周云仙　牟景敏　胡晓颖

编　者（按姓氏笔画排序）

马珊珊（南京医科大学康达学院）

冉秦琴（江汉大学）

牟景敏（牡丹江医科大学）

张　彤（佳木斯大学）

张　颜（辽宁何氏医学院）

张晓兰（浙江中医药大学附属第一医院）

陈志会（牡丹江医科大学附属红旗医院）

陈凌云（遵义医科大学）

周云仙（浙江中医药大学）

贲亚琍（江汉大学）

胡晓颖（包头医学院）

姜雨微（佳木斯大学）

贾　琳（牡丹江医科大学）

党的二十大报告提出，"推进健康中国建设""把保障人民健康放在优先发展的战略位置"。在这一发展战略下，护理工作的范畴从个体向群体，从医院向家庭、社区、健康服务机构扩展，促进健康、预防疾病、协助康复、康养照护已成为护理专业实践的目标。专业实践领域的扩展和社会需求的源动力，驱动了人才培养的提速。20 多年来，高等护理教育的规模迅速扩大，为了不断满足基层医疗卫生机构对高水平、高素质应用型人才的需求，我国大幅提升了护理学专业专升本招生规模。人才培养规模的快速提升，使得依托高质量、有权威的教材对教学活动进行规范，成为现阶段护理学专业专升本教育最为现实的需求。

教材是体现教学内容和方法的载体，在人才培养中起着至关重要的作用。加快推进护理学专业专升本教材体系建设，全面提升教材建设水平，是推动护理学专业建设、护理教育高质量发展的重要基础，是进一步深化护理教育教学改革、提高人才培养质量的重要环节。

为打造适应时代要求的精品教材，中国协和医科大学出版社联合全国 40 多所医学院校和医疗单位，开创性地组织了本套全国普通高等医学院校护理学专业规划教材（专科起点升本科）的编写工作。来自全国医学院校和医疗单位的 300 余名从事护理教育教学的教师、学者和临床一线护理工作者、管理者，秉承着护理学专业教材应体现终身教育的理念，在教材建设中对标一流，结合相关国家政策、行业标准，同时，立足当前国内护理学发展实际，紧密结合并充分体现当今护理事业及相关产业发展水平，融合思政内容，进行探索研究，悉心编撰。

本套教材涵盖护理学专业专升本课程共计 24 门，定位清晰、特色鲜明，具有如下特点。

一、全国首套成体系的护理学专业专升本教材

本套教材作为全国首套针对普通高等医学院校护理学专业（专科起点升本科）的规划教材，坚持"系统思维，明理致用"的编写理念，结合护理学专业专升本人才培养目标定位，找准教材重点、亮点和突破点，特色鲜明。

二、与时俱进，紧紧围绕需求导向

经过长期发展，高等护理学专业教材建设形成了鲜明的专业特色和质量品牌，在教材编写过程中，我们努力做到既遵循教学规律，又适应行业对人才的要求，主动对标健康中国战略需求，突出时代性与先进性，充分满足社会发展对护理学专业人才素质与能力的要求。

三、坚持立德树人，融入课程思政

把立德树人贯穿于教材编写的全过程、全方面，发挥中医药文化育人的优势，指导学生树立正确的世界观、人生观、价值观。

四、突出"三基五性"，注重内容严谨准确

遵循教材编写的"三基五性"原则。三基，即基本知识、基本理论、基本技能；五性，即思想性、科学性、先进性、启发性和实用性。教材编写充分考虑学科间的交叉与融合，注重理论与实践的结合，突出护理学专业专升本特点。

五、加强数字化建设，丰富拓展教材内容

发挥信息化技术的优势，数字赋能教材，以适应现代教育的需求。在纸质教材的基础上，强化数字化教材开发建设，融入更多实用的数字化教学素材，如教学课件、简述题、案例题及自测题等，丰富拓展教材内容。

在编写过程中，我们得到了教材建设指导委员会和教材评审委员会的大力支持和指导帮助，各位编者充分地展现了认真负责的精神，不辞辛劳，在宏大的护理学专业体系中梳理关键知识点，以帮助学生更快、更好地掌握护理学专业核心知识，在此，出版社深表谢忱！教材编写力求概念准确、内容新颖完整、理论联系实际，尽管力臻完善，但难免有不足与疏漏之处，请广大读者批评指正，使教材日臻完善。

前　言

本教材以《中华人民共和国国民经济和社会发展第十四个五年规划和 2035 年远景目标纲要》《中国教育现代化 2035》《全国护理事业发展规划（2021—2025 年）》及《关于加快医学教育创新发展的指导意见》等文件的精神为指导，以适应我国医学教育改革为宗旨，以胜任能力培养为目标，立足护理学专升本教育教学实际，由全国 10 所院校从事教学和临床护理一线工作的 13 位教师、学者悉心编写而成。

护理教育学是护理学学科体系中的一门新兴的交叉学科，旨在研究、探索和解释护理领域的教育现象和教育规律。护理教育学的形成与发展对培养高质量护理学专业人才、提高护理教育教学质量、促进院校办好护理学专业、推动护理教育事业发展均具有极其重要的意义。本教材中涉及大量的教育学、心理学、伦理学的相关理论与知识，为读者今后从事护理教学相关工作奠定坚实的理论基础。

本教材以实用为主，教学内容与理论实践紧密结合，突出教材内容的实用性、先进性、科学性和通用性。内容设置上注重产教融合，突出实践教学；融合思政，强化价值引领；纸数融合，满足信息化教学需要；导入案例，启发学生主动思考。本教材提供了包括教学课件、思维导图、能力测试在内的多种数字化教学资源，以满足信息化背景下学生自主学习的需求。

本教材主要供护理学（专科起点升本科）及相关专业使用，也可作为临床护理人员、临床带教教师、教学管理人员及护理教学技能培训使用的参考书。

在编写本教材的过程中，凡有教育部出台的指标体系和等级标准等，编者都一一遵循，此外还参考了有关教育教学的专著，借鉴了一些研究成果。受编者知识、能力水平所限，教材中难免存在疏漏之处，恳请广大师生和同行批评指正，多提宝贵意见，在此深表感谢。

编　者

2024 年 5 月

目　录

第一章 绪 论

教学课件

学习目标

1. 素质目标

树立正确的教育观，认识到护理教育发展的重要意义及护理教育的发展趋势。

2. 知识目标

（1）掌握：我国护理教育的层次和类型。

（2）熟悉：护理教育的基本特点，以及中外护理教育发展史上的重大事件和意义。

（3）了解：护理教育学的概念及任务。

3. 能力目标

（1）能结合我国护理教育实际，论述护理教育从各方面有效促进学生身心发展。

（2）能评述我国护理教育发展的方向与策略。

（3）能举例说明当前我国护理教育改革的主要内容。

案例

【案例导入】

　　李老师是刚入职的老师，开学第一节课，她早早来到教室。上课铃响了，她跟大家说："为了配合课本后面章节的学习，我们先暂时跳过前面两章，从第三章开始学习，现在开始学习第三章第一节。"一说完，下面就有学生窃窃私语："怎么从中间开始讲起呢？"在整个上课过程中，因为怕讲不完，李老师语速非常快。在看到两个学生发呆的时候，她很生气地训斥他们，学生表示她讲的内容都学过了，已经会了，她回答道："老师讲什么你就听什么。"李老师也会提问，但是不等学生思考回答，她自己就把答案告诉了学生。离下课还有十分钟的时候，李老师就讲完了所有的内容，她只能尴尬地站在讲台上直到下课。

【请思考】

　　结合个体身心发展一般规律的相关理论，分析李老师的教学行为。

【案例分析】

　　护理教育学研究护理教育现象与规律，是将教育学、教育心理学理论和方法应用于护理教育领域的学科。学习护理教育学应该首先学习教育学的基本知识，理解护理教育学发展的重要意义。

第一节　教育和教育学概述

一、教育的概念

　　自有人类社会以来，教育就存在于各种生产生活活动中，是一种有意识的以影响人的身心发展为直接目标的社会活动。我国古代东汉文学家许慎在《说文解字》中提到"教，上所施，下所效也；育，养子使作善也"。传统的教育思想强调教育中社会的需要性和教育的职能。在西方"教育"这个词源于拉丁文"educare"，原意是引出，寓意引导人发展的活动。西方教育家对教育的解释是"教育是经验的不断改造""教育即生活""教育即生长""教育是自我发展"，偏重于个性的解放、人的价值和个体的发展。

　　古今中外对教育的概念解释不同，但它们共同的认识基础都是教育具有培养人的属性，并且随着社会存在而存在，不会改变。

　　教育有广义和狭义之分。广义层次的教育是指所有影响人的知识技能、身心健康、思想品德和审美素质形成和发展的活动。狭义层次的教育主要指学校教育，是由专职人员和专门机构承担的，有目的、有系统、有组织的社会活动，目标是影响入学者的身心发展。本教材所指的教育即狭义的教育。

二、教育学的概念和发展

（一）教育学的概念

　　"教育学"一词由希腊语（pedagogue）源生而来，意为照顾儿童的学问。现已成为研究对各年龄段的人施加教育影响的一门科学。教育的对象包括各个年龄段的人，已不限于儿童。教育学是研究教育问题和教育现象、阐述教育理论、揭示教育规律的一门学科，用于指导教育实践。

（二）教育学的四个发展阶段

　　第一阶段，教育学萌芽阶段。多位教育思想家以自己的哲学思想为基础，提出许多教育主张和教育观念，如古希腊的苏格拉底、柏拉图和我国春秋战国时期的孔子、孟子等。世界上最早的教育学专著是我国古代的《学记》，它高度概括了我国古代的教育经验和教育思想。但是，此时的教育尚未形成独立、完整的体系，缺乏科学的根据，带有一定的主观色彩。

第二阶段，教育学体系形成阶段。从欧洲文艺复兴时期起，教育学逐渐形成了独立的理论体系。捷克著名教育家夸美纽斯撰写的《大教学论》，阐述了教学的基本原则与方法。德国教育家赫尔巴特的《普通教育学》提出了教育性原则和教学阶段理论。这些著作对教育科学体系的形成与发展影响巨大，为科学教育学的建立奠定了基础。

第三阶段，科学教育学的建立。历史唯物主义与辩证唯物主义科学地回答了教育的性质与作用、教育与人的发展、教育与社会发展等根本问题，使教育学进入科学化发展阶段，成为一门科学。

第四阶段，教育学的多元化发展。教育学的学科体系分化产生了一些新的分支学科和交叉学科，现代教育学的发展形成了立体、交叉的学科网络结构和多元化的发展格局。

三、教育的本质和功能

教育的本质属性是培养人的社会活动，这揭示了教育具有促进人的发展和促进社会发展两个功能。教育的基本功能就是根据社会需要促进人的发展，通过培养人来促进社会的发展。教育的根本立足点是培养人，任何教育都只有通过培养人才能实现为社会发展服务的功能。教育与人和社会发展的关系问题是教育学的基本问题。

四、教育与人的发展

（一）身心发展的基本概念

身心发展是人从胚胎、出生、成熟到死亡的整个生命进程中，身体方面和心理方面有顺序的、不可逆的变化过程。人的身体发展和心理发展密切相关，身体发展是心理发展的自然基础，而心理过程和特征也会影响身体发展。

（二）影响人身心发展的基本因素及作用

影响人身心发展的因素分为遗传因素、个体后天因素、环境、个体实践活动和教育五个方面。

1. 遗传因素　遗传因素是通过某种遗传物质决定着人的主要形态特征、组织结构、功能和某些心理特征，是身心发展的物质前提。人的发展是以遗传获得的生理组织和一定的生命力为前提的。人类依靠自己特有的遗传因素，在环境、教育等因素影响下学习知识，掌握技能。

遗传因素的发展需要一定的客观条件。人不是生来就具有知识、技能的，如果离开客观条件，遗传影响身心发展的可能性就难以实现。

随着环境、教育和实践活动的作用，人的遗传因素可能发生改变。如果在某方面长期训练，就可以提高脑在这方面的反应能力，这说明人的遗传因素具有可塑性。

2. 个体后天因素　后天因素是人出生后形成的身心特征，包括身体健康状态、知识经验水平、情感态度等。从人本身来说，它处于不断变化中；从人与人之间的角度来说，它又具有显著的差异性。护理教育工作者应该尤其关注个体后天因素。

3. 环境　环境是影响人生长发展的全部外在因素，包括先天环境、自然环境、社会环境等。社会环境对人的发展作用巨大，是自然人发展为社会人的基本条件。遗传素质的发展由社会环境决定，环境为人的发展提供多种可能性。生活环境相近的人，发展状况却不尽相同。

4. 个体实践活动　这是影响个体发展的决定性因素，而且随着人的发展，作用越来越大。人的活动可分为生理活动、心理活动和社会实践活动，三种活动相互影响。个体实践活动的范围逐渐扩大，内容逐渐丰富，就会逐渐提高人的身心发展水平。

5. 教育　教育是根据社会需要，为实现教育目的、完成教育任务而服务，为引导受教育者成长而设计，可能对受教育者的发展起主导作用。教育不只是传授知识，更要培养品质，提高各种能力。教育者受过专业训练，了解人身心发展的规律，需要精心选择教育内容，科学组织教育过程，因此，教育促进人身心发展的程度是最有效且显著的。

（三）教育要遵循人身心发展的规律

有效开展教育教学工作要求教育者必须遵循人身心发展的规律。

1. 身心发展的顺序性与阶段性　人的身心发展过程具有一定的顺序，是由简单到复杂、由量变到质变的连续不断的发展过程，是有阶段性的。教育与教学工作必须按照由浅入深、由简到繁、由具体到抽象的顺序进行。教育既要从学生的实际情况出发，又要让学生有所发展。苏联心理学家维果茨基提出个体有两种发展水平，一种是已经达到的发展水平，一种是尚未达到的发展水平，这两个水平之间的阶段就是"最近发展区"。教育应立足于学生的"最近发展区"，向学生提出要求，保证学生的发展。

2. 身心发展速度的不均衡性　在不同的年龄同一方面发展的速度是不均衡的，不同方面的发展速度也是不同的。有些方面较早就发展较好，而有些方面则较晚才达到较高水平。在学生品德、智力发展的关键期，要给予其科学教育及良好的环境影响。

3. 身心发展的稳定性与可变性　个体在每个发展阶段的变化过程基本上是相同的。但是，个体身心发展的水平、速度不尽相同。教育工作者要看到个体发展的稳定性，知道每阶段稳定的共同特征，不能任意规定教学内容与方法。同时必须利用身心发展的可变性，促使个体有较大发展。

4. 身心发展的共同性与差异性　同一发展阶段的个体的变化过程基本相同，但在身心发展上存在差异。教育既要关注个体发展的共同特征，又要重视每个学生的特点，因材施教，尽最大可能发挥每个人的潜力。

五、教育与社会发展

社会是个大系统，教育是其中的子系统。教育与社会有着密切的联系，了解教育与社会的相互关系，有助于护理教育工作者认清社会发展对护理专业人才培养的需要，按照社会未来发展趋势培养护理人才。

（一）教育与社会物质生产

1. 社会物质生产是教育发展的基础　社会物质生产影响教育发展的规模与速度，制约人才培养的规格和教育结构，促进教学内容、设备和手段的发展。社会物质生产的进步要求学校培养人才不仅应具有扎实的理论基础和技能，而且具有良好的学习能力、创新能力，兼备管理学、社会学、计算机科学等各个方面的知识与技能。社会物质生产制约教育内部结构的变化，如设立学校的层次、专业设置或撤销等，也促使教学内容和形式不断更新。

知识拓展

《教育部办公厅关于进一步做好普通高等学校本科专业设置工作的通知》摘录

为深入贯彻落实党的二十大精神，落实党中央、国务院深化新时代高等教育学科专业体系改革的决策部署，动态调整优化普通高等学校（以下简称高校）本科专业设置，有的放矢培养国家战略人才和急需紧缺人才，提升教育对高质量发展的支撑力、贡献力，推动形成新质生产力，更好服务中国式现代化建设，根据《普通高等教育学科专业设置调整优化改革方案》（教高〔2023〕1号）和《普通高等学校本科专业设置管理规定》（教高〔2012〕9号）要求，现就进一步做好高校本科专业设置工作通知如下。

实施本科专业目录年度更新发布机制。《普通高等学校本科专业目录》每年更新。

完善本科专业类的设置与调整机制。增设、更名专业类，或调整专业类下设专业，原则上由教育部高等学校相关专业（类）教学指导委员会（以下简称专业类教指委）提出调整方案，并广泛征求意见，教育部高等学校专业设置与教学指导委员会（以下简称专业设置教指委）进行审议。

动态调整国家控制布点专业和特设专业。根据经济社会科技发展变化，动态调整国家控制布点专业范围。国家控制布点专业调整一般由专业类教指委提出、专业设置教指委审议。

实施专业设置预申报制度。高校应根据经济社会发展需求、区域发展急需和自身办学定位、办学条件等，提前谋划增设专业。

规范专业撤销工作。高校撤销专业，须在校内征求意见、公示，按程序报教育部备案。连续五年停止招生且无在校学生的专业，原则上应予撤销。

2. 教育对社会物质生产具有促进作用

（1）通过教育和训练人形成劳动能力，随着劳动过程的系统化，学校成为培养人才的主要场所。

（2）教师采用有效的教学形式，使得生产效率大幅提高，科学知识的传播范围扩大，科学研究得以开展，能够发展和创造新理论和新技术。

（二）教育与文化的关系

1. 文化推动教育的发展　随着文化的发展，教育内容、教育组织形式、教育方法和手段不断丰富、灵活、更新，受教育者获取知识的途径更多，独立性和自主性提高，教学效率提高，教师的中心地位和控制作用减弱。社会文化水平的提高，产生多种文化教育的需求，因而教育不仅要培养人才，而且需要提高人的素质。

2. 教育传播和普及文化　教育使得文化得以延续和更新，作为人类文化的组成部分，知识的延续离不开对人的教育。提高全民族文化水平要通过教育，使每个公民懂得科学，形成健康的生活方式。

（三）教育与政治的关系

1. 政治对教育有决定作用　政治决定教育的性质，教育的根本任务是培养人，培养什么样的人是由一定社会的政治经济制度决定的。政治对教育的决定作用不是无限的，不能违背教育自身的发展规律，也不能用政治的要求去替换经济、文化方面对教育的要求。

2. 教育服务于政治　教育通过培养人才服务政治，促进政治民主化，民主意识和民主观念的养成必须通过教育才能实现，教育是推动政治民主化的重要力量。教育思想往往比政治发展滞后，但在特定时代环境中也可能产生新的教育思想。

第二节　护理教育学概述

一、护理教育学的概念和任务

（一）护理教育学的概念

护理教育学是研究护理领域内教育活动及其规律的学科，是护理学与教育学相结合形成的一门交叉学科。

（二）护理教育学的任务

护理教育学的主要任务是借鉴教育学与心理学的理论、原则、实践知识，研究护理教育现象的规律；吸收先进护理教育经验，指导护理教育实践；研究护理教育的培养目标、课程体系、教学内容、教学过程、教学原则、教学方法和策略；研究护理教育的组织、领导和管理问题。

二、护理教育的性质和任务

（一）护理教育的性质

护理教育是一项培养护理人才的专业教育活动。学生接受这种教育的直接目的是为今后从事护理工作做好准备。护理教育具有很强的实践性，是一种护理院校与医院密切结合、共同完成的教育。

（二）护理教育的任务

1. 培养合格的护理人才　护理教育负担着为国家、为社会培养各层次合格的护理人才的基本任务。护理教育工作者要提高人才培养质量，培养学生开阔的视野、自主学习的能力、勇于探索的科学精神、不断创新的意识和能力。为推动现代化护理的发展，护理教育的内容必须反映现代护理学的最新成就，引导学生了解护理学前沿动态，加强国际信息交流。培养护理人才时，还必须重视课程思政和职业精神、职业道德教育，培养学生的人文情怀，提高学生的人文关怀能力。

2. 开展护理科学研究和护理教育研究　在护理院校中，教师、科研人员、本科生、研究生集中，实验设备条件较好，学术氛围较好，科研活动可以得到各方面的保障。

3. 发展社会服务　护理院校面向社会开展服务活动，如护理技能培训班、护理门诊咨询活动、护理知识讲座等。这些社会服务有助于改进教学和科研工作，提高人们健康意识，加强与社会的联系，根据社会需要培养学生适应社会的能力。

三、护理教育的基本特点

1. 护理教育是建立在普通教育基础上的，具有教育的基本属性，又具有区别于普通教育及其他专业教育的固有特点。

2. 护理教育对象中，有些学生身心发展基本成熟，人生观和职业观较稳定，但由于承担多种社会角色，会感受到来自多方面的压力。

3. 护理教育的内容具有综合性、整体性的特点，除了必须掌握护理专业知识外，还必须学习心理学、教育学、社会学、伦理学、管理学、美学等人文社会科学知识。

4. 护理工作的对象是人，护理学是关于生命与健康的学科。随着科技水平的提升，有的技能可在虚拟仿真环境中进行学习，有的技能必须通过临床见习和实习才能获得。教学的组织安排、教学方法具有与其他专业不同的要求。

5. 护理教育具有实践性特点，有些内容需要在医院、社区等机构完成。护理教育管理部门多、参与人员多，协调要求较高。

四、护理教育学与其他学科的关系

1. 教育学与护理教育学的关系　是一般与特殊的关系。教育学研究的是教育活动的共同规律，护理教育学研究的是护理教育中的问题。研究护理领域的教育活动，要以教育学原理为指导，探索护理教育的规律与原则。护理教育学的发展进一步丰富了教育学的内容。

2. 护理学与护理教育学的关系　是母学科和子学科的关系。护理学的理论和技术构成了护理教学的基本内容，护生或护士构成了护理教育的基本对象。护理教育学使得护理理论体系进一步丰富，推动了护理教育转向科学化教学的进程。

3. 心理学与护理教育学的关系　心理学与护理教育学是紧密联系的。心理学为教育工作提供依据，是护理教育学的重要科学基础，能够解释护理教育现象，解决护理教育问题。

第三节　护理教育体系的结构

一、护理教育体系的层次结构

2011 年，护理学专业由原来的医学门类下临床医学一级学科下的二级学科调整为医学门类下的一级学科。目前，我国的护理教育体系由中等护理教育、护理专科教育、护理本科教育、护理研究生教育构成。

（一）中等护理教育

中等护理教育的任务是培养中级护理人员，招生对象为初中毕业生，学习年限一般为 3 年。学生毕业应夯实文化基础，掌握医学基础知识、护理理论和操作技能、基本的社会保健知识，能够对常见病、多发病、急危重患者进行护理。学生按教学计划通过全部课程，准予毕业。但随着社会对护理人才需求定位的调整，对中等护理人才的社会需求大幅减少，多数护理院校已终止中等护理教育，只有少数学校根据地区需要予以保留。

（二）护理专科教育

护理专科教育的任务是培养具有实际工作能力的护理人才，可由普通医科大学、学院或专科学校独立设置，学习年限一般为3年，招收高中毕业生。学生应掌握护理基础理论、基本知识和基本技能，提高专科护理理论和技能水平，学习本专业的新知识、新技术。学生学业期满，考试及格，准予毕业，发放毕业证书。

（三）护理本科教育

护理本科教育培养学生较系统地掌握护理学基础理论、基本知识和基本技能，具有创新精神、独立解决问题能力，具有初步进行护理教学、护理科研、护理管理的基本能力，能够从事临床护理、专科护理或预防保健等工作。我国护理本科教育主要有两种形式，一是高中毕业生通过国家统一入学考试，进入护理院校学习，年限一般为4年；二是通过专科升本科、通过国家统一的自学考试等教育形式，学习年限一般为2年。学生按教学计划规定通过全部课程，准予毕业，领取毕业证书，授予学士学位。这是护理教育中新增加的本科层次教育，为经过专科教育培养的学生提供继续深造的路径，使学生在毕业时能达到本科教育的水平。护理教育工作者应合理安排教学计划，设置课程时减少或避免课程重复，提高学生的学习效果。

（四）护理研究生教育

护理研究生教育分为护理硕士研究生教育和护理博士研究生教育两个层次。

1. 护理硕士研究生教育　护理硕士研究生教育培养具有从事科学研究、教学工作或独立承担专科护理工作能力的高级护理人才，招生对象是高等医学院校或其他相关专业毕业或具有同等学力者，经过研究生入学考试或推荐免试，学习年限一般为3年。学习期间，研究生的培养计划对研究生的研究方向、学习课程、时间安排、考核期、指导方式、学位论文等都有具体的规定。研究生在学期间，修满规定学分，通过论文答辩，并经国家授权的硕士学位评定委员会批准授予硕士学位，获得硕士学历毕业证书。

2. 护理博士研究生教育　护理博士研究生教育培养学生具有扎实的理论知识、学科知识，具有较强的护理科研能力和护理教学能力，能够在专业领域内作出创造性成果，是我国护理人才培养的最高层次。学生入学时需获得硕士学位，学习年限一般为3~4年。入学后按照培养计划通过规定的课程，完成具有创新性和学术价值的论文，通过答辩，授予博士学位。

二、护理教育体系的形式结构

根据教育对象、办学形式和教育时间，护理教育体系分为不同的形式结构。

（一）根据教育对象分类

1. 基础护理教育　以普通教育为基础的护理专业教育，包括中等护理学教育和高等护理学教育。高等护理学教育含护理专科教育和护理本科教育，学生毕业后从事临床、社区护理工作或进入后续教育。

2. 毕业后护理教育　在完成中等护理教育或高等护理教育并取得注册护士资格后接受的教育培训，目的有岗前培训，结合临床病例学习，提高护理质量；知识更新，了解护理专业的发展动态和趋势；培训专科护士等高级护理人才。毕业后护理教育一般有注册后护理学教育和研究生教育两种方式。

3. 继续护理教育　为正在从事护理工作的护士提供的教育，以学习新理论、新知识、新技术和新方法为目标，长期持续的在职教育。护理专业的迅速发展和卫生服务的需求改变，对护理教育提出了新的要求。促进护士个人成长和业务水平提高，提供优质护理服务，成为继续护理学教育的重要任务。目前我国的继续护理学教育已逐渐制度化、规范化，成为提高护士专业素质的重要途径。

（二）根据办学形式分类

1. 护理函授教育　运用网络方式进行的远程护理教育，由具有函授资格的大学实施，有高等护理教育自学考试、大专升本科等形式。2012 年，中央广播电视大学更名为国家开放大学。2017 年，国家开放大学被国际开放与远程教育理事会授予"杰出机构奖"，可独立授予普通高等教育学士学位，学历获得国际认可。2022 年 5 月 20 日，国家开放大学成功举办终身教育平台开通仪式，该平台正式上线，面向社会开放。成人网络远程继续教育专业开设有护理学专业本科（专科起点、高中起点），专科专业有护理、智慧健康养老服务与管理。

2. 护理进修教育　护理工作相关人员通过到专业水平较高的临床、教学、科研单位进行系统学习，提高业务水平的一种教育形式。进修人员在指导教师指导下从事护理、教学、科研活动，一般由派出单位向进修单位提出申请，经进修单位同意，即可按期进修，一般无严格考试，由进修单位对进修人员表现作出鉴定。而各种专门进修班组织规模较大、系统性强，修业期满经考核合格者，获得结业证书。

3. 护理短期培训　作为继续护理学教育的一种形式，多为围绕一个专题的新理论、新技术和新方法的知识更新培训。参加学术讲座、学术会议、个案讨论、护理查房、参观学习等也属于短期培训。短期培训还包括对护理师资的培训，护理工作的性质正在改变，服务对象和服务范围在逐渐扩大，必须形成高水平的护理师资队伍才能提高护理质量。

（三）根据教育时间分类

1. 全日制护理教育　是指除寒暑假、节假日外全日进行的护理教育。护理学院（系）、护士学校、卫生学校护理专业多属于此类别。

2. 业余护理教育　是指利用业余时间进行的各种教育，如医学院校护理夜大学、函授辅导站。

有计划地采用多层次、多规格、多形式、多类型的办学途径开展护理教育，逐渐形成合理的护理教育体系，是社会发展对护理人才需求定位的体现。护理教育工作者应该积极改革现有的护理教育体系结构，并紧跟科技水平发展的步伐，不断调整、优化护理教育体系结构。

第四节　护理教育的发展与改革

一、护理教育的发展

（一）国外护理教育的发展

国外护理教育开始于 17 世纪，现代护理教育始于 19 世纪末 20 世纪初，护理教育的发展大致分为以下三个时期。

1. 20 世纪前的护理教育　从 19 世纪 50 年代起，在医院中由医生指导培养女青年从事护理工作，从事 6 个月无报酬的护理工作后取得护士资格。她们的工作显著提高了医疗质量，受到了医生和患者的一致认可。1854 年，克里米亚战争爆发，南丁格尔领导的护理人员在战地救护中出色的工作，使伤员的死亡率显著下降。1861—1865 年美国南北战争的经验也告诉人们，要克服战伤对战斗力的影响，提高护理水平，培养合格的护士非常重要。19 世纪下半叶，护士的需求大大增加，带徒培训方式难以满足护理工作的需要。因此，在南丁格尔的领导下，1860 年世界第一所护士学校——圣托马斯医院护士学校正式建立，提出了全新的护理教育办学思想，为正规护理教育奠定了基础，开创了护理教育的新纪元。由她创立的护理教育制度成为此后欧洲、北美等多个国家护理教育的标准模式，建立了多所以医院为基础的护士学校。以医院为基础的护士学校成为 20 世纪 50 年代以前培养合格护士的主要途径。

2. 高等护理教育的兴起　高等护理教育开始于美国。1899 年，美国哥伦比亚大学教育学院开设课程"医院经济学"，培养护校校长、教师和护士长。第一个三年制的大学护理系课程则开始于 1909 年明尼苏达大学。1924 年，第一个授予学士学位的护理本科教育开始于耶鲁大学护理学院，1929 年开设硕士学位课程。1964 年，第一个护理博士学位课程开设于加州大学旧金山分校。到 90 年代初，美国已有 73 所大学建立了护理系，日本有 30 所大学建立了护理系。

3. 高等护理教育的普及　第二次世界大战以后，卫生系统迫切需要大批受过高等教育的护士。各发达国家在大力发展高等职业技术教育的同时，普遍开设了学制 2~3 年的高等护理专科教育和学制 4~5 年的高等护理本科教育，培训合格的护士。

在欧洲，1977 年《欧共体护理指导法》公布，规定护理教育应以高中毕业为起点，学制 3 年，在大学或其他高等院校中进行。20 世纪以来，国外护理教育的发展迅速，规模惊人。

（二）我国护理教育的发展

1. 近代护理教育的发展　1835 年，广东建立第一所西医医院，两年后开始培养护士。1888 年，美国护士约翰逊女士在福州医院开办了中国第一所护士学校，较为正规的中国近代护理教育开始了。1920 年，由美国洛克菲勒基金会捐建的北京协和医学院与燕京大学、南京金陵女子文理学院、苏州东吴大学、广州岭南大学及山东齐鲁大学五所私立大学合筹办了协和高等护理专科学校，学制 4~5 年，学生毕业后获得学士学位，这是我国高等护理教育的开始。1934 年，护士教育委员会成立，将护理教育定为高级护士职业教育。

2. 现代护理教育的发展 1950 年，第一届全国卫生工作会议将护理教育列为中等专业教育，制订全国统一的教育计划，规定护士学校的招生条件，成立了教材编写委员会。1952 年以后停办高等护理教育，严重阻碍了护理教育事业的发展。

1966—1976 年，全国护士学校大部分停办，教师队伍解散，护理教育基本停滞。但由于医疗工作的实际需要，一些医院自办护士班，使大批未受到正规专业训练的人员进入护理队伍，护理质量大幅下降，中国护理教育与世界护理教育之间的差距拉大。

1980 年，南京医学院开办了高级护理进修班，学生毕业后获得大专学历。1983 年，天津医学院招收第一届本科护理专业学生。1984 年，全国护理专业教育座谈会在天津召开，决定在国家高等医学院校设置护理专业，恢复高等教育，这是我国护理教育发展的转折点。此后，护理系或护理学院在北京医科大学、北京协和医科大学、上海医科大学、上海第二医科大学、第二军医大学等院校成立，学生毕业后授予学士学位。

1992 年，北京医科大学获准招收护理专业硕士研究生。随后，中国协和医科大学、第二军医大学、上海医科大学、华西医科大学等也获准招收护理硕士研究生。1995 年，北京协和医科大学护理学院正式成立，成为我国第一所国家重点大学护理学院。随后上海医科大学、中山医科大学、华西医科大学、湖南医科大学成立护理学院。2003 年，第二军医大学护理学系获准护理博士学位授予权，2004 年招收护理博士生 2 名。至此，我国护理教育层次基本完全，护士的学历层次结构逐渐提高和优化。

二、护理教育的改革

进入 20 世纪后半叶，世界各国护理教育以培养适应社会发展需要的高等护理人才为目标，掀起了新的教育改革浪潮，开展了护理教育改革。改革的主要方向有以下几方面。

1. 加速发展高等护理教育 护理教育不再是中专教育、学徒式教育，而是学院式的高等护理教育。人们对健康的需求日益增高，对高质量护理人才的需要逐渐增加。高等护理教育是投入少、产出多的潜在保健措施，提高护理教育层次可提高护理质量、改善患者结局、降低病残率和死亡率、节约保健费用。发展高等护理教育、提高护理人才素质已经成为全世界护理教育改革的根本举措。

随着多年护理人才的培养，培养规模逐步扩大，我国护士队伍数量不断提升。根据 2022 年卫生健康事业发展统计公报，截至 2022 年末，我国有注册护士 522.4 万人，每千人口注册护士 3.71 人；预计到 2025 年护士总数达 550 万人。2021 年底，全国注册护士队伍中，具有大专以上学历的护士超 70%，护士队伍学历素质进一步提高。近几十年高等护理教育的发展使得我国护理人才结构逐渐合理，对注册护士内部的结构产生了巨大的影响。未来的发展在扩大高等护理教育培养规模的同时，更要重视结构调整和内涵建设。

2. 重视继续教育 重视继续教育，增加新知识、新技术、新方法，使护士适应工作的变化，重视继续教育在塑造人格、发展个性及增强人文关怀精神等方面的意义。高层次专科护士缺乏，国内有限的专科护理门诊数量远远不能满足患者的护理需求。为应对老年人、慢性病患者延续护理的需求，我国急需培养一批高水平、高素质的护理队伍，适应新的护理服务模式需要，提供全方位全周期健康护理服务。2018 年，《关于促进护理服务业改革与发展的指导意见》明确提出要加强护士队伍建设，充分发挥护士在疾病预防、医疗护理、康复促进、健康管理等方面的作用，不断提高专科护理水平，实现优质护理服务全覆盖。

3. 调整培养目标，造就全面发展的护理人才　重视专业价值观、专业发展能力和专业人文精神的培养；提出个性化目标，尊重人的个性，培养独特的个体；突出对学生专业核心能力培养的要求。适应新世纪护理需求的人才培养目标应是以人为本的人才培养目标，必须努力培养具有强烈的人文关怀意识、良好的人际沟通能力的护士。

4. 进行课程改革，提高教育质量　课程改革是教育改革的核心和重点。淡化学科界限，建立综合性课程；训练学生的人际沟通能力；增加人文社会课程，注重培养学生的人文素质；加强护理科研思维的培养，让学生参加各种科研活动，培养创新能力；提高学生思维能力及思维品质。具有专业特色的课程设置应满足培养国际性、创新性护理人才培养目标的需要，建立以学生为主体的课程观，打破学科间壁垒，优化组合学科板块。课程内容引进先进的护理理念和护理技术，重视课程整合，满足护理实践领域扩展后对护士知识准备的需求。

5. 广泛采用高科技教育手段　科技的飞速发展为护理教育提供了各种先进的教学手段，改变了护理实验教学的条件，虚拟仿真的护理教学模型使得学生的护理技能学习更有真实感。学生可以学习国内外院校优秀的护理课程，护理教育资源的共享性被最大限度地发挥出来。线上线下混合式教学被广泛采用，为护理专业学生和在职护士的专业学习提供了高效、便利的途径。

6. 加强护理教师队伍建设　积极致力于教师发展、课程、教学方法、教育资源、手段等方面的变革；关注教师本人的全面成长，关注师德；加强教师的合作和交流，为教师的专业化发展提供有质量的资源；强化教师在职培训。加强国际和国内院校间合作交流，采取多样化的培养途径优化教师队伍的学历结构，使之适应社会发展的需要。加强临床师资培养，提高带教能力，提高临床实践教学质量。

7. 培养高层次多学科背景的复合型人才　培养能够运用交叉学科知识和新信息技术解决复杂问题和前沿问题的创新人才，是护理高等教育的新要求。未来要促进护理与各个学科交叉融合，培养高层次多学科背景的复合型人才。

8. 建立护理教育质量标准和评价指标体系　教育质量是人才素质的保障，要建立既能与国际护理接轨，又能适应我国护理需要的护理教育质量标准和质量评价指标体系，以加快我国护理教育国际化进程，监控、提高护理院校教育质量。

9. 创设学校医院社区一体化的综合教育环境　充分利用社会教育资源，以专业素质培养为核心，以个体可持续发展为目标，通过多样化的培养途径和活动形式，有效地把理论教学和实践教学、专科教学和通识教学、第一课堂和第二课堂教育、知识教育和情感教育、科学素质教育和人文素质教育、知识传授教育和能力培养教育有机地结合起来，落实到课堂教学、护理实践、见习、实习等各种教学活动中，全面提高护理人才培养水平。

10. 积极发展国际合作办学　探索灵活多样的合作办学模式，扩大中外护理合作办学规模，充分利用国外优秀师资、先进教材及科学的管理经验，为我国培养国际化护理人才服务。同时，要对外开放我国的护理教育市场和教育资源，创造多元文化的护理教育环境，在教育内容、教育方法上要更强调适应国际交往和发展的需要，吸引外国护理专业留学生，推动我国护理教育产业化发展。

知识拓展

《全国护理事业发展规划（2021—2025年）》摘录

　　为适应人民群众日益增长的健康需求和经济社会发展对护理事业发展的新要求，根据《中华人民共和国国民经济和社会发展第十四个五年规划和2035年远景目标纲要》《"健康中国2030"规划纲要》《国务院办公厅关于推动公立医院高质量发展的意见》《"十四五"优质高效医疗卫生服务体系建设实施方案》等要求，制定本规划。

　　加强护士培养培训。建立以岗位需求为导向、以岗位胜任力为核心的护士培训制度。加强临床护士"三基三严"培训，坚持立足岗位、分类施策，切实提升护士临床护理服务能力。结合群众护理需求和护理学科发展，有针对性地开展老年、儿科、传染病等紧缺护理专业护士的培训。加强新入职护士和护理管理人员培训。科学合理安排护士培训，减少重复性、负担性安排，缓解护士工学矛盾。

　　加强护理学科建设。以满足重大疾病、重点人群的临床护理需求为导向，加强护理学科建设，以学科建设带动护理人才培养和护理服务能力提升。持续改进护理质量，着力构建基于循证基础和临床需求的护理规范和技术标准体系，切实提高地区间、机构间护理同质化水平。

本章小结

思考题

　　1. 比较国内外护理教育的发展历史，分析国内外护理教育的主要差距。

　　2. 结合自己的学习生活，你认为护理教育应该进行哪些方面的改革？

　　3. 我国护理教育的层次结构与形式结构是怎样的？

更多练习

（胡晓颖）

第二章　护理教育的目标体系

学习目标

1. 素质目标

认同并尊重我国教育目的的基本精神和护理教育的培养目标，树立正确的护理教育观念。

2. 知识目标

（1）掌握：教育目的、培养目标、教学目标的概念。

（2）熟悉：教育目标的层次结构，以及个人本位论和社会本位论两种教育目的价值取向之间的区别。

（3）了解：我国现行的教育目的的基本精神。

3. 能力目标

（1）能举例说出完成护理院校的德、智、体、美、劳五育任务的途径。

（2）能运用教学目标的分类理论和编制技术，自选一节内容，编写具体、明确、可操作的护理教学目标。

案例

【案例导入】

　　某医学院护理学院为适应新时期健康中国建设对护理事业提出的新要求，提高护理教育质量，落实国家教育目的，决定修订新版护理教育培养方案。在确定了新的专业培养目标和人才培养的具体要求后，要求各门课程的任课教师针对新修订的专业培养目标修订新的课程教学大纲。王老师作为"基础护理学"的课程负责人，基于新修订的专业培养方案，认真思考课程的定位和内容，即课程目标如何为实现护理专业培养目标服务，章节的教学目标又如何实现课程目标。

【请思考】

　　1. 在修订培养方案时，护理学院应该如何明确护理教育的培养目标？

　　2. 在确定培养目标时，为使护理专业的学生在毕业时具备从事临床工作的基本素质和能力，护理学院应该关注哪些方面？

3. 在制定教学目标时，为确保学生达到培养目标所要求的专业素养和能力水平，教学活动应该完成哪些目标？

【案例分析】

护理教育是培养未来护士和护理专业人才的重要环节，护理教育的目标体系是护理教育体系的重要组成部分，涉及护理教育的宗旨、目标、内容、方法和评价等方面。护理教育目标体系的建立需要充分考虑护理学科的特点和护理实践的需求，结合国家和地区的实际情况而设计，使其更加符合实际需求，具有针对性和实效性，对提高护理教育的质量和水平具有重要意义。随着医疗模式的转变和医疗需求的变化，护理教育的目标体系也需要不断调整和完善，以适应新形势下护理工作的要求，培养适应医疗需求的专业人才。

教育目标的实现需要不断具体化，构成一个层次体系，每个层次含有预期实现的目标系列，且结构层次有上下位次之分，依次为教育目的、培养目标、课程目标、教学目标等。

1. 教育目的　教育目的作为教育目标体系中层次最高的目标，提出教育培养人才的总体要求，具有普遍适用性。内含了对整个教育活动努力方向的定向要求，反映了社会对教育对象培养的社会倾向。

2. 培养目标　既适用于全国同类型各院校（专业），也认同不同地区和各院校（专业）之间的差异，因此，需要各级各类学校在保证总体教育目的的前提下，依据特定教育阶段或领域，针对学生的特定需求和发展方向而制定自己的培养目标。

3. 课程目标　培养目标的实现需要通过以学校设置的课程为载体来实现，这就需要将培养目标具体化为课程目标，即在特定课程中设定具体目标，是学生在完成某一门课程的学习后应达到的身心发展水平，通常包括知识、技能、情感态度等方面的要求。

4. 教学目标　课程由很多个教学时段组成，教学目标是课程目标在每一个教学时段的分解和具体化。教学目标既涵盖对教学内容的学习水平，也描述学生通过学习应达到的行为水平，是具体教学时段中，教师为学生制定的具体学习目标。

教育目的、培养目标、课程目标和教学目标之间的关系是相互衔接、相互促进的。教育目的和培养目标都属于概括性的培养要求，前者是所有学校都需要遵循的总体教育方针，后者是由学校提出的培育人才的特殊要求。课程目标和教学目标是学生学习后身心方面的变化，二者是具体、微观的概念，只是针对的学习时段长短不同。从教育目的和培养目标到课程目标和教学目标，教育活动从抽象到具体被层层落实，最终通过每一节课时、每一门课程，培养目标和教育目的得以实现。

下面就教育目的、培养目标和教学目标来进行重点介绍。

第一节 教育目的

一、教育目的概述

人类社会的各种活动无不带有目的性，目的引导人活动的方向，是对活动结果的期待，教育活动亦然。教育作为培养人的社会活动，一切教育活动都是围绕教育目的而组织，在教育目的直接引导下，指向教育活动的基本方向。教育要如何实现功能，要培养什么样的人，都需要通过相应的教育目的来提出总的预期与设想。

（一）教育目的的概念

教育目的（aim of education）指教育所要培养的人应该达到的规格与素质要求，对确定教育任务、建立教育制度、选择教育内容、组织教育活动起着指导作用。教育目的的概念有广义和狭义之分。广义教育目的是指人们对教育培养什么样人的期待，即使受教育者成为什么样的人，受教育者身心发生什么样的变化。狭义教育目的是指一定社会为所属各级各类教育人才培养所确立的总体要求。

（二）确定教育目的的依据

1. 教育目的要反映社会的发展规律　在人类历史上，生产力的提高导致了生产关系的变革，进而推动社会形态的更替。人的发展离不开社会，人的发展必须建立在社会发展的基础之上，受制于社会发展的要求，顺应社会发展的需要。①教育是社会发展的重要组成部分，受社会发展的客观进程的影响，教育的目的和内容应当与社会的发展方向和需求相契合。教育目的在社会发展的不同形态中有着不同的体现。在原始社会，教育目的是培养部落成员的基本生存知识和技能。在封建社会，教育目的是培养封建阶级的继承人和为统治阶级服务。在资本主义社会，教育目的是培养能够适应经济发展和劳动力市场需求的劳动者。在社会主义社会，教育目的是培养全面发展的社会主义建设者和接班人，以服务于社会主义建设和为人民服务。②教育目的需要反映社会发展的价值取向，受当时社会的核心价值观和人文精神所影响。例如，在现代社会中，注重人的全面发展，教育目的以培养创新能力、实践能力和综合素质为重点。③教育目的还应与社会发展的需求相匹配。例如，随着科技不断进步和市场竞争加剧，现代社会对创新型人才的需求日益增加，教育目的应以培养具有创新思维和创业能力的人才为重点，促进社会经济的发展和转型。

2. 教育目的要反映人的发展规律　人是教育的对象，也是教育的主体。因此，教育目的的确定，不仅要考虑社会的发展规律，而且要反映人的身心发展特点和发展需要。从人的身心发展特点来看，人的身心发展具有阶段性和渐进性、稳定性和可变性、不平衡性和差异性等特点。"因材施教"这一概念实际上正是强调教育应符合受教育者的个体差异。因此，教育目的在制定时，必须考虑学生所处的不同生理、心理、认知发展阶段的特点，在把教育目的转化成培养目标时，使教育活动能够符合学生的身心发展水平和特点，遵循从低到高、从简单到复杂的原则，循序渐进，有机衔接，而不至于使目标定得过高或过低，过难或过易。从人的发展需要来看。人在发展过程中会表现出各方面的需要，包括物质与精神的、现实与未来的、生存与发展的等。这些需要的满足需要不断地自我成长和完善，因此常常会对自身的教育提出要求。教育是社会发展的重要基石，人是社会的主体，满足身心健康发展需求的教育目的，往往更有助于构建具有活力和创造力的社会。

（三）教育目的的基本价值取向

教育目的的价值取向是指教育活动的决策者或从事教育活动的主体依据自身的需要对教育价值作出选择时所持的一种倾向。在教育实践中，人们对于教育目的的价值取向存在不同的观点和主张。

1. **个人本位论**　主张教育的目的就是充分发展个人的潜能与个性。主要代表人物有法国启蒙时代思想家卢梭、瑞士教育家裴斯泰洛齐、德国教育家马利坦、美国心理学家马斯洛、法国哲学家萨特等。个人本位论的主要观点如下。①教育目的是根据个人发展的需要制定的，而不是根据社会的需要制定的。教育的真谛在于使个人发展的潜在可能与倾向得到完善的发展，除此之外没有其他目的。②个人价值高于社会价值。社会价值只有在有助于个人发展时才有价值，否则，单纯地关注社会价值的实现就会压抑和排斥个人价值。③人生来就有健全的潜在本能，教育的基本职能就是使这种潜能得到发展。如果按照社会的要求去要求个人，就会阻碍个人潜能的健全发展。

个人本位论是在一定的历史条件下提出的，正值欧洲资产阶级进行反封建斗争的时期。他们以人性反对神性，以人权反对神权，提出教育要从人的自身需要出发，要尊重个人的价值与要求，要让人的个性得到发展和解放，这在当时是具有进步意义的。但从教育目的的价值取向上，如果过于强调个体的价值和自由，无视个体发展的社会要求和社会需要，这必然导致个体发展与社会发展脱节，无法适应社会的需求和变化。因此，个人本位论的价值取向在社会发展中带有明显的片面性。

2. **社会本位论**　与个人本位论的观点相对应，主张教育目的不应该从人本身出发，而应由社会发展的需要所决定，强调教育的社会价值和功能，认为教育的价值在于为社会培养合格的人才。主要代表人物有法国哲学家孔德、法国社会学家涂尔干、德国教育家凯兴斯坦纳等。社会本位论的主要观点如下。①个人的一切发展都有赖于社会。人的身心发展的各个方面都与社会紧密相关，受到社会的影响和制约，而所有这些发展都是为了满足社会需求。②教育除了满足社会需要以外并无其他目的。教育目的应从社会需要出发，根据社会需要来确定。人获得发展的社会条件客观上是需要每个人遵守并维护社会要求来实现的。③教育的结果或效果是以其社会功能发挥的程度来衡量的。教育质量的优劣只能通过其是否能支持人类生存和社会繁荣来评估。只有在社会环境中，才能对教育成果进行评价。

社会本位论者以社会需求为导向来确定教育目标的价值取向，关注教育的社会功能。在当今这个高度社会化的生产时代，这种观点具有一定的积极意义。然而这种价值取向也存在一定的局限性，首先，过于强调社会的整体利益和需要，忽略个性发展，导致个体被视为社会发展的工具和手段。其次，过分强调教育的社会功能和责任，导致教育缺乏多样性和包容性，限制了个体的多元发展和自由选择。因此，这种观点是片面且错误的，必须避免。

3. **全面发展学说**　人的全面发展学说是马克思在考察社会物质生产与人的发展关系时所提出的，是马克思主义教育思想的重要组成部分，是我国教育目的的理论基础。其基本思想是人的发展是与社会生产发展相一致的，实现人的全面发展的根本途径是教育与生产劳动相结合。马克思主义人的全面发展学说的科学内涵突出表现在以下三个方面。

（1）人的劳动能力的全面发展：即人的智力和体力的充分、统一的发展。马克思强调，人的发展取决于社会生产力和生产关系的发展，只有在生产力高度发展的条件下，人的全面发展才有可能实现。同时，马克思也指出，人的全面发展并不是指每个人都要成为相同的、没有任何差异的"平均人"，而是指每个人都能够自由地发展自己的个性和特长，实现自我价值的最大化。

（2）自身个性的全面发展：马克思认为"人以一种全面的方式，即作为一个完整的人，占有自己的全面的本质""均匀地发展全部的特性"。个性的全面发展是人的生理、心理、社会等素质在不同社会领域充分展现其自主性、独特性、能动性。这意味着人们能够独立思考、需要得到充分的满足、劳动成为一种实现自我价值的途径、能力得到充分的发挥和提升、社会关系得到丰富和发展、个性得到充分的尊重和发挥。

（3）人的自由发展：马克思指出，人的自由发展就是"全部才能的自由发展""各种能力得到自由发展""个人独创和自由地发展"等。人的自由发展指在社会条件下，每个个体都能够无障碍地发挥和提升自己的能力，实现自我价值和创造性潜能。这意味着个体能够自觉地选择发展路径和方式，自由地发挥自己的创造性和个性，自主地发展自己的社会关系。

（四）教育目的的功能

教育目的的功能是其对实际教育活动的指导和影响作用。教育目的是教育活动的起点和终点，由于教育目的的多样性，它具有多方面的功能。

1. 定向作用　教育目的规定了所有教育活动的努力方向和结果导向。它为学校办学提供了指导思想。它不仅指明了教育要"培养什么人""为谁培养人"，也包含了实际教育活动中"怎样培养人"的解决办法。教育目的的定向作用主要体现在如下几个方面。一是在教育社会性质方面。教育目的明确规定了"为谁培养人"的问题，关注社会的需要和发展，为社会输送人才，促进社会的稳定和发展。二是在人的培养方面。教育目的对于人的培养具有引导和规范作用，即"培养什么人"的问题。教育的目的应该以人的全面发展为核心，既培养学生的认知能力和创新能力，也兼具社会责任感和公民素质，使其"具备适应终身发展和社会发展需要的必备品格和关键能力"。三是在课程选择和建设方面。主要体现在构建课程体系的科学性，设计课程内容的启发性，选择教学方式多样性等方面。四是在教师教学方面。教师应该根据教育目的的定向功能，明确自己不仅要培养学生的知识和能力素质，还要重视学生情感态度和价值观的塑造。

2. 调控作用　教育目的是对人才培养质量和规格的预设，反映了社会的价值取向和个体的价值期待。因此，它必然包含一定的标准，即遵循了教育活动"培养什么样的人"的基本要求。学校按照这些标准选择和控制教学的内容和方式，制定教学质量标准，督促学校和教师提高教学质量。在此过程中，它会衍生出一条可供实现的技术路线，以长期目标、中期目标和短期目标的方式，阶段性地推进教育教学的进程。一方面调节、控制着教育者对教育的态度和对教学内容的选择，另一方面引导着学习者设定并完善自己的学习目标、发展目标和人生目标。总之，教育过程是一个动态过程，需要依据教育目的的要求不断修正，进行充实、完善和改进。

3. 评价作用　教育目的的评价作用主要体现在：一方面评价当下的教育价值观的变异情况。随着社会、经济、文化等外部环境发生变化，教育内部的需求常常会发生矛盾或冲突，导致教育目的和教育行为的价值取向发生变化，即原有的教育价值观可能不再适应新的社会需求，或者在传递过程中产生偏差。此时，教育目的的评价功能就会发出相应的信号，通过评价，深入了解原有价值观的优点和不足，以及它们与当前社会需求的契合度，从而加以修正。另一方面评价教育的效果。例如，社会文化的传承、科技创新的发展、学校办学的质量、学生发展的水平等均在不同方面衡量着教育实践的有效性和质量，揭示了教育是否实现了预期的教育目的。

4. 激励作用　教育目的的激励功能不仅对学生在校学习期间至关重要，同样影响着他们未来的终身学习和个人发展。通过激发学习兴趣、提高学习动力和自主学习能力、培养积极的学习态度、引导个人/职业发展方向和促进终身学习意识，促使他们主动追求个人成长、社会贡献和生活满足感。

二、我国的教育目的及基本精神

我国的教育目的是在马克思主义关于个人全面发展的理论框架下确立的，充分考虑了我国社会主义的政治、经济、文化、科学技术和生产力发展的需要。自中华人民共和国成立以来，我们党在我国不同社会主义建设和发展的形势下，对教育目的的表述不断进行调整。

（一）我国现行的教育目的

我国教育方针最新的规范表述是 2021 年新修订的《中华人民共和国教育法》第五条，即"教育必须为社会主义现代化建设服务、为人民服务，必须与生产劳动和社会实践相结合，培养德智体美劳全面发展的社会主义建设者和接班人"。我国的教育目的的最新表述是在 2022 年党的第二十次全国代表大会上的报告中提出的"全面贯彻党的教育方针，落实立德树人根本任务，培养德智体美劳全面发展的社会主义建设者和接班人"。

针对我国的教育要"为谁培养人、培养什么人、怎样培养人"这个重要问题，习近平总书记在 2019 年《思政课是落实立德树人根本任务的关键课程》的重要讲话中指出"新时代贯彻党的教育方针，要坚持马克思主义指导地位，贯彻新时代中国特色社会主义思想，坚持社会主义办学方向，落实立德树人的根本任务，坚持教育为人民服务、为中国共产党治国理政服务、为巩固和发展中国特色社会主义制度服务、为改革开放和社会主义现代化建设服务，扎根中国大地办教育，同生产劳动和社会实践相结合，加快推进教育现代化、建设教育强国、办好人民满意的教育，努力培养担当民族复兴大任的时代新人，培养德智体美劳全面发展的社会主义建设者和接班人"，这一重要论述规定了我国教育的性质、目标、任务和实现路径。

（二）我国教育目的的基本精神

1. 我国的教育是培养社会主义的建设者和接班人　教育作为社会的一个子系统，承担着培养人的重要使命，其目的必然符合社会的特点和要求，受社会制度的制约。社会主义的制度决定了教育的目的必须为巩固和发展社会主义制度服务、为人民服务。这种服务的结果，就是向社会输送建设社会主义所需要的各类人才。教育只有培养社会主义建设者和接班人，才能为社会主义建设服务，才能真正为人民服务。

2. 我国的教育是以素质发展为核心的教育　素质是对人自身生理心理、学识才智、道德品行、审美情趣、生活态度和能力等方面发展质量或品质的总称，也可用以对人某方面发展质量或品质的指称，如道德素质、心理素质、公民素质等。素质教育（quality‑oriented education）是具有鲜明时代特征的中国教育理论，是结合了马克思主义人的全面发展和社会主义全面发展教育的中国实践和特色。素质教育是以提高国民素质为目的，面向全体学生，促进学生德智体美劳的全面发展和个性发展的教育，以培养创新精神和实践能力为重点。其实质是认同人的发展的全面性与和谐性、差异性与多元性，不以统一的标准衡量，而重视人发展的多样性。自 2017 年"发展素质教育"被写进了中国共产党第十九次全国代表大会报告以来，我国始终全面贯彻党的教育方针，全面推进素质教育，打造大批一流的人才，为国家发展和民族振兴奠定坚实的人才基础。

3. 我国的教育是全面发展的教育　我国的教育目的中蕴含着全面发展的要求，即培养德智体美劳等方面全面发展的人才。我国的全面发展教育（all‑round developmental education）主要由德育、智育、体育、美育、劳育五个有机部分组成。

（1）德育（moral education）：品德教育的简称，是培养学生思想品德的各种教育活动的总称。其涵盖的范围不仅限于道德教育，还包括涉及人成长生活的其他品德内容，如思想教育、政治教育、生命教育、心理品质教育等。品德是个体素质结构的重要组成部分，德育则是全面发展教育的重要组成部分，可见德育具有个体性和社会性的双重属性。从个体角度看，德育关乎个体的人格完善和自我实现，引导学生懂得为人处世的原则和行为方式；从社会角度看，德育则是培养学生积极参与人际交往和社会实践，是维系社会秩序、推动社会进步的重要手段。把立德树人的成效作为检验学校一切工作的根本标准，引导学生培育和践行社会主义核心价值观，踏踏实实修好品德，成为有大爱大德大情怀的人。

护理院校的德育任务：培养具有坚定政治立场、高尚道德品质、良好职业道德和较强社会实践能力的护理人才。使学生确立马克思主义的基本观点和历史唯物主义与辩证唯物主义的基本立场，树立爱国主义精神和民族自豪感，增强国家意识和社会责任意识，增强中国特色社会主义道路自信、理论自信、制度自信、文化自信，逐步形成热爱护理事业、关爱患者、尊重生命、全心全意为护理对象服务的高尚职业道德品质和为人类健康献身的精神，体现慎独修养和人道主义精神，逐步树立社会主义核心价值观。

 知识拓展

护理学类专业课程思政教学指南

为全面推进高校专业课程思政教学的开展，教育部高等学校护理学类专业教学指导委员会根据教育部的通知精神特制订《护理学类专业课程思政教学指南》（以下简称《指南》）。《指南》全方位构建具有护理学类专业特色的课程思政教学体系。总体原则是将思政教育主线贯穿护理学类专业教育全过程，各年级既各有侧重，又相互衔接，循序渐进，体现中国护理学类专业特色。大学一、二年级以公共基础课程思政和专业基础课程思政为主，三年级以专业核心课程思政为主，四年级以临床实践思政为主，充分发挥课程思政的育人功能。《指南》主要内容包括前言、相关术语、课程思政教学总体要求、不同类型课程思政教学指南、代表性课程的课程思政教学设计及课程思政教学评价表。其中课程思政教学总体要求从护理学类课程思政总体教学目标、教学重点、教学方法、教学评价、教师能力及教学团队要求、教学成效及建设计划等方面进行了较为系统的阐述；不同类型课程思政教学指南分别从专业基础课程、专业核心课程、专业实践课程进行阐述，包括课程范畴及其功能、思政教学目标、思政教学重点、思政教学方法及思政教学评价五个方面。《指南》旨在为全国各高校护理学类专业课程的一线教师与教学管理人员提供课程思政指导，以引导教师了解在不同类型课程中孕育的主要课程思政元素、如何开展课程思政及怎样评价课程思政教学效果等。

（2）智育（intellectual education）：指向学生传授系统的科学知识和技能，培养和发展学生学识素养和智慧才能的教育。关注科学精神、创新能力及批判性思维的培育。不仅应向学生全面传授科学文化的基础知识，为他们的多元发展奠定坚实的基础，还应致力于磨炼和锻造他们的技能基础。需深入发掘并提升学生的智力潜能，进一步增强他们的综合能力。塑造学生优秀的学习品质，激发科学热情，引导学生珍视学习时光，专心致志地探求知识，拓宽视野，积累学识，并沿着追求真理、领悟道理、明晰事理的道路坚定前行。

护理院校的智育任务：提高学生的综合素质，培养具有扎实理论基础、实践能力和创新精神的护理人才。使学生掌握护理学专业的基本知识、理论和技能，了解社会人文科学的有关知识，培养学生的前瞻性思维和适应未来发展的能力，具备良好的人文素养和科学素质，提高动脑和动手能力，逐步发展学生的自学能力、思维能力、创新能力、表达能力、人际沟通与交往能力、组织管理能力、科学研究能力和社会活动能力等全面的职业素养；形成热爱科学、团结协作、勇于探索和创新的精神品质。

（3）体育（physical education）：是全面发展教育的重要组成部分，它不仅是向学生传授身体运动及其保健知识，增强体质、提高身体素质和运动能力的教育，也是对人自身的潜能和价值的新认识，是对人的身心素质的全面提高的教育。秉持健康第一的教育理念，通过培养学生的健康意识、锻炼习惯和卫生习惯，帮助学生在体育锻炼中享受乐趣、增强体质、健全人格、锤炼意志，培养勇敢顽强的品质和积极乐观的革命精神。

护理院校的体育任务：帮助学生养成锻炼身体的习惯，通过体能、耐力、力量等方面的训练，增强学生的身体素质；培养兴趣爱好，促进身心健康；树立团队意识，学会合作、竞争和沟通，提高团队协作能力；培养顽强拼搏、不怕困难、勇往直前的意志品质；掌握医疗体育的知识和技能等，以适应护理工作的需要，服务于护理对象。

（4）美育（aesthetical education）：审美教育的简称，是培养学生的审美观点，发展感受美、鉴赏美、创造美的能力的教育。美育的内容主要包括形式、艺术、理想三方面的教育。其目的在于培养学生正确的审美观点，使他们具有感受美、理解美及鉴赏美的知识和能力；发展学生体现美和创造美的能力；培养学生的美好心灵和行为，使他们在生活中体现内在美与外在美的统一；树立社会理想和个人理想。

护理院校的美育任务：坚持以美育人、以文化人，提高学生审美和人文素养。培养学生美的敏感性和鉴别力，提高审美意识；培养美化自身和美化环境的能力，能为患者提供优美、舒适的治疗和康复环境；培养学生树立大志向，以及为实现远大志向而刻苦学习、勤奋工作的精神；发展学生的想象力和创造力，推动护理事业的创新和发展；帮助学生塑造积极向上的心态和乐观向上的生活态度，积极应对护理工作中的艰辛和挑战。

（5）劳育（labour education）：劳动教育是构建中国特色社会主义德智体美劳全面发展教育体系的必然要求，是实现立德树人根本任务的重要要求。在德智体美劳全面培养体系中，劳动教育具有更基础的意义和价值，劳动不仅是体能的锻炼，更是品德的陶冶、智慧的启迪、体魄的强健和美的培育。因此，要积极在学生中倡导劳动精神，使他们崇尚劳动、尊重劳动，深刻领会劳动的光荣、崇高、伟大和美丽。通过劳动教育，使学生懂得劳动的价值，从而培养他们热爱劳动、善于劳动的品质，为未来的成长奠定坚实的基础。

护理院校的劳育任务：树立正确的劳动观念，认识劳动的价值和意义，尊重劳动，乐于奉献；培养劳动精神、劳模精神、工匠精神；掌握一定的劳动技能，为患者提供安全、有效的护理服务；培养学生的劳动素养，具备勤奋、敬业、负责等优秀职业品质；培养劳动过程中的团队协作精神；鼓励学生在劳动实践中发现问题、提出解决方案，培养创新思维和创新能力。

第二节　护理教育的培养目标

一、护理教育培养目标的概念

培养目标（training objectives）是指各级各类学校、各专业培养人才的具体质量规格与培养要求，是教育目的在各级各类学校的具体化，是对各级各类学校人才培养的特殊要求。培养目标应贯彻党的教育方针，基于特定社会领域和特定的社会层次的需求。针对不同学校的类型和不同层次的人才的培养目标也会有所不同。即便是同一级、同一类的学校，不同学校也可以有自己独特的培养目标，以显示其在人才培养上的独特性。

培养目标是专业建设的灵魂和核心，是专业人才培养的依据。明确的培养目标通常具有目标性、适应性、发展性等特征，有助于指导后续教学活动的开展和人才培养的实施。

护理教育的培养目标是指护理院校培养人才的具体质量规格与培养要求。护理专业的人才培养方案通常都会明确体现其核心理念。在制定这一方案时，必须紧密围绕我国社会主义的教育方针，同时紧密结合护理专业教育的总体目标。此外，还需要充分考虑到不同地区对于护理人才的具体需求，并结合所在学校的办学层次和定位，才能科学地确定专业培养的具体目标，明确学生在知识、能力和素质方面的要求，确保培养质量。另外，应特别注重培养学生的创新精神和实践能力，以提升他们的职业适应能力和未来的可持续发展能力。

二、护理教育培养目标的制订原则

1. 必须全面贯彻国家的教育方针　国家的教育方针是基于国家教育发展战略和教育需求而制定的，是我国教育工作的总方向。新时代国家的教育方针，是不断适应时代要求、总结教育规律、把握社会发展和人的发展要求而提出的教育事业行动指南。因此，在教育培养目标的制定上，必须把落实、贯彻国家的教育方针作为根本目标，以确保培养目标的方向性。

2. 必须有明确的专业定向和人才层次规定　培养目标中必须有明确的专业定位，来帮助护理院校有针对性地进行教学设计和评估，培养学生在特定领域的专业知识和技能，保证教育的质量和效果。同时，必须界定不同层次护理人才的具体培养规格和要求，确保护理人才培养与临床护理服务需求的供需平衡，提高教育的实际效果。明确的专业定向和人才层次规定还可以为学生的职业发展和就业提供指导和支持。学生可以选择适合自己的学习方向，提升自己在特定领域的竞争力，增加就业机会和职业发展的可能性。

3. 必须符合人才培养的规格　人才培养规格是学校对所培养出的人才质量标准的规定，是学校制定教学计划和课程教学大纲，组织教学、检查和评估的依据，是人才培养质量的保证。一个合理的培养规格能够确保学生在知识、能力、素质等方面得到全面提升，从而满足社会对人才的需求。制定符合人才培养规格的培养目标，可以更好地满足特定领域和层次的护理服务需求，提高护理人才培养的针对性和适应性，进而提升学生的就业和发展。由于教育资源是有限的，符合人才培养规格的培养目标能够更好地实现教育资源的优化配置，更好地预测和规划教育资源，提高护理教育投入的效益。

三、护理教育专业培养目标的内涵

我国现行的护理教育大致可分为高等护理教育和中等护理教育两个等级，并划分为护理研究生教育、护理本科教育、护理专科教育和护理中专教育4个层次。各层次护理教育的培养目标均是根据国家的教育方针和卫生工作方针制定的，并从德智体美劳五个方面提出具体要求。不同层次的护理教育培养出来的人才规格不同。我国针对各层次护理专业培养的总体目标如下。

（一）中等护理教育的专业培养目标

2022年，教育部新修订的《中等职业教育专业简介》中指出护理学专业中专生的培养目标是"培养德智体美劳全面发展，掌握扎实的科学文化基础和护理基本知识，具备熟练运用基本护理技术的能力，具有敬佑生命、救死扶伤、甘于奉献、大爱无疆的职业精神和信息素养，能够从事护理及健康照护等工作的技术技能人才"，并设立8项专业能力要求。

（二）高等护理教育的专业培养目标

1. 护理学专科教育的专业培养目标　2022年，教育部新修订的《高等职业教育专科专业简介》中明确护理学专业专科生的培养目标是"培养德智体美劳全面发展，掌握扎实的科学文化基础和护理学知识，具备熟练运用基本护理技术等能力，具有敬佑生命、救死扶伤、甘于奉献、大爱无疆的职业精神及信息素养，能够从事整体护理及疾病预防保健等工作的高素质技术技能人才"，并设置了9项专业能力要求。

2. 护理学本科教育的专业培养目标　2018年，《护理学类教学质量国家标准》对护理学专业本科教育的培养目标的描述是"培养适应我国社会主义现代化建设和卫生保健事业发展需要的德、智、体、美全面发展，比较系统地掌握护理学的基础理论、基本知识和基本技能，具有基本的临床护理工作能力，初步的教学能力、管理能力、科研能力及创新能力，能在各类医疗卫生、保健机构从事护理和预防保健工作的专业人才"，并从思想道德与职业态度、知识目标、技能目标三方面提出了具体目标。

依据《中华人民共和国学位条例暂行实施办法》《学士学位授权与授予管理办法》《关于做好本科层次职业学校学士学位授权与授予工作的意见》等有关规定，2022年教育部修订的《高等职业教育本科专业简介》中规定护理学专业本科生的培养目标是"培养德智体美劳全面发展，掌握扎实的科学文化基础和医学、护理理论基础及相关卫生法律法规等知识，具备整体护理及医学科研、管理和创新等能力，具有敬佑生命、救死扶伤、甘于奉献、大爱无疆的职业精神及信息素养，能够从事患者护理、预防保健及健康指导等工作的高层次技术技能人才"，并提出 8 项专业能力要求。

3. 护理学研究生教育的专业培养目标　我国的护理学研究生教育包括护理学博士研究生和硕士研究生两个层次。其中，护理学研究生教育包括学术学位和专业学位两个培养类型。国务院学位委员会、教育部印发《专业学位研究生教育发展方案（2020—2025）》中明确了博士专业学位的定位是培养服务国家重大需求的应用型未来领军人才，硕士专业学位的定位是培养应用型专门人才。

为提高博士生选拔质量，依据《中华人民共和国教育法》《中华人民共和国高等教育法》《中华人民共和国学位条例》，《2014 年招收攻读博士学位研究生工作管理办法》中明确规定了高等学校和科学研究机构招收攻读博士学位研究生的培养目标："培养德智体全面发展，在本门学科上掌握坚实宽广的基础理论和系统深入的专门知识，具有独立从事科学研究工作的能力，在科学或专门技术上作出创造性成果的高级专门人才。"该培养目标作为全国各专业博士研究生的培养目标，为全国各院校制定护理学博士学位培养目标提供了依据，且被沿用至今。

2010 年 1 月，国务院学位委员会审议通过了《护理硕士专业学位设置方案》，该方案明确了护理硕士专业学位培养目标是："培养具备良好的政治思想素质和职业道德素养，具有本学科坚实的基础理论和系统的专业知识、较强的临床分析和思维能力，能独立解决本学科领域内的常见护理问题，并具有较强的研究、教学能力的高层次、应用型、专科型护理专门人才。"针对学术学位研究生的培养方案尚无统一标准，但总体方向为"培养热爱祖国，拥护中国共产党的领导，拥护社会主义制度，遵纪守法，品德良好，具有服务国家服务人民的社会责任感，掌握本学科坚实的基础理论和系统的专业知识，具有创新精神、创新能力和从事科学研究、教学、管理等工作能力的高层次学术型专门人才以及具有较强解决实际问题的能力、能够承担专业技术或管理工作、具有良好职业素养的高层次应用型专门人才"。

从我国护理专业各层次教育的培养目标中可以看出培养人才的差异性，中等和专科护理教育重在培养实用型护理人才，本科护理教育重点培养具有临床护理能力及创新能力的应用型护理人才，研究生教育以培养能处理复杂护理问题、具备专业化技能的护理高精尖人才为目标，护理博士教育则更重视独立思维和科研能力培养。这也必然引导各院校护理学科在后续的人才培养方式、课程体系建设、教学内容选择等方面进行相应的调整和优化，才能更准确地实现护理教育的专业培养目标，培养多层次高素质的护理人才。

第三节　护理教学目标

教育目的和护理培养目标的落实需要通过专业设置的一系列课程和课程教学中具体的教学目标来逐步达成。在护理教育中，教学目标是至关重要的一环，为护理教学提供了方向和指导，是确定课程内容和教学方法、设计教学活动和评估方式、检验学生学习成果的基础。

护理教学目标不仅涵盖了专业知识和技能的传授，更强调了护理伦理、人文关怀、临床决策能力及终身学习能力等综合素质的培养。明确护理教学目标，提高护理教学质量，是当前护理教育面临的重要任务。

一、教学目标概述

（一）教学目标的概念

教学目标是指教学活动预期达到的结果或标准。它是教师期望学生通过完成某一教学时段（如一节课、一个章节）的学习之后，学生表现出来的学习结果。这个定义体现出三层含义：第一，教学目标在教学活动开始之前被明确设定，并在整个教学过程中逐步形成和实现。这些目标既是事先预设的理想状态，也是通过教学活动不断生成和完善的成果，体现了预设与生成的统一。第二，教学目标是教师和学生共同努力的方向和标准，不应只关注教师的行为，而且指明了学生学习的方向和标准，应侧重于学生的实际表现和学习成果，强调以学生的认知行为变化为核心，而非单纯的教师行为或教学过程。第三，通过设定明确、具体、可操作的教学目标，教师能够有效指导学生学习，促使教师针对性地调整教学策略，从而提升学习效果。同时，教学目标也为教学评价提供了标准，使得教师能够准确评估学生的学习进展和教学效果，及时反思并进行必要的调整和改进。这样的教学目标能够真正体现教育的目的，为学生的全面发展提供有力的支持。

（二）教学目标的功能

1. 导向功能 教学目标是教育实践的导向，指导着教师和学生朝着预定的目标前进。通过设定明确的教学目标，教师可以明确教学任务、管理教学活动、把握教学重/难点，学生可以明确自己的学习目标和方向，以及他们应该如何调节学习行为、集中精力来达成这些目标。这种导向功能有助于减少教育实践的盲目性和随意性，确保教育活动有目的性和方向性，提高教育实践的针对性和有效性。

2. 标准功能 教学目标是教育活动的标准和指南，规定了教育实践的具体方向和目标，为评价教育活动成果提供了明确的标准和规范。教学目标的设定有助于确保教育实践的一致性和连贯性。通过明确的目标，教育者可以确保教学活动与预期的学习结果保持一致，同时也为学生提供了评估自己进步的具体标准。

3. 整合功能 教学目标能对教学系统内的其他要素进行优化、组合、协调，将教学有关资源集中到共同目标上相互配合，使教育系统发挥最佳的教育效果。教学目标的整合功能确保了教学活动在实现既定目标的过程中形成一个连贯的整体。

4. 激励功能 明确、可行的教学目标能够激发教师和学生的内在动力，激发他们的积极性和创造力。学生如果认为目标是可实现且值得努力的，他们更有可能投入学习中去。教学目标也为教师提供了动力，激励教师寻找更有效的教学方法来帮助学生达成学习目标。这种激励功能有助于提高教育实践的效率和效果。

5. 沟通功能 教学目标作为一种沟通工具，帮助教师、学生及其他相关者（如家长、行政管理人员、未来供职单位等）之间建立共同的理解。教学目标能够清晰地传达专业和课程的意图和重点，有助于所有参与者之间建立良好的教育合作关系，对教育过程和期望成果形成一致的期望。

二、教学目标分类理论

1948 年，美国教育心理学家本杰明·布卢姆（Benjamin Bloom）创建了美国心理学家的一个委员会，目的是对教学目标进行系统的分类。教学目标分类理论（taxonomy of education objectives）是由布卢姆于 1956 年出版的《教育目标分类手册（第一分册）：认知领域》一书中首次提出的，它是教育界广泛使用的用于分类教学目标和学习目标的框架。布卢姆的分类理论分为三个领域——认知领域、情感领域和动作技能领域，其中认知领域最为人所熟知。

（一）认知领域的教学目标

认知领域（cognitive domain）关注知识和智力技能的发展，原始版本从教学后学生的行为随即发生变化的角度研究，把教学目标分为六个层次，层次越低越基本、越关键，层次越高越复杂。从低到高依次如下。

1. 知识（knowledge）　指先前学习过的材料的记忆，是在教学之后学生凭借记忆能够记得的一些事实性知识，包括对专门术语的知识、基本概念与原理、具体事实的知识、处理问题的方法与程序、分类和范畴的知识等。这一层次所涉及的是具体知识或抽象知识的辨认，用一种非常接近于学生当初遇到的某种观念和现象时的形式，使其回想起记忆中的观念或现象。这一层次的心理过程主要是记忆。这是最低水平的认知学习结果。例如，学生在学习"医院环境"这一章节后，能描述出医院环境的分类。

2. 领会（comprehension）　亦称为理解，指能领悟学习材料的含义，包括三种形式：一是转化，是能够用不同的方式表达同一思想或自己的想法或主张；二是解释，是能够对某一事物的变化进行概括或说明；三是推断，是能够对事物的关系或未来的发展趋势进行推理或预测。领会是在记忆的层次之上，代表较低水平的理解。例如，学习了糖尿病有关的病理生理知识后，不仅能够记忆胰岛素抵抗和胰岛 β 细胞功能减退的概念，而且能够解释这些变化如何导致血糖水平的升高。

3. 应用（application）　指能将习得的知识应用于新的具体情境中，包括概念、方法、规则、规律和理论的应用。代表较高水平的理解。例如，在学习了无菌技术后，学生能够解释为什么在进行伤口护理时需要无菌操作，以及如何预防伤口感染。

4. 分析（analysis）　指能将整体材料分解成几个组成部分，并理解各部分之间的关系和组织结构。代表比应用更高的认知水平。分析包括三种形式：一是要素分析，如病毒性肝炎主要分为几个种类等；二是关系分析，如确定疾病的病理改变与临床表现之间的关系；三是组织原理的分析，如解释医疗保健机构的组织架构及其职能等。

5. 综合（synthesis）　指能将多个概念或理论融合到一起，创造出一个新的整体的能力。这要求学生不仅要理解和记忆信息，而且能够将所学的知识和经验综合应用并加以分析利用。强调创造能力，需要产生新的模式和结构。例如，在输液过程中，护士必须能够综合患者的症状、实验室结果、药物作用的反应和可能的副作用等，作出适当的护理决策。

6. 评价（evaluation）　指能够基于一定标准对材料进行价值判断。这是布卢姆认知领域层次中的最高层次，不仅包含了以上 5 种认知能力，还要运用到评判性思维能力。例如，在实施护理计划后，护士会评估该计划对患者恢复的影响，包括患者症状的变化、生活质量的提高以及恢复进度，以确定是否需要修改护理计划。

2001 年，安德森（Anderson）和克拉斯沃尔（Krathwohl）对布卢姆的认知领域进行了修订，在原描述的基础上，将教学目标分为知识维度和认知过程维度。知识维度分为四个类别：事实知识、概念知识、程序知识、元认知知识。认知过程维度更新了层次并添加了动词来描述每个层次的学习行为，按照智育目标的等级从低到高依次为记忆（remembering）、理解（understanding）、应用（applying）、分析（analyzing）、评估（evaluating）、创造（creating）。

（二）情感领域的教学目标

情感领域（affective domain）的教学目标分类研究由克拉斯沃尔（Krathwohl D. R.）主持，发表于 1964 年出版的《教育目标分类手册（第二分册）：情感领域》一书中。情感目标在过去相当长的一段时间内，被教育者们忽略。受传统教育观念的影响，知识和能力目标一直是课堂中的重点内容，但实际上，情感目标是非常重要的。研究发现，学生的情感状态对于学生的行为具有预测性的作用，积极的情感状态能够促进学生行为的积极转化，消极的情感状态会对学生行为产生消极的影响。例如，学生对某一课程缺乏兴趣，那么会出现偏科的问题，如果学生对某一专业缺乏兴趣，那么就会缺乏职业认同感，而在今后的工作中不去从事相关的职业。

依据情感内化（即通过学习转化为个人情感、态度和价值观）的程度，可以将情感目标分为接受、反应、形成价值观念、组织价值观念系统、价值体系个性化 5 个水平。

1. 接受（receiving）　指学生自愿关注特殊行动现象或刺激。它是情感领域目标中的最低层次，主要与注意活动有关。学习的结果从意识到事物的存在转化为能够有意识地选择注意的对象。这代表学习者不仅是对信息的被动接收，而且是积极的态度和行为，表现为对新知识的开放和关注。从教师的角度，此时的任务是引导和维持学生的注意。例如，学生在课堂上积极参与讨论，对于讨论的主题表现出兴趣和好奇心，愿意接受并考虑不同的观点和经验分享。

2. 反应（responding）　指学生主动参与，积极反应，表现出较高的兴趣。学习的结果分为三个不同层次，分别是默认（如学生完成规定的作业）、愿意反应（如学生对新的护理技术或理论表现出好奇心，主动提问，寻求更深入的理解）及反应的满足（如学生为了满足自己的兴趣爱好而参与志愿服务活动）。这一层级与《论语》中的"知之为知之，不知为不知，是知也"类似，强调了学生对于学习内容的真诚接受和反应，以及对于自己尚未掌握知识的清晰认识和愿意学习的态度。

3. 形成价值观念（valuing）　指学生将特殊的对象、现象或行为与一定的价值标准相联系。这个层级比单纯的情感反应更为深入，学生开始内化他们的学习并赋予学习成果以价值，并将其与自己的价值观和信念体系相整合。包括接纳、喜爱和确证 3 个层次。例如，学生认识到护理知识和技能需要不断更新，树立了终身学习的理念，并致力于持续的个人和专业发展。

4. 组织价值观念系统（organizing）　指将许多不同甚至彼此矛盾的价值标准组合在一起，解决它们之间的分歧和矛盾，并建立内在一致的价值观念。这个层级要求学生不仅认识和接受特定的价值观念，而且能够将它们组织起来，形成一个内在有序的信念结构，以指导其行为和决策。例如，学生将护理学的价值观整合到自己的身份中，发展成为一个具有专业自我认同的护士，并体现在他们的行为、态度和护理实践中。

5. 价值体系个性化（characterization）　指学生将所学的价值观、信念及态度完全内化为自己的行为准则和生活方式，这些价值观成为其个性的一部分，体现在决策和生活态度中。在这个阶段，学生不仅接受或信仰某些价值观，而且将其融入自己的生活和职业实践中，体现为一种个性化的价值体系。从教学的角度来看，价值体系个性化意味着尊重学生的差异和多样性，促使学生形成符合自己特点和信念的价值观和道德观念。例如，学生参与社区服务或志愿活动，有助于他们将护理价值观如同情、关怀和服务精神等融入个人的行为中。

（三）动作技能领域的教学目标

动作技能领域（psychomotor domain）是经过教学，学生在动作技能方面产生的变化，涵盖一切与技能有关的行为。动作技能领域的教学目标分类是最晚被公布的。1972 年辛普森（Simpson E. H.）将动作技能教学目标分成 7 个等级。

1. 知觉（perception）　指使用感官来识别和响应动作技能所需的信号。学生在学习时可能需要调用多感官，如听觉、视觉、触觉、痛觉、空间知觉等来识别和解释环境中的信息。例如，学生学会通过听觉区分正常呼吸音、哮鸣音、干湿啰音或其他异常呼吸音。在协助患者转运或改变体位时，需要评估空间距离和患者的体型，以确保患者的安全和舒适。

2. 定势/定向（set）　指为适应某种动作技能而准备好接收信号并作出相应的动作，包含心理、生理和情感方面的准备。通过这些准备活动，学生能够更加自信和有效地执行所学的动作技能。例如，在搬运患者之前，学生需要进行身体上的准备，比如确保自己站稳，采取正确的姿势和脚步位置，以防止在转运过程中造成患者或自己受伤。

3. 引导反应（guided response）　指在示范者或严格的标准的指导/帮助下完成动作反应，是复杂动作技能学习的早期阶段。例如，护士在提供护理的同时，会教给患者和家属关于疾病管理、药物服用、营养和活动等疾病有关知识。

4. 机械反应（mechanism）　指即使没有指导，学生也能够熟练和习惯地执行一个特定的技能，动作变得更加自然和机械化。在这个阶段，学生应该已经掌握了基础知识和技能，并开始通过不断地实践使其成为第二天性。当面对实际情境时，可以迅速、准确地执行所需的技能，而不需要深思熟虑每一步。例如，学生通过反复练习，可以在不污染手套的情况下正确而迅速地戴、脱无菌手套。

5. 复杂的外显反应（complex overt response）　指能够熟练地完成复杂的动作技能。操作的熟练程度以迅速、连贯、轻松为标准。在这个阶段，学生可能不仅要执行单一的技能，而且要能够在多任务环境中协调和同步多个技能。例如，在发现患者心搏骤停时，学生可能需要同时进行心肺复苏、使用自动体外除颤仪及准备抢救药品。

6. 适应（adaptation）　指能够修改动作技能以适应新的问题或特殊情境需要，是技能的高度发展水平。例如，为患有糖尿病的穆斯林患者在斋月期间调整用药和饮食计划。

7. 创造（origination）　指能够创建新的动作模式、动作技能或程序以解决新的问题，表现出创造性和创新性。创造是动作技能发展的最高等级。例如，为了更好地管理瘫痪患者的翻身，设计一个新型的翻身辅助装置。

随着教育实践的不断发展，教学目标分类理论也在不断地被修订和扩展，以适应新的教育理念和学习需求。通过将教学目标划分为不同的领域和层次，教育者能够更精确地定义期望的学习成果，并且能够更系统地组织教学活动，更全面地覆盖学生的发展需求，使学生逐步从基础知识的掌握升级到高阶思维的运用。

三、护理教学目标的编制技术

（一）编制依据

1. 社会需求　教育活动与社会发展紧密相关。一方面，教育活动应该与社会的需求和挑战保持同步并从教学目标中反映出来。另一方面，教育活动也是推动社会发展和进步的关键因素。社会的需求是护理教育的重要导向。国家的公共卫生目标和政策对护理人才的需求有直接的影响。以"社会需求"为依据，有助于学生清晰地认识到自己的社会责任和价值观，从而更好地规划职业发展，增强就业竞争力，获得理想的就业机会，并适应职业角色的变化。

2. 学生发展　学生的发展是教学活动的出发点和最终目标。学生作为学习的主体，在编制教学目标时应充分考虑其现有水平和发展潜能，符合学生当前的学习能力和发展需求，从基础的理论知识和技能训练开始，逐渐过渡到更复杂的临床技能和决策能力等。同时，通过实现护理教学目标能支持学生的长期职业发展，提高他们对护理专业的认同感和忠诚度。

3. 学科发展水平　随着医学和护理学的不断发展，护理知识和实践也在不断更新和进步。教学目标紧贴学科发展，可以确保教学目标与最新的护理知识和技能保持一致，避免教授过时的内容。这需要教师不断关注学科发展动态，合理整合教学资源，有意识地提升自己的专业素质和教学能力。

4. 教学内容　护理教育的内容通常是按照专业知识体系设计的，包括课程目标、教材和其他教辅资料等，教学目标需要围绕教学内容制定，明确指出学生在完成某个教学单元或课程后应达到的具体知识和技能水平，以确保学生能够系统地掌握必要的专业知识。

（二）编制程序

1. 目标定位　由于护理教学内容具有连续性和递进性，教学目标具有层次性，因此需要钻研课程标准，分析教学内容在知识体系中作用和定位，才能制定出有效的教学目标，即学生应该学习知识到何种水平。

2. 起点分析　教学目标是对学生学习成果的预期，因此必须分析学生已有的知识、技能和能力状态，以此为教学的起点，提高教学的有效性。教学起点过低或过高，都不利于教学目标的达成。

3. 任务分解　将大的教学目标分解为小的、具体的任务，可以使目标更加明确，易于理解和执行。首先明确所学知识属于教学目标体系中的何种领域，再清晰学习效果应达到该领域中的何种层次。例如，在讲授"洗手法"时，教学目标在各领域的目标可分解为：知识领域"学生能够正确说出洗手的步骤"，动作技能领域"学生能够按照正确的顺序完成卫生洗手"，情感领域"学生能够在实习中始终如一地遵循正确的洗手程序"。

4. 目标表述　目前护理教学目标常用的表述形式为行为目标表述，指用可观察和测量的行为描述的目标。一个明确、规范的行为目标的表述，包含如下四个要素。

（1）行为主体：学生是教学的主体，因此教学目标的行为主体指的就是学生。由于"学生"是默认的主语，在表述时常常被省略。

（2）行为表现：行为表现描述的是学生通过学习后能做什么，通常用行为动词来描述，如区分、说明、示范等。

（3）行为产生的条件：是规定学生行为产生的条件。在护理教学中评价学生学习效果，主要的行为产生条件如下。①物理环境因素，如"在临床模拟情境下，学生能够……"。②速度与时间的限制，如"在 10 分钟内完成……"。③任务完成的方式，如独立完成、小组合作完成或在教师指导下完成等。

（4）行为标准：学生的行为最终达到的水平，是用来评价学生学习效果的最低标准，因此表述必须是可测量的。如"学生能够在 10 分钟内按照正确的操作步骤测量患者的体温（误差不超过 ±0.2℃）"。

（三）教学目标表述的基本原则和注意事项

1. 基本原则

（1）目标表述的是学生学习结果的预期：这意味着教学目标应该描述的是学生经过学习后所达到的结果或状态，而不是描述教师的教学活动或过程。也不能将学习过程作为目标，如"让学生参加……""使学生经历……"此类说法不能称为教学目标。

（2）目标表述应有助于导教、导学、导评价：所谓"导教"是目标应暗含教师应教会学生什么。教师需要依据教学目标来设计教学内容、选择教学方法、安排教学进度等。教学目标表述越明确，教师的教学针对性就越强，教学效果也就越有保障。所谓"导学"是目标要明确告诉学生通过学习应该达到的标准。学生可以根据教学目标来制订学习计划、选择学习策略、进行自我评估等，有助于提高学生的自主学习能力和学习效率。"导评价"是目标应暗含观察学生学习成果的条件。教师可以通过对照教学目标来评价学生的学习成果，判断学生是否达到了预期的学习标准。学生也可以根据教学目标进行自我评价，了解自己的学习状况和进步情况。

2. 注意事项

（1）行为主体是学生，而不是教师：教学目标不应该描述教师的行为，不得以"帮助学生……""培养学生……""使学生……"的方式陈述教师做什么。

（2）用明确的行为动词表述目标：行为动词指动词所描述的行为是可观察的、外显的，如回忆、举例、比较、分类等属于行为动词。传统的教学目标中常用的"了解、熟悉、掌握、领会、懂得、提高"均属于非行为动词，不是具体的行为表现。由于表达方式简单、直接，表述的目标模糊，不能进行行为的分析，因此，在教学目标表述时应尽量避免。

（3）应力求明确、具体，可以观察和测量：尽量避免用含糊的和不切实际的语言表述目标。如"增强学生的护理技能"，就是一个含糊的和不切实际的目标表述，这里的"增强"是一个相对模糊的词汇，也没有具体说明何种技能、要达到何种程度或目标，导致学习的结果无法观察和测量。

本章小结

思考题

1. 请阐述"教育目的"的概念，并说明其在制定护理教育目标体系时的重要性。

2. 结合护理教育的实际，分析"个人本位论"与"社会本位论"在价值取向上的差异及其在护理专业培养目标制定中的体现。

3. 从认知领域、情感领域和动作技能领域的角度，分析护理教育中教学目标的制定应该如何体现学生的全面发展。

更多练习

（牟景敏）

第三章　护理教学的心理学基础

教学课件

案例

【案例导入】

　　一群孩子在一位老人家门前嬉闹，叫声连天。几天下来，老人已经有些吃不消了，情绪有些低落。于是，他出来给了每个孩子25美分，对他们说："你们把这里弄得热热闹闹的，我觉得自己年轻了很多，这点钱也算是对你们的一种感谢吧！"孩子们很高兴，第二天又来了，嬉闹如常，老人又给了每个孩子15美分，并解释说，自己没有收入，只能少给些。15美分也还可以吧，孩子们仍然兴高采烈地走了。第三天，老人只给了每个孩子5美分。孩子们勃然大怒："一天才5美分，知不知道我们多辛苦！"他们对老人发誓，他们再也不来为他玩了。

【请思考】

你从这个案例得到什么教学启发？

【案例分析】

第一节 学习理论在护理教育中的应用

一、行为主义学习理论及其在护理教育中的应用

行为主义学习理论又称为联结派学习理论，产生于 20 世纪初美国。它的核心观点是学习是个体建立刺激和反应联结的过程，在一定的调节下进行。行为主义学家认为，人的思维是外部环境相互作用的结果，即形成刺激－反应的联结。桑代克、巴甫洛夫、斯金纳等为主要代表。

（一）桑代克的试误学习理论

桑代克（Thorndike E. L.，1874—1949）是美国著名的教育心理学家，是现代教育心理学联结派学习理论的奠基人，也是通过实验研究动物学习行为的心理学史上第一人。桑代克最初是通过观察动物在迷你盒子中的学习行为来推测人类的学习行为，然后在著名心理学家 Cell J. M. 的建议下，以人类为对象，对人类的学习规律进行了概括性的总结，接着出版了《教育心理学论丛》，这本书的出版标志着教育心理学独立成科，桑代克从此也有了"教育心理学之父"的美称。

观察猫开门取食的实验是桑代克动物实验中最成功的一项。桑代克设计了一种箱子，箱子是一种栅栏状的木笼，门是关上的，但是里面有一个踏板，上面系着绳子，只要猫在箱子内踩到踏板，踏板就会拉到门上的绳子，门即会打开。在实验过程中，桑代克把一只八个月的饥饿小猫关在迷箱里，箱子外面放着食物，以便观察饥饿的猫会有什么样的反应。小猫在反复多次的实验中，最初表现为乱抓、乱咬，但都无法逃出笼子，直到偶尔踩中踏板，才可以逃出迷箱。随着实验次数的增加，小猫的盲目行为减少，逐渐观察到前爪踩到踏板即可打开箱子，并可吃到食物。从而研究者每次将饥饿小猫放入迷箱到打开箱门的时间也逐渐缩短。在这个实验过程之中，桑代克把"迷箱关闭，吃不到食物"解释为刺激情境，把"饥饿小猫学会前爪踩踏板"解释为猫要学习的反应，把"饥饿小猫为了达到逃出迷箱吃到食物，在此刺激情境中摸索到用前爪踩踏板的反应"解释为"刺激与反应的联结"。基于此，"饥饿小猫逃出迷箱的时间"就是"刺激与反应的间隔时间"，刺激与反应联结的形成就是学习。桑代克通过动物实验研究及后来研究推论人类学习的过程及规律，总结其基本理论观点如下。

1. 学习的本质是通过试错建立刺激反应联结的过程 在桑代克的实验中，他认为学习

不是突然发生的，而是通过一系列步骤达到，即个体在刺激情境中反复尝试，逐渐建立一种刺激－反应联结的过程。在实验中，个体表现出多种尝试性反应，直到出现一个特定的反应，特定反应的出现将问题解决，并且形成了固定的刺激－反应联结。桑代克将这种特定的刺激和反应联结的过程称为试错学习，是在反复尝试后选定其中一种方法。

2. 试误学习的规律 在试误学习的过程之中，刺激与反应联结有 3 大规律。

（1）准备律（law of readiness）：即刺激－反应的联结随着个体身心状态变化而产生的情况，分为 3 种情况。①当个体对某个刺激作出身心反应的准备，即会产生满足感，有过类似经验，再遇到同样的情境刺激，就会作出同样的反应，从而形成某种刺激与反应的联结。②当个体为某种刺激做好身心准备时，因外界因素的阻隔而反应不过来时，个体会感到苦恼。③对某种刺激需要有思想准备和心理准备，但个别人没有准备好，强行反应，个别人也会觉得苦恼。

（2）效果律（law of effect）：是刺激－反应联结受反应结果的影响增强或减弱。效果律是最重要的形成刺激－反应联结的规律。反应结果是称心如意的、奖赏性的，联结力就会增强；如果反应是不满意的、惩罚性的，联结力就会减弱。

（3）练习律（law of exercise）：是指随着练习次数的多少，刺激－反应联结的增强或减弱，包括应用律（law of use）和失用律（law of disuse）。

1）应用律：指一种通过应用性或习性可以增强的已经形成的刺激反应联结，应用性和习性的增加会缩短间隔时间，即刺激－反应联结力增强。

2）失用律：指一个已经形成的刺激－反应联结，如果不加以应用或练习，失用时间越长，即刺激－反应联结力减弱或者消失。

3. 试误学习的从属学习律 除了 3 条学习律，桑代克还总结了 5 条从属学习律。

（1）多重反应律（law of multiple response）：指在某个情境中，如果某反应不能解决问题，个体将不断尝试其他反应，直至能找到有效解决该问题的反应。

（2）定向律或态度律（law of set or attitude）：指个体学习时的状态，不仅包括身心状态，还包括社会、文化等对学习效果的影响。

（3）优势元素律（law of prepotency of elements）：指在某个情境中，个体能对情境中众多影响因素进行过滤，找出其中的重要因素，并作出反应。

（4）联结转移律（law of associative shifting）：在情景改变后，仍能保持一种情景不变，则在新的情景中，这一反应能起到一定的作用。

（5）同化或类推律（law of response by analogy）：对于新的情境，个体会按照先前对于类似的情境为基础，进行类似的反应。

4. 桑代克的试误学习理论在护理教育中的应用

（1）准备律的应用：在护理教育之前，教师和学生都必须在备课前做好充分的准备。采取多种方法激发学生的学习动力，不断提高学生的学习兴趣，教师要充分了解学生、钻研教材、设计教学过程。而学生在课前，需要复习重点知识、预习新课内容，做好知识、态度、技能的准备。帮助教师和学生均在最佳状态下进行授课学习。

（2）效果律的应用：教师对于学生的学习结果，应该及时给予表扬和反馈，使学生产生满足感，增加学生的学习兴趣，增强学习联结。

（3）练习律的应用：增加练习次数，对学生的操作熟练度能起到有效地提高作用。即在教学实施后，安排学生的练习时间，指导学生练习，帮助学生达到熟练的程度。

（二）巴甫洛夫的条件作用学习理论

1. 巴甫洛夫的条件作用学习理论的规律　巴甫洛夫（Pavlov I. P.，1849—1936）是俄国著名的生理学家，他主要通过对犬的条件反射研究，创立了经典条件反射理论（classical conditioned reflex，CCR）。巴甫洛夫于 1904 年因消化腺生理学研究获得诺贝尔生理学或医学奖。

巴甫洛夫研究了犬唾液分泌的条件反射，利用外科手术方法，把犬的唾液腺开孔，将犬的消化腺分泌物用一根导管引流到体外一个可以清晰测量分泌量的装置。巴甫洛夫首先将食物呈现给犬，犬见到食物即会分泌唾液。随后，给狗听铃声，但是食物并未呈现，犬没有唾液分泌。再给犬听铃声，紧接呈现食物，犬见到食物后会分泌唾液。但是上述听铃声呈现食物重复多次后，犬听见铃声，即可分泌唾液。在这个过程之中，犬见到食物分泌唾液，属于先天遗传因素决定，这个过程之中的食物，称为非条件刺激（unconditioned stimulus，UCS）。而由非条件刺激引发的反射，称为非条件反射（unconditioned reflex，UCR）。随着非条件反射的重复出现，撤除非条件刺激也能引发的反射，称为条件刺激（conditioned stimulus，CS）。而由条件刺激引发的暂时性反射称为条件反射（conditioned reflex，CR）。巴甫洛夫在条件反射研究中发现了多个学习规律，进一步总结即经典条件反射基本规律。

（1）习得律（law of acquisition）：指条件刺激是条件反射必须经过反复组合，达到一定程度后，才能建立在非条件刺激之前的条件反射。

（2）消退律（law of extinction）：指条件反射的建立会逐渐减弱，甚至消失，而不伴随非条件刺激出现多次条件刺激。但是这种消失并非永久性的，条件反射的真正消退是在不受非条件刺激强化的情况下发生的，而是多次自发恢复的。

（3）泛化律（law of generalization）：指条件反射一旦建立，也可以通过其他类似的条件反射刺激来触发。通常情况下，越类似于原有条件刺激的刺激越容易引起条件反射。

（4）辨别律（law of discrimination）：指提供辨别学习后，有机会可选择性地对某些刺激作出反应，而不对其他刺激作出反应。

2. 巴甫洛夫的条件作用学习理论在护理教育中的应用　在教学过程中，可以运用巴甫洛夫的泛化作用，提高学生的学习兴趣。在教学过程之中，营造轻松愉快的教学氛围，使学生的焦虑情绪得到缓解，学习兴趣也逐渐得到提高。

（三）斯金纳的操作条件作用学习理论

1. 斯金纳的操作条件作用学习理论的主要观点　斯金纳（Skinner B. F.，1904—1990）是美国著名心理学家。他的研究参考了桑代克的试误学习理论，根据动物实验，提出了操作性条件反射学习理论。斯金纳设计了"斯金纳箱"，以小白鼠和鸽子作为实验对象。将小白鼠关进箱子，箱子内有活动踏板，踏板上有灯光照明，下面有食盘，只要动物踩中踏板，就会使食盒中的食物掉入箱内的食盘，箱子外的记录仪会记录下踏板被按压的次数和间隔时间。在实验过程中，小白鼠最开始仅是偶然按压到踏板，得到了偶然的食物。随后小白鼠经过几次尝试，学会不断按压踏板，直到吃饱。小白鼠在按压踏板得到食物的过程中，食物的强化使小白鼠重复按压踏板，从而使小白鼠学会了按压踏板的动作技能，这种现象称为"操作性行为"。

斯金纳的主要理论观点为操作条件反射学习理论。

（1）操作条件作用与学习行为：斯金纳认为，操作性条件反射学习是个体在各种情境活动中，由自发反应建立起来的刺激和反应联结的过程，主张行为的改变是操作性条件反射的结果，可以将人类的行为分为两类：应答性行为与操作性行为。

1）应答性行为（respondent behavior）：指由已知、特定、可观察到的刺激而引发的行为，具有不随意性和被动性，由刺激控制。

2）操作性行为（operant behavior）：指集体自发操作的行为，而这种行为是主动的，代表机体对于环境的主动适应过程。

斯金纳认为，两种不同类型的行为会导致两种不同的反射。应答性行为所导致的是"反应性条件反射"，而操作性行为所导致的是"操作性条件反射"。人类的行为大多数属于操作性行为，少数属于应答性行为。

（2）强化原则（principles of reinforcement）：人类的大部分行为不是通过原强化物而是通过次强化物进行强化的，由不同强化物的安排使个体行为发生改变的过程称为强化原则，包括以下4个原则。

1）正性强化（positive reinforcement）：指主动或有奖赏的刺激在某一行为发生后发生的，即某一具体行为产生的效应是正面的，可以增加这种行为再现的机会。

2）负性强化（negative reinforcement）：指在某一行为发生后，如果它能避免出现令人不快的结果，该行为再现的机会会增加。

3）惩罚（punishment）：是指个人为了避免这种可能导致不愉快后果的行为而减少发生这种行为的概率。

4）强化消退（omission of reinforcement）：是指反应行为在没有继续强化的情况下，反应行为会在反应发生后逐渐消失。强化的消失最终会导致反应的消失。

（3）强化程序（schedules of reinforcement）：斯金纳把强化程序分为两类：持续性强化和间断性强化。持续性强化指每次正确反应后都提供强化物。间断性强化指强化物不是持续性给予，而是选择一部分正确反应后提供，另一部分则不提供强化物。此外，间断性强化可以按照固定或变化的特点进一步分成4种类型。

1）固定间隔强化：指在固定的时间间隔内给予强化，而不管集体在这一间隔内作出多少次反应。

2）变化间隔强化：是指在变化间隔期内，有时进行时间较长，有时则进行时间较短的强化。

3）固定比率强化：是指强化发生在预定的几次反应之后，其效果类似于固定的间隔强化，即反应在接近强化时有所增加，而在强化一段时间后则有所下降。

4）变化比率强化：指强化发生在变化的反应次数之后。

（4）塑造（shaping）：是斯金纳的另一概念，即新行为的产生。行为的塑造可以通过正性强化、负性强化、惩罚、强化消退来完成。

2. 斯金纳的操作条件作用学习理论在护理教育中的应用　在护理教学过程中，护理教师应更多地使用积极的强化来引导学生的积极情绪，以获得他们所期望的学习表现。教师在教学过程中，运用不同的强化程序，增强不同的习得速度、反应速度、消退，可以增强学生的学习效果。而在过程之中给予学生正确的肯定和鼓励，即可提高学生的正向反应能力，可以有效地激励学生。

二、认知主义学习理论及其在护理教育中的应用

(一) 布鲁纳认知发现学习理论

1. 布鲁纳认知发现学习理论的主要观点　布鲁纳（Bruner J. S.，1915—2016）是哈佛大学教育心理学教授，是当代美国著名的教育心理学家。其在诸多领域进行了研究，主要从事儿童认知和发展心理学研究，1960 年出版《教育过程》一书，书中运用结构主义观点阐述理论观点，强调学科结构、认知表征及发现学习法在学生认知结构形成中的重要作用。他认为人的学习是为了形成认知结构，达到学习、适应和改造环境的目的，主动地选择、转化、储存和应用进入感官的事物。教学的实质是把学科的基本结构用各种方法转化为学生的认知结构的过程，这是一门学科的基础结构。其主要观点如下。

（1）学习的主动形成认知结构的过程：认知结构是一种反映事物之间稳定联系或相互联系的内在认识体系。布鲁纳认为，人是主动参加获得知识的过程，是主动地选择、转换、存储和应用信息进入感官的过程。个人的学习能够联系新接触到的信息，联系原来的认知结构，构建一个新的认知结构。

（2）学习的过程：学习就是学习者主动构建新认知结构的过程，包括新知识的获得、新知识的转化和新知识的评价 3 个过程。

1）新知识的获得：是对已有知识的重新提炼，是联系已有知识经验的过程，是联系认识结构的过程。

2）新知识的转化：是进一步分析新知识的概貌，使之在理论与实践相结合的过程中，转化为另一种适应新任务、获取更多知识的形式。

3）新知识的评价：是对新知识转发的检查，通过检查可以核对处理知识的方法是否适合新的任务。

（3）主动发现形成认知结构，倡导"发现学习法"：布鲁纳认为，一方面教学需要考虑学生已有知识结构、教材结构，另一方面重视学生的主动性和学习的内在动机。因此其提倡发现学习法，突变增强学生兴趣。发现学习法的特点是关心学习过程胜于学习结果。鼓励学生积极主动地参与到学习过程之中，让学生主动去探索发现知识的基本原理、规律，更好地形成认知结构。

2. 布鲁纳认知发现学习理论在护理教育中的应用　布鲁纳认知发现学习理论在护理教育过程之中，强调重视学习过程，而不是学习结果；重视学习的基本原理，而不是具体的知识；重视学习的内部动机，而不是外部动机。通过发现学习法，挖掘学生的潜力，帮助学生建立自信心，激发学习的内部动机，使之主动参与探究式学习，培养学生独立学习和工作能力。

(二) 奥苏贝尔的认知同化学习理论

1. 奥苏贝尔的认知同化学习理论的主要观点　奥苏贝尔（Ausubel D. P.，1918—2008）是当代著名的教育心理学家，是认知学派的著名代表人物。其理论的核心是有意义地学习和同化理论。

（1）有意义地学习：指符号所代表的新知识与学习者认知结构中已有的储备知识和思

想观念建立起实质性的联系。有意义地学习必须具备的条件：首先，学习材料必须有逻辑意义；其次，学生的认知结构必须具备适当的知识基础，才能保证学生的认知结构；再次，学生要怀着有意义的学习之心；最后，学生一定要在自己的认知结构中，主动地把新知识和原来的知识联系起来。

（2）同化理论：指新旧观念相互作用，新知识获得心理意义，使原有的认知结构发生变化，新知识获得心理意义并使原有认知结构发生变化的过程。认知同化不是新知识和原有认知结构简单地结合，而是既要改变新知识，也要改变原有认知结构的过程。

2. 奥苏贝尔的认知同化学习理论在护理教育中的应用　学生在学习前需要根据同化理论，正确评估已有的知识水平，促进新旧知识相互同化，帮助学生提高认知结构。合理安排内容，根据学习资料，重视教学过程中教学内容的组织与呈现方式，促进学生进行有意义及有效的学习。

三、人本主义学习理论及其在护理教育中的应用

（一）罗杰斯的人本主义学习理论

1. 罗杰斯的人本主义学习理论的主要观点　罗杰斯（Rogers C. R.，1902—1987）是美国著名的心理学家，是人本心理治疗派的创始人。其通过从事心理咨询和治疗工作，提出了"以患者为中心"的心理治疗原则，将其进一步应用于教学领域，进而提出了"以学生为中心"的教育理论。罗杰斯认为，当今教育体系和教育模式限制了人的全面发展，让学生没有自由去学习，教育只是把学生的聪明才智开发出来，学习科学技术，无法提高人际关系，不利于学生全面、自由的发展。因此，他提出了以学生为中心的教学观和以自由为基础的学习观。其主要观点如下。

（1）以学生为中心的教学观：罗杰斯认为，学生是教育的中心，学校为学生而设立，教师为学生而教学。教育的宗旨和目标应该是促进人的变化和成长，培养能够适应变化和成长的人。教育的根本目的在于调动学生的主观能动性，对其潜能进行充分地挖掘和开发。教师的角色要逐步向促进学生学习的人转变，向引导者转变，向合作者转变，向助学者转变，向鼓励者转变，向听者转变。推动学生学习的关键，还在于具体的心理环境。所谓的心理环境包括 3 个基本条件。①真诚：指教师作为学习的促进者一定要做到表里如一，使学生感到浑然天成，心悦诚服。②无条件积极关注：指教师作为学生学习的促进者必须无条件地尊重学生的情感，接纳学生的价值观。③同理心：指教师能理解学生的内在反应，作为学生学习的促进者，能设身处地地去理解他们的心理变化。

（2）以自由为基础的学习观：罗杰斯提出教师要尊重学生，在情感上和思想上与学生产生共鸣，并且要信任学生。因此，他在《自由学习》一书中提出了自由学习的 10 个原则。

1）发挥学习潜能：教学以学生为本，促进学生内在潜能的发挥，建立良好的师生关系。

2）发觉学习意义：罗杰斯认为最重要的学习内容，应该是对人有价值、有益的技能，可以促进人发展的知识。这样的教学内容，可以使学生感兴趣。因此教师在教学前，应该考虑并尊重学生的兴趣和需求，适当调整教学内容，以提高教学效果。

3）维护自我概念：自我观念是人的信念，是人的价值观念，是人的基本态度。罗杰斯强调，学习内容中涉及威胁学生自我概念，容易受到学生抵制，教学过程中应该注重维护学生的自我概念。

4）减小学习压力：学习氛围对于学生的学习效果有较大影响，在较小压力的情况下，学习效果最佳。

5）减小自我威胁：学生在学习过程中，会受到很多的心理压力，教师在教学过程中，应该学会指导学生正确认识自己，正确面对学习压力，加强自我肯定，减少自我威胁。

6）从做中学：大多数有意义的学习是从做中学，这是促进学习的最有效方式。

7）参与学习：当学生主动参与学习过程，即学生自己选择学习方向，主动寻求有助于促进学习的学习资源。

8）全身心学习：学生只有自发地、全身心地投入学习中，才会产生创造性地学习，学习效果才会深层次、深层次地学习。

9）自我评价学习：通过学生的自我评价学习，培养学生独立思考能力，培养学生创造能力。

10）重视能力培养：促进学生适应社会，根据社会变化，培养学生的综合能力。

2. 罗杰斯的人本主义学习理论在护理教育中的应用　在护理教学过程之中，注重学生价值和人格的发展，培养学生的健全人格。在整个教学过程中贯穿良好的道德观念和价值取向，教师注重以身作则，为学生树立各种道德规范，客观公正地评价学生行为。重视师生关系，在教学活动中让学生参与，对教学内容进行适当调整，吸引学生主动参与其中。重视课堂氛围，帮助塑造平静的心理安全氛围，促进学生对于情感和价值观的讨论，深思情感需求，促进学生树立正确的价值观。

（二）马斯洛的人本主义学习理论

1. 马斯洛的人本主义学习理论的主要观点　马斯洛（Maslow A. H.，1908—1970）是美国著名的心理学家，创立了人类基本需要层次理论。在1943年出版的《人类动机理论》和1954年出版的《动机与人格》中，提出了人类的基本需要层次理论。

马斯洛认为个体成长发展的内在动力是动机。人的基本需要从低至高分为5个等级：生理的需要、安全的需要、爱与归属的需要、尊重的需要、自我实现的需要。其成就自我、成就个人理想、发挥个人潜能的需要，就是其中最高的境界。马斯洛认为，自我实现教育是创造人格的教育。自我实现理论的观点包括了学习应该是由学生自己决定，只能靠内驱力，不能靠外驱力。教师的任务就是把学生的学习潜力发挥出来。教师在教学过程中，注重为学生创造一个良好的学习环境。

高峰体验是马斯洛自我实现理论中的一个重要概念，指的是人处于自我实现状态时感受或体验到完美的心理境界，通常表现出短暂的出神、狂喜、极大的愉快感和幸福感。这种高峰体验，不仅能给个体带来快乐，还可以促使个体趋向成熟。高峰体验具有以下特征。①人的释放性：个人在顶峰经历时，能力普遍处于顶峰，可以释放。②人的创造性：高峰体验时，个体更加自信、主动，因此更具有创造性。③人的审美性：在高峰体验时，个体活动变得平稳，因为感受到优美，表现在做事时进展顺利，得心应手。④人的独特性：在高峰体验时，个体感觉自身是独特的。

2. 马斯洛的人本主义学习理论在护理教育中的应用   马斯洛人本主义学习理论在指导护理教学过程中，需要从多个层面来考虑学生的各个层面，包括生理的需要、安全的需要、爱与归属的需要、尊重的需要、自我实现的需要。从低级需要开始逐步走向高层次需要，最终促进学生达到自我实现的目的。根据马斯洛自我实现和高峰体验的概念，教师在教学过程中，要注重学生潜能的开发。在学习过程中，教师的任务重在引导，应该努力创造一个轻松愉快的学习氛围，试图唤起学生的高峰体验，让同学们在学习中体会到快乐，所以才会有独到之处。

四、社会学习理论及其在护理教育中的应用

1. 班杜拉社会学习理论的主要观点   班杜拉（Bandura A.，1925—2021）是美国著名的教育心理学家，社会学习理论的创立者。班杜拉认为以往的学习理论均是以动物为实验对象来推论人的学习行为，但是忽略了人和动物的区别。于是，班杜拉提出在自然的社会情境中研究人的行为。班杜拉随后根据诸多的实验研究结果，总结了社会学习理论，包括三元交互决定论、观察学习理论、自我效能理论。

（1）三元交互决定论：班杜拉认为，人的行为既不是由个体内部因素单独决定的，也不是由外部环境单独控制的，而是在社会环境中个体内部因素和外部环境共同作用的结果，同时也会反作用于个体内部因素和外部环境，即行为、个体、环境三者是相互作用的决定因素，可以双向相互影响，因此被称为三元交互决定论。具体表现：①个体与其行为之间的相互决定关系：个体的情绪内部因素影响行为方式，是内心反馈和行为的外在结果而反向决定着思想和情绪。②行为与环境之间的相互决定关系：指环境作为行为的对象或现实条件决定行为的方向和强度，行为也会因人的需要而改变环境。③个体与环境之间的相互决定关系：指个体的人格特征、认知功能等虽是环境作用的产物，但是也会受到环境条件的制约，环境条件取决于个体认知，只有个体被控制时才能会对个体产生影响。

（2）观察学习理论：观察学习就是在社会情境中，通过观察他人的行为和结果，即可学会某种行为，也被称为替代学习。班杜拉认为，认为大多数行为都是通过观察榜样的示范而习得。班杜拉通过观察儿童在观看成人对玩具娃娃的行为后，总结出观察学习的4个特点。①观察学习未必具有外显行为反应：学习者可以通过观察他人的示范行为，学会示范行为。②观察学习不依赖直接强化：观察者不必亲历，只要观察别人的行为，相应的行为就能学会。③认知在观察学习中具有重要作用：从观察示范行为到能表现出这种行为，个体必然经历关注、记忆、表征等认识过程。④观察学习不同于模仿：模仿仅是学习者对行为的简单复制，而观察学习是学习者从他人的行为及结果，经过自我矫正，创造出新行为。

观察学习包括了注意、保持、动作再现及动机4个过程。注意是对榜样的特征进行有选择的观察，注意是观察学习的起始步骤，此阶段榜样的特征、观察者的特点及他们之间的关系决定了观察学习的程度。保持是对示范信息的贮存过程，即把观察到榜样行为转换成符号表征或映像表征编码后保存在记忆中。动作再现是观察榜样的行为后，经过保持，将其保存在记忆中，然后将记忆符号转换成自己行为的过程。动机是学生既观察模仿了榜样所学的行为，又愿意在适当的时候表现出所学。

（3）自我效能理论：班杜拉认为，个人的行为除受行为结果的影响外，还会受到预期

和信念的影响，其他相关的行为技能即自我效能。自我效能，即个体对自己能否成功地完成某项任务的主观判断、评价和信念。

自我效能的作用主要表现在以下 4 个方面：①影响目标设定和行为选择：自我效能高的人，往往选择具有挑战性的项目，并且可以积极主动参与，可以有效控制学习行为。自我效能低的人则会刻意回避该项目。②影响兴趣的形成和行为的坚持：自我效能高的人容易形成稳定热情，对于事情的热情高，能持之以恒。③影响能力发挥：能力与自我效能呈现正相关。自我效能高的人对自己的能力充满信心，可以有效运用自己的能力，高效实现目标。④影响情绪反应模式：自我效能决定个体应激状态。自我效能低的人，面临问题困难时，容易产生紧张、焦虑情绪，进而影响目标实现。

2. 班杜拉社会学习理论在护理教育中的应用

（1）三元交互决定论的应用：三元交互决定论强调在教学情境中，行为、个体、环境相互影响。教师的行为影响学生的教学效果、行为取向、价值观念，教师在教学过程中规范言行，起到模范带头作用。在教学情境中，教学环境、实习医院环境、工作环境等均会影响学生的学习效果、教师的教授过程。为促进学生的学习创造良好的学习环境。

（2）观察学习理论的应用：观察学习贯穿整个教学过程，要注重发挥教师的角色榜样作用，促进学生良好行为的形成。善于挖掘正面榜样形象，引导学生观察榜样行为特点，提升自我，指导学生设立合适的学习目标，进行自我促进学习。

（3）自我效能理论的应用：在学习过程中，帮助学生获得成功的学习经历，提升学生的自我效能。帮助学生充分认识护理工作的价值，以积极的心态面对专业学习。

五、建构主义学习理论及其在护理教育中的应用

1. 建构主义学习理论的主要观点 建构主义思想的最早提出者是美国教育学家杜威（Dewey J.，1859—1952），他提出了经验性学习理论。还有瑞士心理学皮亚杰（Piaget J.，1896—1980），他提出了儿童认知发展理论，即学习是一种"自我建构"，个体思维发展过程就是儿童在不断成熟的基础上，在主客体相互作用的过程中获得个体经验和社会经验，从而不断协调、建构的过程。建构主义的代表人物还有科恩伯格（Kernberg O.）、斯滕伯格（Sernberg R. J.）、卡茨（Katz D.）等。建构主义学习理论的核心观点是学习是学习者主动建构的内部心理表征的过程，是学习者以自己的方式构建事物的理解。

（1）建构主义的学习观念：建构主义学者认为，学习不是简单地由教师传递给学生，而是学生用自己的经验背景逐步建构的过程。学生在整个过程中，也不是单纯地被动学习，而是主动建构知识的含义，而且这个建构过程是他人无法代替的。建构主义学习观念认为：①学习过程是学生主动建构内部表征的过程，建构的内容不仅包括结构性知识，还包括非结构性经验背景。②学习过程包含对新知识意义建构和对原有经验的改造。知识是由学生反复地、双向地通过新旧知识的经验建构出来的。③学生的经验不同，对相同事物的认识也不同，因此采用合作学习的方式，丰富学生的经验。④知识不是通过教师传授得到，而是学生借助他人的帮助，在一定的文化背景下，通过意义建构的方式，利用学习材料，获取知识的途径。⑤学生是意义的主动建构者，教师是意义建构的促进者。

（2）建构主义的教学观：建构主义学者认为，学生对世界的理解是自己的经验建构起

来的，教学过程应该侧重引导学生从原有知识经验，贯通出新的知识经验，不能无视学生已有经验。同时，学生的经历背景也存在差异，学生对问题的看法和理解存在差异，教师在重视学生发展的同时，也要促进学生之间合作，促进学生看到更多观点，以便达到教学目标。

（3）建构主义学习的师生地位：建构主义学者提倡在教师的指导下，以学生为中心进行学习。帮助学生成为主体建构者，灵活运用多种教学模式，引导学生自主学习。加强教师与学生之间的互动交流，为学生之间的合作学习创造机会，同时也为老师们增强指导作用。

2. 建构主义学习理论在护理教育中的应用　明确"以学生为中心"的教育理论，强调以学生为中心。强调"情境"对意义建构的作用，教师可以围绕教学目标，创设教学情境，及时解决问题，并且利用认知过程的心理获得规律进行教学。强调"协作学习"对意义建构的作用，在护理教师的组织引导下，进行合作学习，促进学生之间相互沟通了解，增强协作能力。强调学习过程的最终目的是完成意义构建，强调学生是认知主体、是意义的主动建构者。

 知识拓展　● ● ●

伊万·彼得罗维奇·巴甫洛夫

伊万·彼得罗维奇·巴甫洛夫（1849—1936），俄国生理学家、心理学家、医师，高级神经活动学说的创始人，高级神经活动生理学的奠基人，条件反射理论的建构者，也是传统心理学领域之外而对心理学发展影响最大的人物之一。1904年，巴甫洛夫获得诺贝尔生理学或医学奖，以表彰他在消化系统生理学上的开创性成就。他是俄罗斯第一个获得诺贝尔奖的科学家，主要著作有《心脏的传出神经》（1883年）、《主要消化腺机能讲义》（1897）、《消化腺作用》（1902）、《动物高级神经活动（行为）客观研究20年经验：条件反射》（1923）、《大脑两半球机能讲义》（1927）等。

第二节　学习分类与教学

学习是个体在特定情境下，因练习或反复体验而产生的相对持久的行为或行为潜能的变化。学习的要素包括大脑的变化、行为的变化、积累经验的记忆、新环境的适应和问题解决。为探究不同类型学习的规律和特点，科学合理地制定教学目标、分析教学策略、选择教学方法、评价学习效果提供依据，教育心理学家对学习分类进行了研究。

一、学习的分类

心理学家根据不同目的和标准对学习进行分类，其中比较典型的是美国教育心理学家加涅（Gagne R. M.）的学习分类理论应用最为广泛。加涅对于学习分类的研究，主要体现在其著作《学习的条件和教学论》，其将学习结果分为五类：言语信息类、智慧技能类、认知策略类、行动技能类、态度类。

1. 言语信息（verbal information） 指通过学习获得能用语言表达的知识。言语信息解决了"是什么"的问题，受教育者掌握的是以语言传递或学习结果可用语言表达出来的内容。其中分为三类：①符号记忆：如人名、地名等。②事实知识：如现代护理学的创始人是南丁格尔。③有组织的整体知识：如人体力学中有关平衡的知识。

2. 智慧技能（intellectual skills） 指个体运用习得的概念，利用规则进行工作的能力。智慧技能解决了"怎么做"的问题。智慧技能从低到高分为 5 种类型：辨别、具体概念、定义性概念、规则、高级规则。这是一种层次发展关系，低一级技能是高一级技能的先决条件。

3. 认知策略（cognitive strategies） 指个体运用学习、记忆、思维规则来调节和控制人的认知行为、提高认知效率的能力。认知策略和智慧技能是同伴学习过程的两个方面，认知策略是在应对外部环境时支配自身的行为，而智慧技能是定向处理外部环境。

4. 动作技能（motor skills） 指通过练习所习得的、按一定规则协调自己身体运动能力。动作技能获得的标准是可以连贯、精确，并且在限制时间内完成完整动作。

5. 态度（attitudes） 指通过学习形成的影响个体对人、事、物进行反应的心理倾向。态度通过与外界的人、事、物相互作用的结果而习得。

二、言语信息的教学

1. 言语信息学习的条件 言语信息学习的条件分为内部条件和外部条件。

（1）内部条件：包括已有组织的知识和编码策略。①已有组织的知识：是思维中习得的、相互联系的信息，即认知结构图式。②编码策略：是在孤立的信息在头脑中形成的有组织结构的网络形式知识，最重要的功能是使习得的新信息容易记忆、易于被提取，并可迁移到新情境之中。

（2）外部条件：包括提供有意义的情境、增加线索的区分度、不断重复的情景等。①提供有意义的情境：是将新学习的言语信息迁移至有意义的情境中最适宜言语信息学习的条件。②增加线索的区分度：指在学习相似的学习资料，应尽可能将知识线索进行区别性整理，增加信息的区别性。③不断重复的情景：指将言语信息项目增加练习次数，对已习得和存储知识的复习，为日后提取信息提供清晰线索。

2. 言语信息的保持策略 由言语信息学习的内部、外部条件可知，言语信息学习的难点不在于理解而在于保持。

（1）改进教学的策略：①能够明确识记目的和任务：有意识识记优于无意识识记，确定识记的目的和任务是进行意识识记的先决条件。目的和任务越是明确，学生越能将注意力集中于内容上，其记忆效果越好。②复述记忆的材料：复述是对信息进行多次重复的过程，可以在复述的同时，做注释标记，有助于学生对于内容的思考。③学习笔记的记录：有助于引导学生在新旧知识之间找到内在的知识联系，很好地促进了学生的学习。④有效组织学习材料：学习资料的数量与保持的百分率成反比，因此建议适量组织学习材料，信息量不宜过大。⑤促使学生积极独立学习：研究表明，通过学习积极独立学习获得的知识，保持时间更长，更易于被迁移至新环境之中。⑥适当过度学习：过度学习指的是达到标准以后的继续学习。可以通过过度学习，减少遗忘率。

（2）合理安排复习的策略：①及时复习：指对机械性程度较高的学习材料，在学习后及时复习，可收到事半功倍的效果。复习时间要分布合理，第一遍复习时间应较长，便于增强记忆。②循序复习：指根据学习内容及排列顺序安排复习。对于内容相似的学习材料不建议安排在一起，影响线索的区别性。③多样化复习：可以根据复习资料的内在联系，采取多种形式进行复习，以提高知识的保持率。

三、智慧技能的教学

1. 智慧技能的形成过程　智慧技能是外部物质活动内化为知觉、表象、概念水平的结果，这一转化过程会经历 5 个阶段：活动定向阶段、物质活动阶段、有声的言语活动阶段、无声的外部言语活动阶段、内部言语活动阶段。①活动定向阶段：是让学生在头脑中形成活动程序和活动结果的映像。②物质活动阶段：是运用实物教学活动阶段。③有声的言语活动阶段：是借助于有声的外部言语活动完成各个操作步骤，是从外部形式转化至内部形式的开始步骤。④无声的外部言语活动阶段：是指以词语的声音表象、动觉表象为中介，进行智力活动。⑤内部言语活动阶段：是指个体与内心的自我对话，是个人内心的思考过程，此阶段是外部动作转化为内在智力的最后阶段。

2. 智慧技能的教学策略　包括遵循形成理论、根据种类选择方法、创造应用机会、强化思维训练。①遵循形成理论：充分体现了智慧技能形成的一般规律，此时注重积极创造条件，帮助学生从内部的物质活动向内部活动转化。②根据种类选择方法：可以根据不同的智慧技能，可以使学生加深记忆的方法也有所区别。③创造应用机会：实践活动是智慧技能形成和发展的基础，智慧技能经过实践考验，才能稳定。④强化思维训练：培养学生良好的思维方法和思维品质，是促进学生智慧技能形成的重要措施。

四、认知策略的教学

1. 认知策略的种类　认知策略的种类分为注意中的认知策略、编码与组织中的认知策略、提取中的认知策略、问题解决中的认知策略、思维认知策略。①注意中的认知策略：在教学过程中，学生的重视是学习与记忆产生的前提。如学习过程中问题提出的时间、问题的内容、问题的类别等均可引起注意的不同点。②编码与组织中的认知策略：指学生获取的知识信息是零散的、孤立的，运用策略将其整理成一个整体并且表示其关系，有助于知识在记忆中的保存。③提取中的认知策略：指有助于记忆知识的策略和方法，包括使用类目归类法、记忆术等。④问题解决中的认知策略：主要参考心理学家怀特（White R. T.）和维特罗克（Wittrock M. C.）在进行问题解决认知策略研究时候，发现可用于多种问题解决的一般性策略。a. 探寻深层含义的策略，避免受到表层意义的误导。b. 采用局部目标的策略，将即将出现的问题化整为零，层层分解。c. 灵活地探索策略，即转换多种方法解决同一问题。d. 部分综合策略，即将各个问题部分最后综合成一个整体。⑤思维认知策略：指当解决新问题时，既要学习解决问题的规则和方法，又要学习驾驭自身思维过程的方法，驾驭自身思维过程的方法就是思维认知策略。

2. 认知策略学习的条件　包括原有知识背景、反思认知发展水平、动机水平、训练方法、变式和练习、有外显的可操作的训练技术。①原有知识背景：即个体原有知识背景越丰富，越能应用适当的认知策略。②反思认知发展水平：取决于个体自我意识发展水平而变化。③动机水平：决定了选择策略及选择策略的效果。外部动机的学生易于选择机械学习的策略，内部动机的学生易于选择有意义的学习策略。④训练方法：研究表明与教学内容学习密切结合的具体策略的学习效果好，通过问题情境等训练思维技能的教学效果好。⑤变式和练习：可以帮助认知策略在相似的情境中迁移。⑥有外显的可操作的训练技术：可以帮助将认知策略转化成可操作的技术，控制学习者的认知行为，培养学生的良好认知习惯。

3. 认知策略的教学策略 结合学科教学，进行解决问题能力的训练。结合课程内容，将课程思维延伸到课外，将学生的解题能力发挥到极致，有助于培养学生的认知策略和创造能力。在教学过程中，教师注意通过提问、讨论等多种互动形式培养学生的评判性思维，养成学生对于解决问题过程中不断发现问题、提出疑问的能力。同时注重在教学过程中为学生创造轻松的课堂气氛，有助于学生产生安全感，激发学生主动思考的能力。

五、动作技能的教学

1. 动作技能的构成 心理学家费茨（Fitts P. M.）认为动作技能包括 4 个成分。①认知成分：即学习者理解动作技能项目的水平。②知觉因素：即学习者准确、敏锐辨别线索并作出反应。③协调能力：即学习者对于自身平衡、稳定等方面的调控。④个性与气质特征：如冷静、放松等。

2. 动作技能的学习过程 费茨将动作技能的学习过程分为 3 个阶段：动作技能的认知阶段、动作技能的联结阶段、动作技能的自动化阶段。

（1）动作技能的认知阶段：即学习动作技能的开始阶段，学习者通过指导者的言语讲解和动作示范理解动作技能进行学习。在这一阶段，学习者主要接受指导者传授的知识，通过感知觉和思维活动了解各组成动作之间的联系，在头脑中清楚地认识到学习的动作技巧和形成动作形象。但学习者在这一阶段会有一些问题，如注意范围窄、动作不连贯、动作不协调、动作多余。此阶段的学习任务是领会技能的基本要求，掌握技能的基本动作。教学重点是给予学习者反应线索。

（2）动作技能的联结阶段：经过一段时间的联系，学习者掌握系列的局部动作，并将局部动作联系起来的过程。此阶段学习者会出现动作结合不紧密、转换动作不连贯等问题。指导重点是学生将动作的各个组成部分建立固定联系，形成稳定动作，纠正错误动作，排除旧习惯的干扰；在正确的知觉和积极思维基础上反复练习，找到改进方法。练习在此阶段十分重要。

（3）动作技能的自动化阶段：此阶段，动作技能进入自动化阶段，整个动作自然流畅，无须特殊纠正。这是动作技能的最后阶段，学习者动作技能的各个动作形成一个有机整体，技能逐步由脑部低级中枢控制，可以大幅减少注意力和心理注意。但是自动化程度也需要保持大量的练习，并且要经过长时间的联系，才能达到这样的程度。

3. 动作技能的教学策略 包括有效的指导与示范、有效地练习、适当地反馈信息。①有效地指导与示范：督促学生注意示范者演示，有助于学生正确理解、记忆动作技能。但也应防止信息负担过程，过重的信息量会使初学者信息量过多，影响教学效果，分散教学重点。可以选择录音、录像等手段展示动作技能，便于学习者反复观看。②有效地练习：指注重练习的次数、练习的形式，保持练习者的兴趣，提高练习效果。注重分解复杂的动作技能，考虑身体实际情况，先要求精确，后要求速率。③适当地反馈信息：指反馈形式、反馈时机的适宜，及时有效地反馈可以帮助学生了解练习的结果，进行分析，促使正确动作得到强化，错误动作得到纠正。

六、态度的教学

1. 态度的构成成分　包括 3 个部分：认知成分、情感成分、行为倾向成分。认知成分指个体对态度对象所具有的带有评价意义的观念和信念。情感成分指伴随认知成分而产生的对对象喜爱或厌恶的情感体验，是态度的核心成分。行为倾向成分指个体对态度对象试图表现出来的行为意向，即准备状态。一般情况下，3 个部分是协调的，但也会出现不协调的情况。

2. 态度的形成过程　社会心理学家凯尔曼（Kelman H. C.）将态度的形成过程分为 3 个阶段：顺从、认同、内化。顺从指个体为了达到物质或精神满足，或为避免惩罚在表面上接受他人观点和行为，但是在内心的认知和情感方面并不一致的情况。认同指个体自觉自愿接受他人观点、信念、行为，与他人的态度、行为保持一致。内化指从内心深处接受并且相信他人观点，并且将其内化成自己的思想、信念和价值，形成统一和谐的价值体系。

3. 态度的学习条件　包括内部条件和外部条件。内部条件包括对态度对象的认识、认知失调、个体要求形成或改变态度的心理倾向。外部条件包括强化、环境的影响、同伴群体的影响。

4. 态度的教学策略　包括条件反应法、提供榜样法、言语沟通法、角色模拟法、隐蔽教学法。①条件反应法：是根据经典条件反应和操作条件反应原理进行。经典条件反应法是通过给予条件刺激，使学生逐渐形成教育者所需的态度方法。操作条件反应法是当学习者作出态度反应时，给予一定刺激，强化或消除态度，给予奖励或惩罚。②提供榜样法：在学习过程中提供有榜样力量、有影响力的榜样，帮助学生通过模仿他人行为而习得态度。③言语沟通法：在教学环境中注重运用言语说服学生，帮助他们形成态度的常用方法。④角色模拟法：以角色理论为依据，角色理论核心原则是个体行为应承担的角色相一致，每一角色需具备特有行为规范和准则及他人对这一角色的期待。⑤隐蔽教学法：指发挥校园环境中物质情境、文化情境和人际情境的教育作用，对学生的态度、信念及行为产生积极正向引导。

第三节　影响学习的内部因素

学习作为一种复杂的心理活动，会受到诸多因素的影响。影响学习的内部因素主要包括认知结构、学习动机、学习迁移、人格因素等。护理教育者应该了解影响学习者学习的因素，帮助学生形成有助于提高学习积极性和效率的良好心理品质。

一、认知结构

认知结构是人在内的心理结构，有广义和狭义之分。广义的认知结构是指学习者原有知识（或观念）的全部内容和组织；狭义的认知结构是指学习者在某一特殊领域内的知识

（或观念）的全部内容与组织。每个人的认知结构各不相同，各有特点，良好的认知结构有助于学习的迁移。

1. 认知结构变量 美国认知教育心理学家奥苏伯尔将个人认知结构在内容与组织方面的特征，称为认知结构变量，并且提出了 3 个影响意义学习和迁移的认知结构变量：可利用性、稳定性、可辨别性。

（1）可利用性：指学习新知识时，原有认知结构中是否有恰当地起固定作用的观念可以利用。认识结构中原来的概念越抽象、越概括，可用性就越高，对新知识的同化就越适用。

（2）稳定性：指学生原有的认知结构中，在学习新知识时，对巩固概念的程度起固定的作用。认知结构中原有观念越清晰、稳定，越有助于同化新知识，促进学习的保持和迁移。

（3）可辨别性：指新的学习内容与同化它的原有观念的分化程度。如果新学习任务不能与原有观念清晰区分，则新的意义容易被原有意义所取代，从而表现出对新知识的遗忘。

2. 建构良好认知结构的方法

（1）改革教材结构，促进学习迁移：学生的认知结构是由教材的认知结构转化而来。好的教材结构必须适合学习者的能力，包含学科中具有高概括性、包容性和强有力解释效应的基本概念和原理。好的教材结构要求既知识简化，又有助于新知识的产生，有利于新知识的运用。

（2）同类归纳，提高知识的系统性：在教学过程中，教师注意将同类概念、原理加以归纳，以形成认知结构的层次序列化，提高稳定性与组织性。

（3）综合贯通，促进知识横向联系：在教学过程中，教师注意将不同概念、原理及定律间的意义联系，引导学生深入讨论辨别异同，使学生可以有效区分，并且深刻掌握。

二、学习动机

学习动机是指个人的学习活动被激发和维系，并指向某一学习目标的心理倾向，使学习活动朝着某一学习目标前进。

1. 学习动机的分类 学习动机根据动力来源，可以分为内部学习动机和外部学习动机。内部学习动机指学习者对学习活动本身感兴趣所引起的动机，以获得知识为满足。外部学习动机指学习者由学习活动以外的诱惑所引起的动机。内部动机可以促使学习者有效进行学习活动，具有内部学习动机的学习者内心渴望获得相关知识经验，具有良好的自主性、自发性。外部学习动机对学习者具有被动性和诱发性，使学生对学习内容本身的兴趣度较低。内部动机和外部动机可以相互转化。内部动机对学习的影响较强、较持久，因此教育者在教育过程中更应强调内部动机，但是也不应忽视外部动机的作用。教师在教学过程中，注重使外部动机作用转化为内部动机，也注意利用外部动机的作用，使学生的内部动机处于持续的激发状态。

2. 学习动机的心理学规律 学习者的主要任务就是学习，当学习者针对学习产生的心理变化，就是学习动机。学习动机是引发并维持学习活动的内部心理倾向，具有较强的心理学规律，主要有学习起因、指向作用、强化学习三个方面。

（1）学习起因：是唤起学生对于学习的准备状态，使智力因素和非智力因素得到提高，从而促进学习。智力因素包括观察力、注意力、思维力、想象力等，非智力因素包括注意力、持之以恒、忍受挫折等。在教学过程中，营造良好学习氛围，使学生处于积极的学习环境之中，起到良好的导向作用和学习暗示效应，从而产生一种学习的自发动力和主动性动力。

（2）指向作用：指促使学习者的学习行为指向学习客体，促使学习活动朝向某一目标，有选择地进行。

（3）强化学习：即强化学习动机，进而维持学习行为。

3. 学习动机的激发和维持的一般原则

（1）激发学习者对学习的需要之前，需先满足其低层次的需要：根据马斯洛的需要层次理论，当生理、安全等低层次需要尚未满足之前，不可能产生强烈的高层次需要，不能全力以赴学习，不能实现高层次的自我实现需要。在教育教学活动中，教师首先应给予学习者归属感、安全感等，这是调动学习者积极学习的前提。

（2）激发内部动机为主，外部动机为辅：内部学习动机是一种稳定的动机，可以使学习者在学习活动结束后，仍然努力学习提高自己，进而形成积极进取的人格特征，但也不排斥外部动机所具有的作用。

（3）学习动机的激发应适当：个体的学习动机应该适量，过高的学习动机会造成学习者紧张、焦虑，过低的学习动机会造成学习者懒惰学习，从而影响学习效果。

4. 学习动机激发和维持的措施

（1）帮助学生认识学习材料的意义：教师使学生明白学习资料及将要从事专业之间的关系及意义。

（2）提出明确、适度的期望和要求：在教学指出，应该向学生明确提出具体及适当的学习目标，提出期望，给予肯定评价。

（3）创设问题情境：在教学过程中，激发学生探究欲望，通过设问、设疑的方式进行，起到了很好的激励作用。

（4）采用灵活多样的教学方法：内部学习动机可以通过变换不同的教育教学方法而增强，但应结合教育教学内容的特点，精心设计，以保证学习者的注意力集中于教育教学内容上。

（5）给予成功的满足与失败的警示：让学习者不断获得成功体验，可使原有的学习动机得到强化，并产生进一步的努力。而给予学习者适度的失败警示也是必要的，失败警示可促使学习者在学业上作出长期艰苦的努力。

（6）给予明确、及时、恰当的反馈：学习者在完成学习任务的过程之中，如果能得到明确、及时、恰当的反馈，可以激发学习者的学习动机，调动学习积极性。

（7）评价运用得当：对学习者学习的肯定性评价与否定性评价对激发学习动机有不同的作用。适当的肯定性评价，有正面强化的效果，可以激励学习者再接再厉、积极向上；适当的否定性评价，能帮助学生正视自己的缺点和不足，产生克服缺点、弥补不足的决心。正因如此，教师对于学习者的评价更应客观、公正、恰到好处。

（8）发挥教师自身言行的激励作用：在学习活动中，对学生最好的激励作用即教师。教师的人品、师德师风、个性魅力及在教学过程中所表现出的高度热情、高超技巧都会给学生留下深刻印象，触及学生心灵，激发学生学习的热情和对专业的热爱。

三、学习迁移

学习迁移是一种学习对另一种学习的影响。学习迁移是在某一种学科或情境中获得的技能、知识、理解、态度，在另外一个学科或情境中技能、知识、理解、态度获得的影响。学习迁移具有积极的促进作用和消极的干扰作用。学习迁移不仅存在于知识、技能等学习之中，也存在于兴趣、情感、意志、态度、品德等方面的学习内容之中。

1. 学习迁移的分类

（1）根据迁移的性质，可以分为正迁移和负迁移。①正迁移，又称"助长性迁移"，指一种学习对另一种学习的推动作用。②负迁移，又称"抑制性迁移"，指一种学习对另一种学习的阻碍作用。

（2）根据迁移的方向，可以分为顺向迁移和逆向迁移。①顺向迁移，指先前学习对后续学习发生的影响。②逆向迁移，指后继学习对先前学习发生的影响。

（3）根据迁移发生的方式，可以分为特殊迁移和非特殊迁移。①特殊迁移，指学习发生迁移时，学习者原有的经验组成要素及其结构没有变化，只是将一种学习中习得的经验要素重新组合并移用到另一种学习之中。②非特殊迁移，指一种学习中所习得的一般原理、原则和态度对另一种具体内容学习的影响，即将原理、原则和态度具体化，运用到具体的事例中。

（4）根据迁移的层次，可以分为横向迁移和纵向迁移。①横向迁移，又称水平迁移，指先行学习内容与后续学习内容在难度、复杂程度和概括层次上属于同一水平的学习活动之间产生的影响。②纵向迁移，又称垂直迁移，指先行学习内容与后续学习内容是不同水平的学习活动之间产生的影响。

（5）根据迁移的范围，可以分为自迁移、近迁移、远迁移。①自迁移，指学习者所学习的经验影响相同情境中的任务操作。②近迁移，指把所学的经验迁移到与原初的学习情境近似的情境中。③远迁移，指将所学的经验迁移到与原初的学习情境极不相似的其他情境中。

2. 影响学习迁移的因素　学习迁移是一种复杂的心理现象，既受学习材料、学习环境等客观条件的影响，也受学习者智力、年龄、认知结构、认知技能与策略、学习态度与心向、情绪与精神状态等主观条件的制约。总结起来，主要受以下几方面的影响。

（1）学习材料之间的相似性：相似性大小主要由两种学习任务中含有的共同成分决定，共同成分越多，相似性越大，迁移越容易发生。相似性出现在学习材料内容、学习目标、学习过程、学习结果等，还可以出现在学习情境线索、学习态度、学习情感等方面。因此，迁移的产生既受到客观相似性的影响，也受到主观相似性的影响。

（2）知识经验的概况水平：原有知识经验概况水平越高，迁移的可能性越大，效果越好。原有知识经验概况水平越低，迁移的可能性越小，效果越差。

（3）认知结构：认知结构的特征直接关系到新知识学习的效果。将学习内容最佳知识结构以最佳的方式呈现给学生，使其形成良好的认知结构最终优化为各种能力，均是促进学习迁移的重要条件。

（4）认知技能与策略：迁移过程是通过复杂的认知活动实现的，因此对迁移的实现会受到认知技能和策略掌握程度的影响。

（5）心理定势：心理定势是由于前次学习而产生的后继学习活动而引起的一种特殊的心理准备状态。

（6）学习态度与方法：当学习者对学习活动具有积极态度时，便会形成有利于学习迁移的新旧，学习者便可以将已有的知识技能迁移到新的情境中。当学习者对学习活动有一种消极的态度时，就不会从已有的知识经验中积极主动地去寻找规则连接点，很难出现学习迁移的情况。学习方法也会影响学习迁移，灵活的学习方法对学习迁移也有一定的帮助。

（7）教师的指导方法：教师有意识地进行指导，对学习迁移的发生起到一定的帮助作用。教师在教育教学时候，有意比较学习材料的异同，启发学生针对学习内容进行概括总结，同时注意提高学习策略和学习方法，即会促进学生积极学习迁移的发生。

3. 促进学习迁移的策略　迁移不可能自动产生，个体所获得的知识、技能并不意味着在学习和解决问题中有较大迁移。

（1）科学精选教材：促进学习迁移的发生，需要对教育内容进行科学的选择。需要突出学习材料的共同要素，突出学习材料的内在联系，突出学习材料的组织结构和应用价值，把教育内容和具有广泛迁移价值的科学成果放在首位，促进教材的不断更新发展，紧跟前沿知识变化。

（2）确立明确而具体的教育目标：教育目标是教学活动的导向，是学习评价的依据。科学合理的教材，在每个教学单元之前，需要有明确的教育教学目标，使学习者明确学习目的。

（3）有效设计教育程序：在教育过程中发挥迁移作用，对教育程序进行合理的处理。根据教材重难点，结合学习者特点，把最大迁移价值的基本知识、基本技能放在首位。

（4）扎实基础知识和基本技能：知识、技能的共同要素是产生学习迁移的重要客观条件，学习者掌握扎实的基础知识、基本技能，为新知识和新技能的顺利学习提供了便利条件。为促进学习的迁移，在基础知识和基本技能教学中，强调在回顾旧知识的基础上引出新知识，尽可能突出事物间的内在联系，强调新旧知识之间的共同要素。

（5）注意启发学生对学习内容的概括能力：学生的概括能力影响知识的掌握。学生具有独立分析问题、概况问题的能力，能觉察到事物之间的内在联系，善于掌握新旧知识的共同特点，利于知识和技能的转移。学生的概括能力越强，越能反映同类事物间的共同特点及规律性，从而更有利于迁移的产生。

（6）重视学习策略与学习方法教学：学习策略和教学方法有助于促进学习的迁移，教师在教学过程中，注重对学习方法的指导，帮助学习者更好地掌握学习策略。

（7）培养学习者良好的心理准备和积极的学习态度：教师可以通过积极反馈等方式帮助学生确立学习自信心，形成积极的学习态度，帮助学生形成良好的心理准备，避免不良情绪的产生。

四、人格因素

人格通常指一个人所具有的独特的、稳定的心理特征的综合。个体的人格特征制约其在社会情境中的行为模式，反过来又对学习产生影响。人格因素覆盖面广，下文重点介绍对学习活动影响较大的两种人格因素，即心理控制源和焦虑。

1. 心理控制源

（1）控制源的概念和类型：控制源是指人们对影响自己生活与事业力量的看法，可分为两种类型，即内部控制型与外部控制型。

（2）控制源对学习的影响：控制源作为一种影响学生学业的人格特征，主要通过影响学生的成就动机、学生投入精力、对待学习的态度与行为方式、对奖励与惩罚的敏感性、责任心等系列变量影响学习者学习。

内控型学习者相信活动及结果是由自己内部因素决定的，因此内控型学习者将学业成功归结于能力和勤奋，将学业失败归结于努力不够。对于内控型学习者，成功是鼓励，失败是需要付出更大努力的标志。内控型学习者通常具备较高的成就动机，更具有自信心和自我责任定向，对困难的学习任务的态度是积极的，在挫折面前能坚持。内控型学习者常常选择适合自己能力的、困难适度的学习任务。外控型学习者则相信自己从事的活动及其结果是由难以预料的外部力量控制，因此外控型学习者将学业的成功或失败归结于命运、机遇等外因，将失败归结于他人。外控型学习者成就动机低，缺乏自信，对学习缺乏必要的兴趣，于是经常选择简单的学习任务或难以实现的学习任务。

（3）帮助学生建立平衡的控制源：盲目地将学习的成功或失败归因于外部因素是片面的，归因于自己的努力也是不全面的。科学、正确的观点能帮助学生发展平衡的控制结构。教育者应在观察学生日常行为的基础上，经常指导和鼓励学生进行适当的归因，对其准确的归因给予强化，对那些能实事求是地阐述、承认责任的学生给予表扬，使学生掌握合理的自我责任标准，建立平衡的心理控制源。

2. 焦虑

（1）焦虑的概念：焦虑指当前或预计对自尊心有潜在威胁的任何情境具有一种担忧的反应倾向。焦虑不同于担忧，担忧是一种心理状态，焦虑是一种人格特征。

（2）焦虑对学习的影响：焦虑对学习的影响与焦虑水平相关。焦虑可分为3种水平：焦虑过低、焦虑适中、焦虑过度。焦虑过低会使学生学习时过分松弛，注意力不集中。焦虑过度会使个体丧失适应新情境的能力，会造成反应迟缓或反应不当，影响学习者的注意与感知，破坏短时记忆过程。但焦虑和学习之间的关系是复杂的。焦虑对学习是促进还是抑制，受个人焦虑程度差异、学习资料难易、学习者能力水平高低等多种因素的影响。高度焦虑与高度能力的相互结合，可以促进学习，这是一些心理学研究人员表明的。高度焦虑和能力低下结合在一起，学习往往会受到抑制。

（3）协助学生维持适度的焦虑水平：在教育教学过程中，教师采取灵活有效的教育教学方法，适当控制学生的焦虑水平。适当的焦虑利于能力一般者学习，激发学生有效的学习行为。同时，可通过各种形式的教育教学活动，提高学生的学习能力。而且随着学生学习能力提高，焦虑对学习的消极影响会日益减少。

第四节　影响学习的外部因素

影响学生学习成效的因素是多方面的，除内部因素以外，还受到外部因素的影响，如社会因素、家庭因素、学校教育因素。

一、社会因素

1. 社会认同感 《全国护理事业发展规划（2021—2025 年）》中指出，护理工作的基本原则是"坚持以人民为中心。把保障人民健康放在优先发展的战略位置，坚持护理工作服务于人民健康，把满足人民群众多样化护理需求作为出发点和落脚点，逐步建立完善覆盖生命全周期、健康全过程的优质高效护理服务体系"。随着高等教育的普及，社会大众对护理工作的认同感逐步上升。尤其是在近几年，在新型冠状病毒肺炎疫情防控工作中，4.26 万援鄂医疗队中有 70% 的队员是护士，重症医务人员中的 3/4 是重症专科护士。护士的工作践行着南丁格尔精神，白衣执甲、不负重托，英勇无畏冲向疫情防控第一线，为打赢中国疫情防控阻击战，保障全国人民生命安全和身体健康作出重要贡献，用实际行动履行敬畏生命、救死扶伤、甘于奉献、大爱无疆的崇高精神。教育者应在教育过程中，引导学生向前辈学习，让学生看到社会大众的尊重和肯定，鼓励学生在今后的工作中实现自我价值，培养学生的职业认同感。

2. 信息化发展 信息化社会主要表现为信息的迅速增长和知识的不断更新两个特征。现代知识海量增长，在信息迅速增长的趋势下，教育者用传统的教授和学习方式，已经远远不足以适应信息化社会的学习要求，这就需要教育者掌握现代的学习方法和科技手段，指导学习者评判性思考，在面对众多知识信心时筛选出有效的知识。建立自己的知识结构和能力结构，以成为符合社会发展需要的人才。为适应信息化社会的发展和实现个人发展的需要，护理教师应培养学生终身学习的信息和能力。

3. 就业形式 截至 2020 年底，全国注册护士总数 470 余万人，较 2015 年增幅达 45%。每千人口注册护士数达到 3.34 人，全国医护比提高到 1∶1.15，但我国护理行业仍然面临较大的人才缺口。护理事业需要紧紧围绕人民健康需求，构建全面全程、优质高效的护理服务体系，不断满足群众差异化的护理服务需求。积极应对人口老龄化对护理事业发展提出了新任务。老龄化程度不断加深，对护理服务特别是老年护理服务提出迫切需求，需要有效增加老年护理服务供给。推动高质量发展为护理事业发展带来了新机遇。护理领域主要矛盾表现为人民群众的护理服务需求与供给相对不足之间的矛盾，需要进一步从护理体系、服务、技术、管理、人才等多维度统筹推动护理高质量发展，提高护理同质化水平。国家非常重视护理工作，近些年推出了系列关于加强护理工作建设和改革的政策文件，对于加强护理队伍建设，提升整个队伍的数量和质量发挥了重要作用。护理专业的吸引力和队伍的稳定性向好的方向发展，为护理专业毕业生提供了广阔的就业空间。

二、家庭因素

1. 家庭学习动机 美国社会学家科尔曼等曾经指出"用调查方法进行的大规模研究表明，现代社会的家庭背景对学业成就的差异的影响程度，比构成教育环境的各种其他因素的影响程度要大得多"。父母作为学生的第一任教师，对于子女的教学影响无处不在。很多家长把孩子的学习成绩不好归结于教师或学生能力不足，而较少考虑学习动机。家长应学会及时调动孩子的学习动机，帮孩子厘清正确的学习思路，帮助孩子树立远大理想与抱负。

2. 家庭教育环境 家庭教育环境对孩子的学习的影响深重，影响孩子正确的人生观、世界观、价值观的确立。目前，部分家庭的教育环境存在一些问题。如部分家庭成员存在扭曲社会观、务实价值观，其对社会上非正常的人际关系和不良的社会现象存在不满情绪，使学生个体意识强化、社会责任感淡化，不遵守公共秩序和公共规范，助长了学生的不正确的自我中心倾向。再如，部分家庭环境中，家长仅重视智力教育，忽视了德育教育，将学习分数作为衡量学生的标准，对学生的品德塑造关心不够，导致部分学生有智无德、高分低能。家庭教育不应该放任自流，而应对学生的不良行为进行劝阻，鼓励学生建立正确的世界观、人生观、价值观，调动学生学习动机的形成和发展。

三、学校教育因素

1. 课堂群体动力 学习教育的主要场所在课堂，在课堂中，学生之间、师生之间必然会发生多方面的相互作用和影响。这种课堂上人际的相互作用与影响，称为课堂群体动力。

（1）课堂气氛与教师的领导方式：课堂气氛指课堂里某种占优势的态度和情感的综合状态。教学过程中，群体的心理状态会受到教师、学生、教学内容等因素的影响。其中，教师的领导方式是最重要的影响因素。教师的领导方式是指教师行使权力与发挥领导作用的行为方式，分为3种类型：专制型、民主型、放任自流型。其中，民主型领导方式可使学生心情舒畅，表现出较高的独立性，学习效率高。建议教师采用民主型领导方式组织教学方式，妥善处理学生的问题行为，促进师生之间的情感的双向交流，营造良好的课堂气氛，唤起学生的学习兴趣和热情，挖掘学生学习潜能，培养学生热爱学习的内在动机。

（2）学生间的相互作用：课堂上学生间相互作用可以从两个方面进行分析，一方面是个人学习和集体学习，另一方面是竞争与合作。

学生学习是以集体的方式进行有效，还是以个人的方式进行更有效，取决于学习任务的性质、集体的规模与凝聚力、领导的有效性等。集体学习中必然产生学生间的相互作用，这种作用也是优点、缺点皆有。优点：①在完成简单学习任务时，可以获得一种激励，产生感染行为和努力竞争的效应；②在解决复杂学习任务时，集体努力胜于个人努力，集体中能力差的学生也可受益于同伴指导；③对尚无定论或有争议的问题进行讨论，有助于开阔学生眼界，激发深入思考，促进学生能力发展；④能帮助能力较差的学生学会学习，改进学习方法；⑤有助于发展良好个性，增强集体凝聚力。缺点：①学习进度快的学生完成学业后，指导学习进度慢的学生，可能影响学习进度快的学生的学习进度；②如果缺乏适当引导，可能导致大量时间、精力浪费于非学习活动中；③学习能力强的学生或外向活泼的学生，可能支配能力差、沉默内向的学生，使内向学生退缩；④容易忽视个别差异，影响对集体学习不适应的学生或焦虑学生的进步；⑤集体学习所得的经验并不一定为个体真正有效地利用。

教师在选择学习方式的时候，不能简单、公式化选择，可以根据实际需要，给予学生适合的学习经历，使学生既积累集体合作学习的经验，又得到独立思索、解决问题的机会。

合作指群体成员为完成共同目标而彼此支持、相互协调，并为对方提供学习和工作的有利条件。竞争指个体或群体为充分发挥自身的潜能，力争按优胜标准使自己的成绩超过对手的过程。合作与竞争在学校生活中是比较普遍的现象。合作的优缺点同集体学习。竞争对学生人格的发展同样具有积极与消极两方面的影响。积极的作用：①激发个人努力，提高成就动机和抱负水平；②缩小个人能力与成绩间的差距，提高学习效率；③准确发现自身的潜力与局限性，努力克服不良人格特征；④增加学习兴趣，使集体生活变得更富有生气。消极的作用：①引起部分学生过度紧张和焦虑，抑制学习的积极性，使之产生不胜任感，退缩，降低集体地位；②竞争气氛过于强烈可导致紧张、敌对和报复等消极的集体风气，诱发过分突出自我、排斥或嫉妒别人等不良心态；③容易忽视学习活动的内在价值与创造性。

因此，竞争与合作是矛盾的统一体。教师在教学过程中，应注意两者的互补与协调，成为促进学习的有益手段。

2. 课堂纪律管理

（1）课堂纪律类型：课堂纪律是对学生的课堂行为施加的外部控制与规则。根据形成原因，可分为4种类型。

1）教师促成纪律：指在教师的帮助指导下形成的班级行为规范。教师促成纪律在不同年龄段所发挥的作用不同。年龄越小，对教师的依赖性越强，教师促成纪律发挥作用越大。随着年龄的增长和自我意识的增强，学生会反对教师的过多限制，也是需要教师对学生行为提供帮助指导。

2）集体促成纪律：指在集体舆论和集体压力的作用下形成的群体行为规范。有两类，一类是正规群体促成的纪律，如班级集体纪律；另一类是非正规群体促成的纪律，如学生间的友伴群体。教师应重视对非正规群体加以引导，帮助形成健康的价值观和行为准则，并使融合到正规群体中来，使每个学生认同集体的行为规范。

3）自我促成纪律：指个体自觉努力下由外部纪律内化而成的个体内部约束力。课堂纪律管理的最终目的就是形成自我促成纪律。当一个学生能够把外部纪律内化成为自觉的行为准则，则标志学生成熟。

4）任务促成纪律：指某一具体任务对学生行为提出的具体要求。任务促成纪律以学生对任务的充分理解为前提，理解越深刻，越能自觉遵守任务的纪律要求。因此，教师如能更好地运用学习任务来引导学生，加深学生对任务的理解，不仅可以有效减少课堂纪律问题，还可以提高学习效率。

（2）课堂问题行为及分类：课堂问题行为指在课堂中发生的，与课堂行为规范和教学要求不一致，并影响正常课堂秩序和教学效率的行为。课堂问题可以分为两类：一类是学生品行方面的问题行为，如学习漫不经心、缺乏兴趣、不服从、不合作；另一类是学生人格方面的问题行为，如自卑感、缺乏信心、退缩及冷漠等。

（3）课堂问题行为的原因

1）学生方面因素：大多数课堂问题行为是由学生本身因素所引起。主要原因是教学内容太难或太简单，使学生感到无趣，或者由于教师教学方法单调、语言平淡，使学生感到不满。一些学生有时候会因达不到教师的要求而产生紧张的情绪，积累到一定程度后需要发泄情绪。一些学生，发现无法从集体学习中获得集体的承认，会以问题行为引起大家的注意。

2）教师方面因素：教师方面的问题也可以引起课堂问题行为，包括缺乏教学技能、教授过程单调乏味、教师管理失范，易于造成师生矛盾。教师缺乏沟通交往能力，不能与学生有效沟通，不真正了解学生，对学生不能一视同仁。部分教师缺乏良好的教学态度和自我批评精神，教学准备不认真，缺乏工作热情，对学生回答得漫不经心。

3）环境方面因素：校园内外环境的诸多因素均会对学生的行为产生一定影响，如家庭环境、班级人数、教学环境等。

（4）课堂问题行为的预防和控制

1）正确对待不同的课堂行为：课堂行为分为消极、积极、中性 3 种。消极的课堂行为是明显干扰课堂教学的行为，教师应及时制止消极行为。积极的课堂行为是促进教学目的实现的行为，教师应主动与采取积极行为的学生建立联系，对其积极行为表示肯定与鼓励。中性的课堂行为既不促进，也不干扰教学目的的实现，如呆坐、打瞌睡等，只影响学生本身，不影响其他同学，教师应该采用合理的方法对采取中性课堂行为的学生进行引导。

2）建立民主和谐的师生关系，改进教学方法与手段，提高教学质量：师生关系不良，讲授平淡无奇是发生课堂问题的常见原因。教师应多采用民主型领导方式，建立民主、和谐的课堂气氛，精心备课，吸引学生兴趣，避免课堂问题行为的发生。

3）帮助学生建立自信和发挥潜能：人本主义心理学家认为，个人问题行为往往因为外界因素对自我实现的阻挠及个人缺乏正确的自我评价。因此，教师应该从学生实际水平出发，制定切实可行的教学目标，控制教学进度，帮助学生建立自信心、胜任感。

本章小结

思考题

1. 观察、记录学生学习无菌技术操作的情况，试分析不同阶段的不同特征和教师运用的教学策略。

2. 运用建构主义学习理论，为上好护患沟通课设计一个有利于学习的环境。

3. 请正确阐述合作与竞争对学生学习的积极作用与消极作用。

更多练习

（姜雨微）

第四章　护理学专业的教师与学生

教学课件

学习目标

1. 素质目标

树立正确的价值观，尊师重道、崇智尚学，认识到良好的师生关系对护理教学活动的重要意义。

2. 知识目标

(1) 掌握：教育机制、教学监控能力的概念，教师的职业角色和劳动特点。

(2) 熟悉：教师的专业发展内容及途径。

(3) 了解：教师与学生的权利与义务。

3. 能力目标

(1) 能运用实例说明护理学专业教师应具备的职业素养。

(2) 能联系实际说出良好护理学专业师生关系的特点、培养途径和方法。

案例

【案例导入】

　　小王老师是一名刚研究生毕业的护理教师，她刻苦学习，认真钻研教学，在教学上取得了显著的成绩。但是学生们都不喜欢她，因为她在言语中总是表现出一种居高临下的态度，平日里很少与学生沟通。在上课的时候，她也总是"恰到好处"地把正好没听懂的学生选出来回答问题，然后带着胜利者的面孔直视学生。一下课她便离开教室。学生都是小心翼翼地上着她的课。小王老师逐渐发现了学生在她课堂上的"小心"，十分不解，她认为自己已经把知识准确地传授给学生，较好地完成了教学任务。

【请思考】

　　为什么学生会如此呢？小王老师该如何去做呢？

【案例分析】

护理学专业的教师与学生是护理教育系统中两个最基本的要素，在护理教学活动中分别承担着教与学的责任。根据"以学生为中心"的教学理念，护理学专业的学生是护理教学活动的主体，护理学专业的教师是护理教学活动的主导。本章旨在全面了解护理学专业学生的属性、权利和义务及心理发展特征，介绍护理学专业教师的职业角色、劳动特点、权利和义务，探讨护理学专业教师的专业发展，阐述良好师生关系的构建。本章内容对于构建和谐师生关系、提高护理教育质量、实现护理教育培养目标具有十分重要的意义。

第一节　护理学专业的学生

护理学专业的学生是护理教学活动的主体，参与整个护理教学过程。对学生情况的全面了解与分析是进行教学设计的重要前提。护理教学质量的高低，不仅取决于教师的教学组织能力，还取决于教师是否对学生有较为全面地认识。因此了解学生是教师进行高效率和高质量教学的必要条件。

一、学生的本质属性

1. 学生是教育的对象　护理学专业教育旨在使学生通过专业化学习和训练，获取护理学专业知识，习得专业技能，培养自身专业素养，成为一名合格的护理学专业人才。因此，护理学专业学生是护理学专业教育的对象。

2. 学生是学习的主体　指学生在教学活动中所呈现的功能特性，学生在教师的指导下通过学习获得个人的发展，在教学过程中不再只是被动地接受知识，而是成为学习的主人，成为学习知识的主动者，主要表现如下。①自主性：学生可根据自身的兴趣、能力、条件等选择符合自身和社会发展需要的学习内容，探索思维方法，自主钻研，独立思考，从而充分调动其自主性。同时，学生在接受教育的过程中，也具有一定的素质，具备了自我教育的能力。②主动性：学习是通过学生的主动行为来完成，学生做了什么将直接影响学习效果。因此，教师应采取多种教学方法调动学生的主动性，强化学生的主体意识。③创造性：学生的学习不仅是简单的知识复制，而是以评判性思维和怀疑的态度，提出自己的观点，促进知识的发展、应用和延伸。

3. 学生是发展中的人　从开始专业学习到毕业，护理学专业学生的身体和心理都在经历着不同阶段的发展，处于不断地变化中，具有极大的可塑性、依附性和向师性。可塑性指学生正处在身体和心理发育的时期，各个方面都还没有完全成熟，有着巨大的发展潜能。依附性指学生的发展方向依赖于教师的指引。向师性指学生对老师产生一种天然的亲近、信任、尊重甚至崇拜的态度，认为老师是获取知识的智囊、解决问题的参谋、行为举止的榜样。因此，教师的教育引导十分重要，如果教育得当，就可使学生获得最佳发展，成为一名合格的护理学专业人才。

二、学生的权利与义务

学生身份具有双重性，即公民的基本身份和学生的特定身份。因此，学生不仅享有作为公民的基本权利和义务，也享有作为学生这一特定身份所具有的权利与义务。

（一）学生的权利

1. 人身权　由我国宪法规定享有，人身权是公民权利中最基本、最重要、内涵最为丰富的一项权利，包括平等权、人身自由权、隐私权等。因此，在进行护理学教育时，应合理安排教育教学活动，保障学生的合法权益，平等对待每位学生，尊重学生自由，保护学生隐私，维护学生身心健康。

2. 受教育权　《中华人民共和国教育法》中将学生统称为受教育者，其享有相应的受教育权。受教育权主要有以下内容。

（1）参加教育教学计划安排的各种活动，使用教育教学设施、设备、图书资料。

（2）按照国家有关规定获得奖学金、贷学金、助学金。

（3）在学业成绩和品行上获得公正评价，完成规定的学业后获得相应的学业证书、学位证书。

（4）对学校给予的处分不服向有关部门提出申诉，对学校、教师侵犯其人身权、财产权等合法权益，提出申诉或者依法提起诉讼。

（5）法律、法规规定的其他权力。

3. 其他权利　除了人身权和受教育权外，护理学专业学生作为普通高等学校的学生，在校期间享有由教育部颁布的《普通高等学校学生管理规定》所规定的权利。以下是与受教育权相比不同的权利内容。

（1）参加社会实践、志愿服务、勤工助学、文娱体育及科技文化创新等活动，获得就业创业指导和服务。

（2）在校内组织、参加学生团体，以适当方式参与学校管理，对学校与学生权益相关事宜享有知情权、参与权、表达权和监督权。

（3）学校章程规定的其他权利。

（二）学生的义务

义务是为了保证权利主体的利益，要求相应主体作为或不作为某种行为的资格。具有义务的主体一旦被要求承担某种义务，就必须履行义务，除非法律允许，不得拒绝。作为公民，学生需履行作为公民的基本义务，包括维护国家统一和全国各民族团结、维护祖国安全、荣誉和利益的行为、遵守宪法和法律等。作为受教育者，《中华人民共和国教育法》规定他们应当履行下列义务。

（1）遵守法律、法规。

（2）遵守学生行为规范，尊敬师长，养成良好的思想品德和行为习惯。

（3）努力学习，完成规定的学习任务。

（4）遵守所在学校或者其他教育机构的管理制度。

三、学生心理发展的一般特征

心理发展是个体从出生、成熟、衰老直至死亡的整个生命中所发生的一系列内在心理变化，主要包括认知发展、人格发展和社会性发展。学生心理发展与护理教育存在着密不可分的关系，一方面了解学生心理发展的特点，以此为依据才能更好地开展护理教育。另一方面护理教育对学生的心理发展起着引导作用，引导心理发展的方向。护理学专业学生的心理发展具有以下共性特征。

1. 阶段性与连续性 阶段性特征指在心理发展过程中，当某些具有新特征的量积累到一定水平后能够代替原有的，取得优势的主导地位。连续性特征指在心理发展过程中，后一阶段的发展总是以前一阶段的发展为基础，而且又是在此基础上萌发出下一阶段的新特征。因而，护理教育要具有针对性，结合学生所处阶段的特点布置学习任务，使用教学手段与方法，注重培养思维能力。

2. 定向性与顺序性 指一般情况下，人类心理发展中总是存在着一定的方向性和先后顺序。尽管每个人的成长方式各有不同，快慢不尽相同，但成长是不可逆的，阶段与阶段之间是不可逾越的。因而，护理教育要循序渐进，在传授知识的过程中，遵循由简单到复杂、由低级到高级的原则，符合学生的心理发展特征。

3. 不平衡性 心理的发展可以因进行的速度、到达的时间和最终达到的水平而表现出多样化的发展模式。一方面，表现为个体不同系统在发展的速度上、发展的起讫时间与到达成熟时期上的不同进程；另一方面，也表现为同一机能特性在发展的不同时期有不同的发展速率。因而，护理教育要抓住关键期，在低年级学习阶段激发学生的学习兴趣，帮助学生做好学习准备，为日后专业学习打下良好的基础。

4. 差异性 任何一个学生的心理发展总要经历一些共同的基本阶段，但在发展的速度、最终达到的水平及发展的优势领域往往不尽相同，表现出个体的差异性。因此，护理教育要因材施教，承认学生之间的个别差异，从学生的能力、性格等具体情况出发，使教学的深度、广度适合学生的知识水平和接受能力，让每个学生得以高效学习、充分发展。

第二节 护理学专业的教师

护理学专业的教师是护理教学活动的主导者，组织和引导护理教学活动，他们在教学活动各个过程中承担着举足轻重的作用，同时护理教师对学生的世界观、人生观、价值观、道德观和职业认同的形成有着潜移默化的影响。因此，打造高素质的护理教师队伍十分重要。作为护理学专业教师，只有认识到自身的职业特性，才能更好地承担"教书育人"的使命，实现职业价值。

一、教师的职业角色

随着社会的不断进步和发展，护理教育也在不断发展，对护理教师提出了更多的角色要求，护理教师的职业角色也呈现多样化的特征。

1. 传道者　即教师承担培养学生的品德教育的任务。随着坚持"五育"并举，全面发展素质教育要求的明确提出，加强德育成为教师在传递知识和技能外的一大重要教学任务。作为一名未来的护士，护理学专业的学生照顾的对象不是疾病，而是富有情感的人，因此要求学生要具有高尚的品德、良好的职业道德和素养。护理教师作为护理教育中德育教育者，一方面要加强自身的道德修养，以身示范，对学生开展德育教育；另一方面在专业教学过程中，要加强课程思政，注重德育渗透，做到润物细无声。

2. 授业解惑者　即教师承担传授专业知识和技能的任务，是教师最首要、最基本的角色。教师的教学活动是学生获取护理学专业知识和技能的重要途径之一，因此作为一名护理学专业教师，必须具有扎实的专业知识、合理的能力结构，深耕于护理学专业领域，不断学习探究，更新与充盈自我知识体系，才能够扮演好这一角色。

3. 心理保健者　即教师承担着维护学生心理健康的任务。当代的教育实践说明，学生要有完善的人格，这要求教师在传授专业知识和技能、开展德育教育的同时，要关注学生的心理情况。为此，教师必须具备一定的心理学知识，从而对学生成长过程中出现的心理问题进行疏导。

4. 示范者　即教师承担着示范引领的任务。学生具备一定的向师性，常常以教师为榜样进行自身的建构，为此教师应做到"为人师表"，时刻注意自身的言谈举止，在护理学教学过程中，将自己的世界观、人生观、价值观、道德观及职业素养有机地融入教学过程中。

5. 组织者　即教师承担着教学组织的任务。护理教育教学活动的开展依赖于护理教师的组织、设计和管理，包括确定教学目标、采取教学方式、选择教学内容、实施教学评价等。因而，作为一名护理教师须具备一定的教育学知识、合格的教育教学能力和良好的组织管理能力。

6. 学习者与研究者　即教师承担着学习知识和开展科学研究的任务。随着科技的发展和互联网的普及，作为专业知识和技能的传授者，教师要加强自我学习，拓宽自己的学术视野，注重多学科知识的交叉融合，从而满足新时代下的教育教学要求。同时，护理学专业教师还应在本学科领域开展科学研究，促进护理学学科的发展，同时将学科最前沿的知识传授给学生，保持知识的先进性。

二、教师的劳动特点

（一）劳动的综合性

教师劳动是一种全面的劳动。首先，教师需要兼顾学生专业能力、素质能力等多方面的发展。其次，在教育教学中，教师负有对学生身心协调发展的关怀与引导的责任。另外，在学习过程中，学生还会受到社会、家庭和同龄人等多种因素的共同作用，因此，教师要处理多种因素对学生的影响，引导他们更好地发展。

（二）劳动的复杂性

教师劳动的复杂性由劳动目的、劳动对象及劳动任务特点所决定。

1. 劳动目的的全面性　教师劳动的目的不是单一的发展，而是要培养出德、智、体、美、劳全面发展的人才。教师不仅要向学生传授科学文化知识，提高其专业水平能力，还要对学生进行必要的思想品德教育，促进他们的身体和心理健康发展，并在此基础上增加美育和劳育。

2. 劳动对象的能动性、差异性　教师的劳动对象是学生，学生是具有主观能动性的人。学习是教学活动过程中的重要环节，然而学习是学生的主动行为，教师需采取多元化的教学手段激发学生的行为。学生在身心特点、能力、性格等方面各不相同，并且处于不断发展变化中，这就要求教师的劳动不可千篇一律、一成不变，而应根据劳动对象特点和发展变化而变化。

3. 劳动任务的专业性　教师的劳动任务主要是教书育人，这就要求一名教师必须具有深厚扎实的专业知识基础、高尚的道德品质，才能保证护理教育教学质量。同时，教师应接受教育学的专门学习和训练，获取相应的教师资格证书，才能保证教学活动的顺利开展。

（三）劳动的创造性

教师劳动的创造性是由劳动对象的特点所决定的。

1. 因材施教　教师的教育对象是千差万别的，受到社会、家庭等多方面的影响，学生的身心发展各有其特点，教师必须灵活地针对每个学生的特点，因人而异、因时而异、因地而异，采取不同的教育教学方法，才能取得良好的教学效果。

2. 教学方法不断更新　随着教学理念的不断更新与更迭，越来越多的教学方法走进课堂教学。教学内容、教学对象、教学条件和教师水平的不同，所采用的教学方法就有所不同。因此，教师必须根据不同情况，不断更新教学方法，创造性地运用，并经常探索、尝试，开展教学方法的创新改革。

3. 教育机智的灵活运用　教育机智（wisdom of education）是对突发性教育情景作出迅速、恰当处理的随机应变的能力。在师生交互的过程中，总会出现突发的、意想不到的教育情景。在教学过程中，教师要善于抓住每一个微小的变化，及时采取合适的应对方法，把突发情景导入课堂，并不断深化。

（四）劳动的长期性和间接性

"十年树木，百年树人"这句话充分体现了教师劳动的长期性。人的成长是一个长期的事件，是一个需要不断积累与沉淀的过程。通过教师的劳动将学生培养成社会所需要的人才需要较长的周期。教师的劳动间接地服务于社会，通过培养服务于社会所需要的人才来实现。

（五）劳动的主体性和示范性

主体性指教师自身可以成为活生生的教育因素和具有影响力的榜样。对于教师来说，首先，教育教学过程就是教师直接用自身的知识、智慧、品德影响学生的过程；其次，教师劳动工具的主体化也是教师劳动主体性的表现。教师所传授的知识也必须为教师自己所掌握、所消化，只有成为教师自己的东西，才能向学生传授。示范性指教师的言行举止，如人品、才能、治学态度等都会成为学生学习的对象。教师劳动的示范性特点是由学生的可塑性、向师性心理特征决定的。同时，教师劳动的主体性也要求教师的劳动具有示范性特点。

（六）劳动的连续性和广延性

连续性指时间上的连续。一般来说，教师的劳动时间没有严格的界限，既要了解学生的过去，也要时刻关注学生的现状，及时获取教育信息，并准备开展新的教育教学活动。广延性指空间上的广延。教师没有严格意义上的劳动场所，教室内外、校园内外皆可作为教师劳动的地点。对学生的教育也不仅局限于校内，而要适当走出校园，与学生家庭、实习医院进行协调，以便家校、院校合作，合力促进学生不断进步。

三、教师的权利与义务

（一）教师的权利

教师具有双重身份，因此教师的权利包括两个部分：一是教师作为公民享有的公民权利，二是身为教师所享有的权利，这部分权利与教师的职业特点相联系，是教师职业特定的权利。这两部分权利既有联系，又有区别。教师作为公民享有的权利，有一部分体现在教师的职业中，然而，也有一部分是教师职业所独具的，与其他公民的权利不同。结合教师的职业特点，《中华人民共和国教师法》对教师的权利规定如下。

1. **教育教学权** 教师享有"进行教育教学活动，开展教育改革和实验"的权利，这是教师最基本的权利，任何组织和个人都不得非法剥夺在聘教师这一基本权利。基本含义如下。①教师可依据其所在学校计划、教学工作量等具体要求，结合自身的教学特点，自主地组织课堂教学。②教师可按照教学大纲的要求确定其教学内容和进度，并不断完善教学内容。③教师可针对不同的教育对象，在教育教学的形式、方法、具体内容等方面进行改革和实验。

2. **科研学术活动权** 教师享有"从事科学研究，学术交流，参加专业的学术团体，在学术活动中发表意见"的权利。这是教师作为专业技术人员的一项基本权利。教师的科研学术活动权包括以下四个方面：①教师可以自己确定科研课题和科研方法。②教师有权自己决定是否参加学术团体。③教师在学术活动中有权发表自己的观点，并决定是否出版论文著作。④教师要处理好科研学术活动和教学活动的关系，使之相辅相成，更好地提高学校的教育教学质量。

3. **管理学生权** 教师享有"指导学生的学习和发展，评定学生的品行和学生成绩"的权利。这是与教师在教育教学过程中的主导地位相适应的基本权利。教师有权根据学生的身心发展状况和特点，有针对性地指导学生的学习，并在学生的特长、就业、升学方面给予指导。教师有权对学生的品德学习、社会活动、劳动文体活动、师生及同学关系等方面的表现作出公正的评价。教师有权严格要求学生，对好的行为进行表扬，对不良行为提出批评，并根据学生的个性指导学生的发展方向。

4. **获取报酬待遇权** 教师享有"按时获取工资报酬，享受国家规定的福利待遇以及寒暑假的带薪休假"的权利，这是宪法规定的公民享有的劳动权利和劳动者有休息的权利的具体化。

5. 民主管理权　教师享有"对学校教育教学、管理工作和教育行政部门的工作提出意见和建议，通过教职工代表大会或其他形式，参与学校的民主管理"，即"教师的民主管理权"。

6. 进修培训权　教师享有"参加进修或者其他方式的培训"的权利。它对于提高广大教师的素质，更好地履行教书育人的职责具有极为重要的意义。科技的迅速发展，使教师必须不断地拓宽知识，提高教育教学能力。作为一个教师来讲，在不影响正常教育教学工作的基础上，要认真参加进修，积极参加培训。

（二）教师的义务

同教师的权利一样，教师的义务也包括两个部分：一是教师作为公民享有的公民义务，二是身为教师所享有的义务，是教师职业特定的义务。此处仅围绕教师这一特定身份讨论教师的义务，结合教师的职业特点，《中华人民共和国教师法》对教师的义务规定如下。

1. 遵守宪法、法律和职业道德，为人师表。

2. 贯彻国家的教育方针，遵守规章制度，执行学校的教学计划，履行教师聘约，完成教育教学工作任务。

3. 对学生进行宪法所确定的基本原则的教育和爱国主义、民族团结的教育，法制教育及思想品德、文化、科学技术教育，组织、带领学生开展有益的社会活动。

4. 关心、爱护全体学生，尊重学生人格，促进学生在品德、智力、体质等方面全面发展。

5. 制止有害于学生的行为或者其他侵犯学生合法权益的行为，批评和抵制有害于学生健康成长的现象。

6. 不断提高思想政治觉悟和教育教学业务水平。

教师的权利与义务是不可分割的统一体。教师既要享有自己的权利，又必须认真履行自己的义务。

四、教师的职业素养

护理教师的职业素养是由道德素养、知识素养、能力素养和心理素养等多方面构成的。

（一）道德素养

著名教育学家加里宁提出"教师是人类灵魂的工程师"，可见教师的职业道德素养关乎素质教育的成功。教育部颁布的《高等学校教师职业道德规范》中要求，高校教师的职业道德标准为爱国守法、敬业爱生、教书育人、严谨治学、服务社会、为人师表。这就要求教师在职业发展过程中培养崇高的思想境界。护理教师应具备的道德素养包括以下几个方面。

1. 忠诚于护理教育事业　对护理教育事业的无私奉献，是教师为祖国建设献身、全心全意为人民服务的实际表现，是他们崇高精神境界与高度政治觉悟的具体体现。教师的崇高使命和高度责任感使他们在职业道德上表现出了无私奉献精神。正如人民教育家陶行知先生所说的，"捧着一颗心来，不带半根草去"。只有具备这种品质才能取得教育上的成功，在教书育人、培养护理人才和创造新的护理知识中体现自己的价值，才能真正为祖国教育事业和医学卫生事业作出贡献。

2. 关心尊重和爱护学生　关心尊重和爱护学生是教师热爱教育事业的集中体现，是良好师生关系的基础。师生之间的情感联系是一种纽带，是教育得以维系之所在。教师对学生的爱是教师顺利开展教育工作的最重要条件之一，它是教师做好工作的精神动力，也是打开学生心扉的钥匙，是学生接受教育的重要条件，有助于培养学生友好待人、趋向合群等良好社会情感和开朗乐观的个性，促进学生的健康成长。教师对学生的爱是一种期待，这种期待感会对学生产生巨大的感召力和推动力，鼓舞学生向上的激情，对学生的智力、品德和个性发展都会产生直接的影响。

3. 高度的团队合作精神　高度的团队合作精神是护理教师职业道德的一个重要方面。任何教育成果的取得都是教师集体劳动的结果，而非一己之力可以取得。因此，在护理教育教学中，护理教师要尊重其他教师，善于、乐于与其他教师开展合作，积极配合他人的工作，形成相互尊重、团结协作的工作氛围。

4. 严于律己，为人师表　严于律己、为人师表是教师职业道德的重要内容。它是由教师劳动所具有的示范性特点所决定的。孔子说"其身正，不令则行，其身不正，虽令不从"，强调了为人师表的重要性。护理教师应表里如一，以身立教，以身作则，成为学生的榜样，对学生起到潜移默化的作用。其次，护理教师要学而不厌，诲人不倦，具有严谨治学、精益求精的进取精神，不断提高自身的教育教学能力。

（二）知识素养

知识素养是护理教师从事护理教育教学工作所必须具备的职业素养，由护理教师所具备的知识结构的合理程度和水平所决定，主要包括政治理论知识、学科专业知识、科学文化知识、教育科学知识等方面。

1. 深厚的政治理论知识　教师要将坚定的政治立场、正确的价值观念和道德理念传递给学生，促进学生的全面发展。因此，教师需要以科学的思想认识和扎实的理论知识来保证坚定的政治立场。教师只有具备深厚的政治理论知识，才能实现对学生的思想、政治、道德品质等方面的正向引导，将坚定的思想信念贯穿到教书育人的全过程，以立德树人之初心践行为党育人、为国育才之使命，做好塑造灵魂、塑造生命、塑造人的伟大教育工作。

2. 精深的学科专业知识　这是教师知识结构的核心，也是教师向学生传授知识的必备基础。护理学是一门综合性应用学科，不仅涉及医学和护理学的知识，还涉及人文和社会学科的知识，护理教师必须融会贯通地掌握这些知识，才能传授所教学科的知识内容。同时，护理教师应精通所教学科课程的基本理论、基本知识和基本技能，明晰它们之间的关系与联系，并了解本学科的发展历史、最新研究现状和未来发展趋势，从而提高教学效果，保证教学质量。

3. 广博的科学文化知识　这是教师知识素养的最基础层面。当代科学技术呈现综合发展的趋势，朝着纵向分化和横向综合的方向发展，各门学科的知识都不是孤立的；当代学生兴趣广泛，求知欲强；学生获取知识的渠道增多，问题意识增强。护理教师作为科学文化知识的传播者，承担教书育人的使命，必须具备较为广博的科学文化知识，才能满足护理教育教学的需求。

4. 必备的教育科学知识　它是教师必须具备的基本素质，在教师的职业发展中具有不可替代的重要性。教育科学知识包括教育学、心理学等知识，是护理教师将学科知识和学生心理特征应用于护理教育所必需的工具，指导护理教师开展护理教育。护理教师根据教育科学知识，确定学习目标、设计教学活动、评价教学效果、调整教学策略，有效地提高护理教学质量。

（三）能力素养

培养满足现代社会需求的高素质护理人才的关键在于护理教师队伍的能力。作为一名合格的护理教师，应具备以下能力。

1. 语言表达能力　语言是护理教师将护理学知识和技能准确地传授给学生的重要媒介，因而语言表达能力是护理教师必须具备的基本功。教学语言有3种表现形式：口头语言、书面语言和身体语言。①口头语言：教师只有严格使用规范、准确、精练的语言，才能传授教材的科学内容，使学生掌握扎实的基础知识。教师须根据学生的接受能力和语言水平，对教材进行加工，将书本知识转化为浅显易懂的口语，进行深入浅出的讲解，增强语言的生动性和感情色彩，激发学生的学习兴趣。此外，教师要从教学实际出发，结合具体教学情境，适当地变化语言。②书面语言：即板书，教师在教学过程中为帮助学生理解掌握知识而利用黑板以凝练、简洁的文字、符号、图表等呈现的教学内容。板书内容要求文字规范、简洁凝练、思路清晰、直观生动、布局合理，同时具备一定的启发性。③身体语言：教师在运用丰富的口头语言的同时，还可以适当地运用身体语言。良好的身体语言能折射出教师自身的素质修养和品行，产生一种无形的魅力，使学生在不知不觉中被吸引、被征服。这就要求教师的身体语言做到自然得体、和谐适度，符合生活美学。

2. 教育教学能力　是护理教师应当具备的最基本能力之一，可分为3个方面：教学认知能力、教学操作能力、教学监控能力。

（1）教学认知能力：这是教育教学能力的基础，指教师对所教学科的原理、法则和概念等的概括程度，对教学目标、教学任务、学习者的特点、某具体内容的教学方法与策略的选择，以及教学情境的分析和判断能力。

（2）教学操作能力：这是教育教学能力的集中体现，指教师在课堂教学中为了达到既定的教学目标而采取的一系列教学行为的基本能力，主要包含教材呈现能力、课堂组织管理能力和教学评价能力3个方面。它源于教师敏锐地观察和灵活的思维，也源于教师的教学经验和知识的积累，以及对学生的了解和认识。

（3）教学监控能力：这是教育教学能力的关键，指教师为了保证教学达到预期目标而在教学全过程中，将教学活动本身作为意识对象，不断对其进行积极主动的计划、检查、评价、反馈、控制和调节的能力。护理教师的教学监控能力主要表现在3个方面：①教师对自己教学活动的事先计划和安排。②教师对自己实际教学活动进行有意识地监察、评价和反馈。③教师对自己的教学活动进行调节、校正和有意识的自我控制。

教学监控能力培养的实质在于培养教师教学的自觉意识，培养教师对教学活动进行自我评估的习惯和能力，培养教师对其教学过程进行修正和控制的方法和技能，培养教师对学生反应的敏感性。有了这些能力和习惯，面对变化的环境，教师就可以自如地处理教学过程中遇到的各种问题，应对来自不同方面的挑战。因此，一名优秀的护理教师需要不断提高自身的教学监控能力，并在教学过程中良好地发挥这种能力。

3. 护理实践能力 护理学是一门实践性很强的学科，护理教师，尤其是临床护理教师，应具备熟练的临床护理技能。随着医学和护理学科的不断发展，越来越多的新技术、新方法和新理念被应用于实际临床工作中，护理教学要注重与临床实践的结合。因此，护理教师应深入临床进行学习，了解临床护理的最新进展，并将这些知识应用于护理教学中，为学生日后的实习和工作打下基础。同时，护理教师应与临床科室保持密切联系和良好关系，共同开展护理教学活动。

4. 组织管理能力 作为教学活动的组织者，护理教师必须具备良好的组织与管理能力，才能保证教学活动的有序进行。教师的组织管理能力是教师能力素养的重要组成部分，它主要体现在组织教学、管理学生群体等方面。护理教师需要结合课程大纲要求，对教学内容进行选择与分析，确定教学的重点、难点内容及教学活动设计。对学生进行授课时，护理教师需要对学生进行适当的组织管理，以保证学生能够集中注意力听课，同时参与到课堂教学活动中，保证课堂教学质量。所以，护理教师只有具备一定的组织管理能力，才能保证护理教学活动的顺利进行。

5. 科学研究能力 教师的劳动具有创造性特点，因此，护理教师不仅是知识型的"教书匠"，也需要是一名创造型的"研究者"。护理教师要不断提升自身的科学研究能力，适应素质教育需要，把握学科发展趋势，了解学科发展前沿，将最新的研究成果融入教学内容当中，使学生能够满足时代发展的需要。此外，教师只有自己从事科学研究，才能在教学过程中提倡学生进行研究型学习，培养学生科研思维意识，提高学生科研能力，从而不断提高育人质量。

6. 人际沟通能力 首先，在护理学教学中，课堂教学是师生间的一种特殊的沟通，而这种沟通的有效性是确保课堂教学效果的重要保障。护理教师不但要使用口头语言和身体语言进行授课，而且要与学生就教学问题进行讨论，从而调动学生学习的积极性，因此作为一名护理教师要具备良好的人际沟通能力。其次，护理教师只有与学生建立良好的互动关系，才能在教学中引起学生情感上的共鸣，进而提高课堂吸引力。

（四）心理素养

教师健康的心理素养主要体现在心理活动的方方面面，教师的心理健康不仅影响教育工作的成效，还会影响学生的心理。因此护理教师需具有良好、健康的心理素养。主要包括以下几个方面。

1. 品德高尚 护理学专业的学生是一个特殊的群体，他们未来从事的职业需要人道主义精神和奉献精神，因而护理教师必须身体力行，在日常工作、学习过程中表现出这种精神，从而做到言行一致，给学生带来强烈的示范效应。所以，护理教师应具有高尚的品德，加强自身的道德修养。

2. 良好的情绪 教师的情绪也会带动学生的情绪，如果护理教师精神焕发地走上讲台，充满热情地开展课堂教学活动，那么学生的情绪也会被调动起来。学生会在课堂上主动倾听和思考，积极互动，使课堂气氛活跃。学生的情绪也会反过来激发教师的情绪，进而形成良性循环。此外，护理教师要学会控制不良情绪，经常保持良好的情绪，为学生树立榜样。

3. 良好的意志品质 意志是人们为了完成确定的目标，自觉克服困难，不断调节自己的行为，以达到预定目的的心理过程。护理学教师要有意志自觉性，充分认识到自己职业的社会意义，对护理教育的目的有着深刻的理解和坚定的信念；要有意志果断性，在教学情境中遇到偶然的突发情况，护理教师要迅速作出反应，进行果断的处理，保证教学活动的顺利进行；要有意志坚忍性，在教学、科研、管理工作中总会遇到各种各样的困难，持之以恒地坚持，作出正确的选择，顺利完成各项工作；要有意志自制性，护理教师要学会控制自己的情绪，约束自己的言行。

4. 恰当的自我意识 自我意识包括自我认识、自我体验和自我调节 3 个部分。护理教师要对自我有恰当地认识，既能够发现自己的优点，又能发现自己的缺点，保持清醒的认知。在此基础上，护理教师要形成恰当的自我体验，这种体验是自信，既不会趾高气扬也不会妄自菲薄。自我认识与之相对应的自我体验的形成，需要自我调节，扬长避短，不断完善自我。总之，恰当的自我意识对于护理教师和护理学生的成长都至关重要。因此，护理教师应努力形成恰当的自我意识。

总之，护理教师的职业素养直接关系到护理教育工作的优劣成败，它不仅是护理教师在学生心目中树立起威信的基础，也是造成护理教师劳动价值差异的重要原因。作为一名护理教师，需扮演好教师的角色，不断提高自身素质，适应时代变化和发展的需求。

 知识拓展 ● ● ●

关于全面深化新时代教师队伍建设改革的意见

2020 年 12 月 24 日，教育部等六部门《关于加强新时代高校教师队伍建设改革的指导意见》中指出，要强化师德考评落实，将师德师风作为教师招聘引进、职称评审、岗位聘用、导师遴选、评优奖励、聘期考核、项目申报等的首要要求和第一标准，严格师德考核，注重运用师德考核结果。高校新入职教师岗前须接受师德师风专题培训，达到一定学时、考核合格方可取得高等学校教师资格并上岗任教。切实落实主体责任，将师德师风建设情况作为高校领导班子年度考核的重要内容。落实《新时代高校教师职业行为十项准则》，依法依规严肃查处师德失范问题。建立健全师德违规通报曝光机制，起到警示震慑作用。依托政法机关建立全国性侵违法犯罪信息库等，建立教育行业从业限制制度。

五、护理学专业教师的专业发展

习近平总书记强调，要坚持教育者先受教育，让教师更好担当起学生健康成长指导者和引路人的责任。因此，护理学专业教师应首先作为受教育者，在专业思想、专业知识、专业能力等方面不断发展和完善，实现由新手教师向专家型教师的转变，以培养高素质护理人才。

（一）教师专业发展的概念

教师专业发展指教师在整个职业生涯中，依托专业组织，通过持续的专业教育，习得教育专业知识技能，形成专业理想、专业道德和专业能力，从而实现专业自主的过程。它包括教师的群体专业发展和教师的个体专业发展。

（二）教师专业发展的内容

1. 专业理想的建立　教师的专业理想是对成为一名成熟的教育专业工作者的向往与追求，为教师提供了奋斗的目标，是推动教师发展的巨大动力，具有专业理想的教师对教学工作会产生强烈的认同感和投入感，会对教学工作抱有强烈的期待。

2. 教师的专业人格　专业人格是教师在从事教学工作时所必须具备的自我品德修养。诚实正直、善良宽容、公正严格是构成教师专业人格的核心要素。诚实正直是人之本，善良宽容是对学生的关爱的体现，公正严格是教师的责任心的体现。教师必须具备良好的专业人格，才能获得学生的信赖和尊敬，并在不知不觉中对学生的成长产生影响。

3. 专业知识的拓展与深化　作为专业技术人员，教师必须具备从事专业工作所需要的基本知识。因此，专业知识的拓展与深化是教师专业发展的重要内容。教师作为专业技术人员，应当掌握从事学科工作所必需的知识。所以，专业的拓展与深化对于教师的专业成长具有十分重要的意义。

4. 专业能力的提高　教师的专业能力是教师综合素质最突出的外在表现，也是评价教师专业性的核心要素。教师的教育教学能力是专业能力的重要组成部分，主要包括教学认知能力、教学监控能力、教学操作能力。

5. 专业态度和动机的完善　教学专业态度和动机是教师专业活动的动力基础。教师在这方面的发展主要表现在教师的专业理想、对职业的态度、工作积极性高低及职业满意度等。因此，应注重对教师动机的完善，其有利于激励教师更加投入工作中，产生较高层次的职业满意度。

6. 专业自我的形成　教师的专业自我形成是教师专业发展的标志，包括自我意象、自我尊重、工作动机、工作满意度、任务知觉和未来前景。教师的专业自我是教师个体对自我从事教育教学工作的感受、接纳和肯定的心理倾向，这种倾向将显著地影响教师的教育教学工作效果。

（三）教师专业发展的途径

1. 入职培训　又称岗前培训。护理学新教师大多缺乏系统的教育学理论学习，同时会面临一个角色适应问题，为了让新教师学习教育学理论知识、尽快进入角色，院校可通过岗前培训的方式，为新教师提供及时有效的支持性措施，提供系统而持续的帮助，使之尽快转变角色、适应环境，不断提高自身教育学理论素养。另外，可安排经验丰富的教师为新教师进行现场指导，实现传帮带。

2. 在职培训　为了适应教学改革与发展的需要，应为教师提供在职培训活动。在职培训活动的方式很广。首先，院校可根据教师队伍建设规划和学科发展，选派教师参加护理相关专业继续项目或培训学习，开拓视野，提高护理专业素养；其次，院校可开展校本培训，由学校发起并组织实施，旨在提高教师的教育教学能力，使教师得到专业发展。

3. 自我教育　是教师个体专业化发展最直接、最普遍的途径。教师自我教育的方式主要有自我反思、主动收集教改信息、开展教育教学研究、自学现代教育教学理论等。教师的自我教育是专业理想确立、专业情感积淀、专业技能提高和专业风格形成的关键。

4. 终身学习　是护理学专业教师提高专业水平的重要途径，要以终身学习的观点培养自学的态度，以促进自身教学能力的提高。护理教师一般都是受过良好教育，具有一定的自学能力，可以自主学习相关专业知识。同时应充分重视教育科学知识的学习，并在实践中感悟、提高，形成具有自我个性的教育教学风格。

（四）双师型护理教师的内涵与培养

为了满足社会发展的要求，高校需要培养符合职业岗位要求的高级应用型人才，而要达到这个目的，就需要建立一支高素质的双师型教师队伍，以满足高级应用型人才的培养。2004 年国家卫生部和教育部颁布的《护理、药学和医学相关类高等教育改革和发展规划》中明确要求建立护理专业"双师型"教师队伍。2020 年 9 月，《国务院办公厅关于加快医学教育创新发展的指导意见》中要求，加强护理专业人才培养，构建理论、实践教学与临床护理实际有效衔接的课程体系，加快建设高水平"双师型"护理教师队伍，提升学生的评判性思维和临床实践能力。因此，培养双师型护理教师是高等护理教育改革的必然趋势。

1. 双师型护理教师的内涵　关于双师型护理教师的内涵，目前尚无统一的认识，主要存在以下几种不同说法：①"双证"说：指持有护士资格证的人员，取得教师资格并从事职业教育教学工作的教师为双师型教师。②"双能"说：指具有作为教师的职业素质和能力、能够胜任理论教学，又具有护士的职业素质和能力、能指导学生实践的专业课教师为双师型教师。③"双融合"说：既持有"双证"，又具有"双能"的教师为双师型教师。近年来，有学者提出了"一体化双师型"教师概念，指集理论教学能力与实践教学能力于一体的专业课教师，促使理论教学与专业实践能力融会贯通。双师型护理教师的外延可概括为两部分：一是学校培养的具备教师任职资格的专职教师，二是从医院招聘的具有护士执业资格的兼职教师。

根据教育部提出的具有双师素质的教师应具备的条件，双师型护理教师应具有丰富的课堂教学经验和临床护理经验，是既能从事学校护理学专业教学与研究，又能从事临床护理实践与研究，既持有教师资格证，又持有护士执业资格证的教师。

2. 双师型护理教师的培养

（1）教育教学能力培养：教育教学能力的培养依托学校，可通过校本培训的方式开展，是一种基于学校、为了学校、在学校中进行的培训方式。双师型护理教师既包括学校专职教师，又包括医院兼职教师。兼职护理教师是护理师资队伍中的重要组成部分，他们有丰富的临床经验和熟练的操作技能，但缺乏教育教学相关知识和技能，不能很好地组织教学。因此，应对这个群体有目的、有计划、有针对性地开展规范化培训。双师型护理教师的基本能力培训包括教育学、心理学、专业培养目标、课程标准、授课计划的制订、教学方法与手段等教学基本环节。此外，可开展观摩课、示范课等教学实践活动，使其所学理论知识内化于心、外化于行，提高教育教学能力。

（2）临床实践能力培养：临床实践能力的培养依托医院，加强校院合作、学研结合，共同培养护理教育双师型教师队伍。通过校院合作，可使护理教师了解医院先进的新进展、新知识、新技术。从医院一线获取先进的护理技术与管理经验，聘请医院护理专家到学校讲座，为达成教学目标打下良好的基础，为医院培养所需要的高素质人才。同时，通过选派骨干教师到医院进行临床护理实践，从事护理技术和管理工作，将先进的科学理论知识带给医院，实现理论教学与实践教学一体化。

学者们积极倡导院校联合，建立"专职教师下临床，带教教师上讲台"的双师型教师培养模式，为护理专业教师提供在校教学与临床护理实践的双重平台，全面提高临床护理教师教学能力和专职教师的临床技能，通过资源共享，优势互补，保证护理人才培养的质量。

第三节　护理学专业的师生关系

护理学专业的师生关系是教师和学生在教育教学活动中结成的相互关系，包括彼此所处的地位、作用和相互对待的态度等。它是一种特殊的社会关系和人际关系，是教师和学生为实现教育目标，以"教"和"学"为中介而形成的关系体系。"亲其师而信其道"，建立良好的师生关系对于顺利完成教学任务、提高教学质量、促进学生身心健康成长等方面具有重要意义。

一、师生关系的内容

（一）教学上的授受关系

护理教育教学活动中，教师是护理学专业知识、技能的传授者，学生是接受者。但学生不能成为学习的被动接受者，要意识到自身的主体性，这就要求护理学专业教师在教育教学过程中发挥自身的主导作用，引导学生的自主发展，充分调动学生主观能动性，使之成为具有自主发展能力的人。

（二）人格上的平等关系

学生作为独立的社会个体，在人格上与教师是平等的。和谐民主的师生关系是一种朋友式的友好与帮助的关系，尊重学生人格、平等对待每一位学生、热爱学生，同时帮助正处于发展中的学生。

（三）社会道德上的相互促进关系

从社会学角度看，师生关系本质上是一种人与人的关系。在师生交往的过程中，教师对学生的影响不仅体现在知识和智力上，而且体现在思想和人格上。思想和人格对学生的成长和职业生涯会产生终身影响。"教者，效也，上为之，下效之"。因此，护理学专业教师应以身作则、为人师表，不断提高自身的道德修养和人格魅力，使学生愿意接近老师，从而接受老师的教育。

二、师生关系的特点与类型

（一）新型师生关系的特点

1. 尊师爱生　尊师就是尊重教师，尊重教师的劳动和教师的人格与尊严，对教师要有礼貌，了解和认识教师工作的意义，主动支持和协助教师工作，虚心接受教师的指导；爱生就是爱护学生，它是教师热爱教育事业的重要体现，是教师对学生进行教育的感情基础，是教师的基本道德要求，也是培养学生热爱他人、热爱集体的道德情感基础。尊师与爱生是相互促进的两个方面，教师通过对学生的关爱换取学生发自内心的尊重与信赖，学生对教师的尊重与信赖又可激发教师更加努力地工作，教师与学生的相互配合与合作，保证教学活动的顺利开展。

2. 民主平等　民主平等包括两个方面：一方面是师生关系的民主平等，另一方面是学生之间的民主平等。民主平等要求师生在教育过程中要相互尊重人格和权利、相互开放、平等对话、相互理解、相互接纳；同时也要求学生正确表达自己的思想和行为，学会与其他学生之间合作和共同学习。

3. 教学相长　教学相长包括三层含义：①教师的教可以促进学生的学，学生收获护理学专业知识和技能，同时促进学生的道德、思想、智慧、性格、人格等的全面生成。②教师可以向学生学习，促进教师的教，在教育教学活动中，共同探讨教育教学问题，是教师专业自我成熟的过程。③学生可以超越教师。"青出于蓝而胜于蓝"，学生经过学习之后可以得到提高，在某一方面可能会优于教师。

4. 心理相容　心理相容指教师与学生之间在心理上的协调一致，在教学实施过程中表现为师生关系密切、情感融洽、平等合作。

（二）师生关系的类型

1. 专制型　这一类的师生关系模式以命令、权威、疏远为其心态和行为特征。在此类师生关系中，教师教学责任心强，但不讲究方式方法，不注意听取学生的意愿和与学生协作，学生对教师只能唯命是从，不能发挥能动性、主体性和创造性，学习是被动的。师生关系一般缺乏情感因素，难以形成互尊互爱的良好师生关系，并且教师的专断会引起学生的反感，造成师生关系的紧张。

2. 放任型　这一类型的师生关系模式以无序、随意、放纵为其心态和行为特征。在此类师生关系中，教师缺乏责任心和爱心，对学生的学习和发展任其自然，过分强调学生的自动和主动，将教师自身置于辅助地位。学生对教师的教学能力怀疑、失望，对教师的人格议论。师生关系一般冷漠，教学效果较差。

3. 民主型　这一类型的师生关系模式以平等、开放、互助为其心态和行为特征。在此类师生关系中，教师能力强、威信高，善于与学生交流，不断调控教学进程和方法；学生学习积极性高，兴趣广泛，能独立思考，和教师配合默契。民主型师生关系来源于教师的民主意识、平等观念，以及较高的业务素质和强大的人格力量，是理想的师生关系类型。

三、良好师生关系的建立

（一）良好师生关系的作用

1. 保障教学活动顺利进行　教学是一种双边的活动，教师的"教"与学生的"学"相互配合、相辅相成，师生关系是在此基本上形成的关系体系。师生关系是影响教学活动最直接、最具体、最经常的因素，良好的师生关系使学生产生安全感，并乐于接受教师的教育影响。

2. 实现教学相长的催化剂　教学相长是教与学的相互促进，而良好的师生关系能调动教师教学的积极性和学生学习的积极性。当师生关系良好、融洽时，会对教师产生巨大的感染力，激发教师对教学的热情和积极性，激发教师不断学习，更新教学观念，形成独特的教学风格；会使学生能更好地接受新知识，提高学习活动的效果。

3. 满足学生的多种需要 护理学专业学生处于快速发展阶段，学生的需求涉及方方面面，包括知识需求、社会需求、尊重需求、自我实现需求等。良好的师生关系可以让学生感受到老师的关怀和关爱，获得尊重感、提升自己的能力、激发自己的潜能、实现个人的理想和抱负。

（二）良好师生关系建立的途径与方法

良好的师生关系对于提高教育教学质量、促进教师专业成熟、满足学生的成长发展具有重要的作用，所以要建立民主平等、和谐亲密、充满活力的师生关系，需遵循以下几种策略。

1. 教师方面 教师是教学过程的组织者，起着主导的作用，良好的师生关系首先取决于教师。为此，教师要从以下几个方面努力。

（1）了解和研究学生：通过对学生的观察和交谈，老师可以对学生的思想、性格、兴趣、知识水平等方面有一个比较完整的认识，可作为教育学生的依据。

（2）树立正确的学生观："学生观"是教师对学生的根本观点，也是教师对学生的评价。这不仅关系到教师对学生的认识、态度、行为，也关系到学生的成长。要使学生成为学习的主体，更要使其成为具有自主意识的人。

（3）热爱尊重、公平对待学生：热爱所有学生，尊重学生的人格，保护学生的自尊心，公平对待每一位学生，共享各种学习资源。教师在处理问题时要公正无私，使学生心悦诚服。

（4）主动与学生沟通，善于与学生交往：良好的师生关系在交往中形成，教师要掌握沟通与交往的主动性，经常与学生保持接触、交心；同时教师还要掌握与学生交往的策略和技巧。

（5）努力提高自我修养，健全人格：教师的素质是影响师生关系的核心因素，教师的道德素养、知识素养、能力素养是学生尊重教师的重要条件，可对学生产生深刻的影响。要使师生关系和谐，教师就必须通过自己崇高的理想、科学的世界观和人生观、渊博的知识、开朗的性格等来吸引学生。

2. 学生方面

（1）正确认识自己：学生要正确认识自己的优缺点及应该努力的目标，对自我的个性、能力等方面深度剖析、准确认识，站在客观的角度思考和看待自己，认真倾听和思考老师的指导，这将对形成良好的师生关系有很大的促进作用。

（2）正确认识老师：自古以来，中华民族就有尊师重道、崇智尚学的优良传统。学生应该尊重老师的人格，尊重老师的劳动成果，虚心学习。每位教师都有自身的特征、优点和缺点，学生要学会客观地认识和理解老师的付出，积极主动、平等坦诚地与老师沟通交流，师生双方的互相理解才是良好师生关系的形成基础。

3. 其他方面

（1）加强校园文化建设：树立以人为本的教育理念，院校努力为师生的发展营造良好的校园文化，确保校园文化的相对独立性、完整性和纯洁性。

（2）加强学风建设：院校定期开展学风主题教育，促进良好学风的养成，使学生在一个良好的学风氛围下健康地学习，这对于良好师生关系的形成也具有一定的作用和价值。

本章小结

思考题

　　1. 结合相关法律法规，说明你对学生权利与义务的认识。

　　2. 请运用本章知识，阐述你对下列观点的理解。

　　（1）亲其师，信其道。

　　（2）培养教育人和种花木一样，首先要认识花木的特点，区别不同情况给予施肥、浇水和培养教育，这叫"因材施教"。

　　3. 根据双师型护理教师的内容，结合自身实际情况，谈谈自己如何成为一名双师型护理教师。

更多练习

（张　彤）

第五章　护理教育的课程

教学课件

学习目标

1. 素质目标

树立正确的课程计划观，认识到课程计划对护理教育发展的重要意义，发展科学思维和评判性思维。

2. 知识目标

（1）掌握：护理教育课程的相关概念及功能，以及护理课程计划的基本结构。

（2）熟悉：课程标准的基本结构及编制原则，以及护理学教材的编制原则与要求。

（3）了解：护理学课程设置的基本原则及改革趋势。

3. 能力目标

（1）能对学校所使用的护理学本科课程计划进行分析和评价。

（2）能结合护理学教材的选用与评价原则，对课程教材进行评价。

案例

【案例导入】

护理专业学生小王在学习"内科护理学"课程过程中，按时参加理论课，及时完成老师课堂组织的主题讨论及课后作业，在见习课上，与小组成员配合默契，积极与患者沟通，收集病史资料，并完成相关系统的案例分析。老师在完成理论与实践授课的同时，还组织学生进行相关科研论文阅读，指导学生了解最新的学科发展趋势。小王对此提出异议，他觉得完成课程教学大纲规定的学习内容就可以了，老师让他们额外进行学科前沿内容的学习增加了学生的学习负担。

【请思考】

你认同小王的想法吗？为什么？

【案例分析】

学校教育的基础和核心是课程，课程使教学活动内容、实施方式及过程统一。护理教育的课程旨在培养出符合社会需求的高素质人才。为此应该建立起完善的学习体系，以便让学生获得更全面的知识，并将其融入实践中，以实现学科教学与学生活动的有机结合。本章将从课程的相关概念入手，系统介绍课程的类型、功能、原则，以及护理学课程计划和课程标准的相关内容，以便有效地进行护理学课程计划的制订。

第一节　护理学课程概述

一、相关概念

（一）课程

1997 年 11 月，联合国教科文组织发表了《国际教育标准分类法》，其中规定了课程（curriculum）作为教学过程的重要环节，它既可以帮助教育机构把理念、目标和宗旨落实到教育行动之上，也可以帮助教育机构制订和执行针对特定领域和人群的教育计划。在教育的领域中，课程的内涵复杂，随着社会的变化，课程的定义内容也在不断变化。这篇文章概括性地阐述了课程的概念：它包含所有的学习要求，如培训目的、教育理念、教学策略、教师资源、课堂环境、考核机制等，旨在为学生提供一个完整的、系统的、有效的学习体验。

课程的内涵复杂、歧义较多，结合国内外学者的最新研究成果，在多种多样的课程定义中归纳出以下 5 类。

1. 作为学科的课程定义　是最普遍使用的定义。课程可以被广义地定义为一系列学科的综合，也可以被理解为一门学科，它们包括了教师精心设计的课堂教学、实践操作、社会实践等多种形式的活动。

2. 作为计划或目标的课程定义　可以被理解为一种旨在达成特定目标的教学活动，它既考虑到了预期的结果，也关注了学习者的实际体验。然而，这种定义却把课程的教学过程和手段完全分离，忽略了学习者的实际经历。

3. 作为学习者经历或体验的课程定义　可以用来描述学习者的经历和体验，这些体验和经验可以源于教师的指导，也可以源于学生的主动性学习。虽然经历和体验可以通过实践获得，但更重要的是，应该认识到，每个人都具有独特的潜能，因此学习的成败完全取决于他们自己的经历，而不是教师的指导。

4. 作为文化的再生产的课程定义　指任何社会文化中的课程都是该种社会文化的反映，课程就是从某种社会文化里选择出来的材料。

5. 作为理解社会的课程定义 旨在帮助学生更好地理解当代社会的复杂性，并将其作为他们学习的重点，从而培养他们的评判性思维意识和能力，让他们更好地参与到社会改造的过程中，从而更好地实现自身的价值，并为社会发展作出贡献。

根据上述定义，课程可被视为一种发展性的概念，它旨在帮助学生达到各种不同水平的教育目标，包括但不限于课程的目的、范围、内容、进程，以及为了培养学生个性，构建一个良好的学习环境。

（二）课程设置

根据培养目标的要求，课程设置（curriculum setting）是一个系统的过程，它包括课程内容的选择、课程组成结构的制定，以及各种跨学科的护理学课程。随着时代的发展，越来越多的护理院校开始重视以能力为基础的综合性课程，以满足学生的不断发展需求。

课程设置可以是一个过程，也可以是一个结果。课程设置作为过程是通过一系列步骤，以正规的文字形式将教育内容描述出来；课程设置作为结果既要体现国家的教育方针、政策与法规，也要表达教育机构的目的、任务和规章。课程设置包括4个步骤计划的制订，即项目策划、开展、执行和评估。"教什么"的提问是由学科计划和课程组织解答的，具体内容指学科设置基础的确定、课程目的和要求、课程内容的选择与进行等；"怎么教"的提问是由课程执行解答的，是课程设置的核心，具体情况包含课程实施步骤的制定和教学实施方式、手段的确定等；课程计划及具体实施的优化问题是由教学评估解答的，是在教学过程结束后进行的。

学分制是与学年制相对的教育制度。以学年为计数单元反映学生作业情况的教育制度称为学年制。学生学习量和毕业设计标准采用确定的毕业最低总学分作为度量的教育制度称为学分制。"学分"是用来统计学生分数的一类计量单位。一项学分约等于一名学生在班级或试验室担任1课时所学任务之后持续1个星期的量，它不包含学生与老师或同学之间开展的复习准备、上课时探讨与交换，或者参加任何与班级教学活动无直观关联但与班级相关的专业作业的量。美国卡内基教学促进财团给出了学分的界定，并受到了普遍的认同。学分制便是用学分来表示学习者所得的量，又称学分积累制。它以学分为核算学生学习量的单位，表示学习者需要完成某一项最低限度的学分数，才能取得如本科、硕士学位或博士学位某种学术性的文凭。毕业生所修习的专业课量由学分数表示。以学习者读满指定的所学时数和学年、考试合格为学生毕业标志的高等院校教育制度，又称学年学时制。实施学年制的高等院校，依据其各个阶段的专业培养目标有学年和学时的差别的制定，既要满足应有的修业时间，又要完成应有的授课时间。对于每一学年的专业课，都需严格确定必考科目和选择学科的门类和授课时间。

（三）课程结构

课程结构（curriculum structure）是整个专业课程计划的核心，是课程体系的构成部分与构成要素之间内在联系的体现，是为实现专业培养目标服务的。一个专业的课程设置必须紧扣其实践经验、理论知识及实践技能，并且必须符合当前的社会环境，以便适应不断变化的市场经济、政治环境、文化环境等多方面的要求。随着时代的进步，护理学专业正以惊人的步伐前行，特别是新型的护理理念的推行及新兴的护理学分支的兴起，这些都为护理学专业的学习带来了前所未有的挑战，从而提高了专业的学习要求。进行多姿多彩的实践活动，有助于学生深入了解和把握新的定义，以及增强他们的社会技能和创新思维，这些都是当今高校的重中之重。每一门课都应该以实现特定的培养目标为宗旨，从而制订出一套全面而有效的课程体系。1988 年，《爱丁堡宣言》指出，医学教育的最终目标是适应各地人民的健康需求，以促进全球健康水平的持续改善。在当前的形势下，教育必须面向市场，面向社会，培养社会所需的人才。由于全球经济的飞速崛起，人民的健康意识不断攀升，而且卫生消耗也急剧上升。为了满足民众更多的医疗保障需求，以及更好地满足他们的社会期望，我国正迫切需要一批具备先进的医学知识、精湛的治病技巧、良好社会责任感的优秀医护人员。因此，我国的医护体系必须进行重塑，以适应当今社会的变化。

通过完善的课程设置，使得不同的教育资源能够紧密地融入课程教学中，从而更加全面地满足当今社会的发展趋势，并为培养高质量的专业人才打下坚实的基石。因此，必须精心设计出能够满足不同教育资源的、具备独特性的、完善的教育教学模式。在设置课程的过程中，应该充分考虑到不同的学习需求，包括但不限于学科、综合、核心、项目及必修和选修。此外，还应当注重将课堂教育、实践和课余活动有机结合，以提高学生的素质，并且在设计课程的过程中，应该充分考虑到德、智、体、美、劳等多个维度的需求。

二、教学课程的类型与功能

护理教育者应当紧跟时代步伐，以正确的理论为指导，采用科学的程序和方法，构建完善的护理课程体系，以满足社会对护理人才的需求，提升护理教学质量。从不同视角来看，可以将课程分为不同的类型。

（一）学科课程与活动课程

通过对课程的结构和内容的安排，可以把其归纳为两种主要的类别：一种是传统的教育模式，另一种则更加灵活多变。

1. 学科课程（subject curriculum）　旨在通过深入探究和分析文化知识，结合各学术领域的特点，构建出一套完整的、具有价值意义的教育体系，以满足社会发展的需求。学科课程在中国古代就已经存在，如"六艺""七艺"和"武士七艺"等古典文献，它们不仅是一种基本的教育形式，而且涵盖了许多不同的学习内容，从古至今，它们一直被视为教育的重要组成部分。

（1）学科课程的特点：①学科知识的优先性：学科知识及其发展作为基点，科学知识是课程的主要内容。②学科结构的逻辑性：课程组织遵循学科知识的逻辑体系进行，即依据学科本身固有的内在联系编制课程。③学科的简约性：学科课程体现的是人类以间接经验概括千百年文化精华、高效率地传递文化和引导创新文化的重要优势。

（2）学科课程的优点：①能够有效地保护和传承人类文明的精华。②可以帮助学生更深入地理解和掌握文化知识。③可以有效地组织教学和评估，提升教学效率。

（3）学科课程的局限性：①学科课程的结构过于严谨，以知识为中心，忽视了学生的实际需求、经历和生活经历。②每一门学科的结构过于稳定，无法满足当代社会发展的多样性和复杂性。③学科课程的重点在于培养学生的创新能力，而不是仅仅停留在传统的讲授式教学模式上。④忽视各学科之间的联系，没有把每一门学科看成与其他学科相互关联的实体。

2. 活动课程（activity curriculum） 通常被视作"生活课程"，旨在通过让学生参与各种实践来提升他们的能力。这种方式旨在激发他们内部潜能，并让他们拥有多样化的人格特质。通过丰富的实践、探索、体会，培养学生的热情、激情、技能，而这些都将成为护理教学的核心目标。

（1）活动课程的特点：①活动课程的核心理念是让学习者获得实际的经历，并从中获取成长所需的知识。这些经历不仅可以帮助学习者建立自信，还能促进他们与环境的互动，并通过解决实际问题来提升他们的能力。②学习者在活动课程中参与学习活动的构想、计划、实施和评价过程，其能动性和创造性得以充分体现。③学习者全人格参与的过程是活动课程的学习过程，这是智力过程与情绪过程的统一，是思维与行动的统一。④学习者的个性差异是活动课程所重视的。

（2）活动课程的优点：①活动课程以学生直接经验的价值为主体，并将学生的需要、动机和兴趣放在重要地位，在活动课程中，学生是真正的主体。②把学科知识转化为学生的经验是活动课程的主要目的，活动课程重视教材的心理组织，学生的人格在与文化及与学科知识交互的过程中不断发展。③通过参与各种活动，学生们可以拓宽视野与思维，增强实践技能，激发他们的创新精神，增强他们的实践意志，从而激发他们的创造力，积极应对挑战，为他们的发展奠定坚实的基础。

（3）活动课程的局限性：①学生从活动课程中获得知识具有较大的偶然性和随机性，所以知识的系统性和连贯性相对缺乏。②在活动课程中容易出现"活动主义"，忽略学习者思维能力和其他智力能力品质的发展。③活动课程对于部分教师的能力要求较高，在组织活动课程的过程中要求教师具有很高的教育艺术。

学科课程和活动课程都属于学校教育的重要部分，它们的结合可以帮助培养出更多的创新思维和实践能力。通过精心设计的学科课程，可以让学生更加深入地理解和运用所接触的知识，从而更加全面地发展自己的智力和创造力。然而，由于学校的教育方式过多地强调理论和应试，使得它们的内涵过于深奥，从而使得许多学生无法从理论和应试之间的联系出发，影响了他们的学习兴趣。相反，通过开展各种有趣的活动，能够有效地填补这个空白。但是，由于活动课程主要是依学生的兴趣、需要而定，缺乏严格的课程计划，使学生在系统地掌握学科知识方面有所不足，而学科课程可以来补充系统的科学知识。故两类课程在学校教育中是互相补充且不可或缺的。

（二）综合课程与核心课程

按照课程的结构特点，可以将其划分为多元化的综合课程和重要的核心课程。

1. 综合课程（integrated curriculum） 被视作一种全面的教育方式，旨在帮助人们更好地掌握和运用所有相关的知识。这种方式突破传统教育模式，让人们能够更加全面地理解和应用所有的信息。通过将多个不同的学科结合在一起，可以大大简化教材的内容，从而构建出一门涵盖多个知识点的复杂性较高的综合性课程，其中涉及的知识点有哲学、管理、心理、教育等。

（1）综合性教育的重要性：①让学生们在掌握多种专业的基础上，更好地应对日新月异的社会现实。②提供了将所学知识融入实践的机会，让学生们更好地将所掌握的信息应用到实际工作当中，提高自己的能力，增强自己的应变意识，提高自己的思维和实践水平。通过系统的综合教育，学生可以深入了解不同学科的核心概念、基本原则及实现这些概念的有效技巧，从而获得全面的认知，培养出自己的思维、实践技巧及将所学内容应用于实际的能力。③综合课程能够合并相邻领域学科，避免了学科课程分科过细的问题。④综合课程不仅是科学进步的基础，更是培养学生未来就业竞争力的重要手段。随着社会的发展以及科学技术的不断进步，在未来的职业生涯中，学会综合运用不同学科的知识是学习者成功路上的重要能力。⑤综合性的教育方式更加符合当下的需求，它将多种不同领域的知识结合到一个教材中，使得它比传统的教材更有吸引力。

（2）在课程实施的过程中，综合课程所面临的困难：①在教材编写方面：将各门学科的知识较好地综合到一起，是需要综合考虑的问题。②在师资方面：之前对于较细的专业划分培养的师资，会在综合课程的教学过程中有一定的困难。结合现状，可以采取两种方法来解决问题。"合作教学"模式旨在让多位教师共同完成一门综合性的课程，还将为这些教师提供特殊的培训机会，以提高他们的专业能力。

2. 核心课程（core curriculum）　旨在培养具有实践能力和创新精神的人才，它以社会实际问题和实用技能作为主线，将多种重要的专业知识融入一个宽泛的领域，使之成为每个学习者的必备技能。

有两个基本点存在于核心课程的概念中。第一，社会问题或生活领域作为核心课程的设计核心。第二，核心课程构成了所有个人在社会上有效地发挥作用所需要的共同的概念、技能和态度，是所有学生必修的共同学问或普通教育。

核心课程的形式应该从基础知识开始，逐步深入，以一个核心为中心，将其他内容融入其中，以此来构建一个完整的教学体系，使其能够有效地传播知识。核心课程的概念在使用时存在两种组织模式。第一种组织模式将核心课程视为一种基础性的知识，强调每个学生都应该掌握一门重要的学科，以便能够在未来的职业发展中发挥最大的潜力。第二种组织模式则将核心课程融入多种学习内容，以满足不同的需求。据这一理论，核心课程旨在促进学生、社会和学科之间的协调和融合，而不仅是对某些必修课程进行简单规定。

（1）核心课程的优点：①核心课程强调对学生和社会的适用性，以及课程内容的统一性和实用性。核心课程的学习中强调问题的理解、分析和解决的技能，所学的是实用性的内容。②通过研究日新月异的社会变化，以及解决当今世界面临的挑战，核心课程以解决实际的社会问题为目标，以多元的视野深入探讨，鼓励学生以更加乐观的态度去理解并有效地解决这些挑战。通过开设社会问题课程，可以更好地认知并参与到当下复杂多变的社会环境中，培育学生良好的道义观念、法律观念、文明素质，以及熟练运用各种沟通与协调技巧，从而实现自身价值观，实现自我发展。

（2）核心课程存在的问题：①缺乏明确的学习目标和顺序，导致学习内容缺乏系统性。②学习单元可能会变得杂乱无章，影响知识的结构和系统性。③由于缺乏有条理的内容，故无法充分展示文化遗产。

（三）必修课程与选修课程

根据学生所学的知识，将其归类为必修课程或者选修课程，以满足不同学生对特定领域的需求。

1. 必修课程（compulsory curriculum）　旨在提供给每个人充分机会去探索和实践，以确保他们获得最高水平的文化素养和技能。因此，每个专业都应该拥有足够多的必修课，以确保其高水平的教育质量。学习一门专业的理论、实践及应用的技巧，都是不可或缺的，尤其在护理学专业，其中包括导论、基础、实践、教学、研发、实验室实践及临床实践。

2. 选修课程（selective curriculum） 旨在帮助学生根据个体需求，帮助他们更好地接触最前沿、最有价值的信息，以及最具挑战性、最具创造力的实践活动。

（1）有条件的选择：即被规定的某些特殊的课程，如政治、历史、地理等，这些都属于有条件的选择，它们的目的在于培养出有能力的人才，并且能够满足他们的特殊需求，使他们在未来的职业发展道路上取得更大的成功。

（2）无条件的选择：即没有明确的规则，让他们随心所欲地去探索未知的世界。

就高等教育而言，必修课程和选修课程的开设都是必要的。必修课程是给一切人享有平等的受教育机会。选修课程旨在满足不同学生的需求，并且充分考虑到他们的能力、兴趣爱好和个性特征。然而，无论是必修课程还是选修课程，都应当坚持共同的教育价值观，以促进学生的全面发展。

（四）显性课程与隐性课程

根据课程的内容和对学生的影响，可以将其划分为显而易见的内容和潜在的内容。

1. 显性课程（manifest curriculum） 旨在帮助学员掌握必需的知识，其源于一个完整的教育体系，并经过严密的评估，为他们的未来发展打下扎实的基石。显性课程包括一些具体的知识点，如实践技能、社会实践能力等，为学生的发展打下扎实的基石。这些课程被精心安排，并通过清晰的形象展示给所有的学生。

2. 隐性课程（hidden curriculum） 指不受任何形式约束的课程，其通过暗示、内隐、间接等形式，将课程内容暗藏于学生的日常活动之外，旨在帮助他们更好地理解、掌握、运用社会经验，从而获得有意义的知识、价值观、行为准则及思维模型。虽然这些课程并未成为学生取得某种专业知识的唯一标准，但却可能成为他们接受正规高等教育的重要组成部分。这些课程具有明确的目标，并且可能会带来意想不到的收益。

显性课程与隐性课程的关系如下。

（1）从学习内容上看，显性课程的重点放在了实用技能的掌握上，因此，学生们可以从这些内容中更好地理解和掌握相关的概念，从而更好地实现自身的潜能发挥。

（2）从教育目标上看，显性课程的教育目标更加明确，因此，学生们可以更加积极地去探索和实践，以期更好地掌握所需的技能和素养，从而更好地实现自身的潜能发挥。

（3）从学习环境的角度来看，显性课程的知识传播及其所带来的结果都会被深刻地记录下来，但更为关键的则是隐性课程，它们能够更好地激活和培养学生的思维能力，从而更好地满足他们的需求。

（4）显性课程是一种直观的、有形的教育方式，它可以帮助学生更好地理解和掌握知识；隐性课程则是一种潜移默化的教育方式，它可以让学生更加深刻地认识到自己，并且可以通过实践和评估来发现自己的不足。

（5）隐性课程可以通过有效的管理和控制来实现显性教育。通过对潜在的负面影响进行有效的管理和控制，可以将其转变为有效的教学方式。

显性和隐性课程之间存在着密切的联系，并且在特定情况下，它们可以相互转换，从而实现互补和补充。这种相互补充与相互作用的关系，不断丰富着学校课程的内容。在受教育者的教育影响方面，隐性课程对学生身心发展的影响意义会更加重大。隐性课程对于培养学生的思维能力和道德素养起着至关重要的作用，它不仅是学生主体成长发展的基础，更是一种精神上的滋养。因此，如果不重视隐性课程，就无法真正实现教育的目标，也就无法获得全面的教育。

（五）直线课程与螺旋课程

根据课程内容的相互联系，将其划分为直线式和螺旋式两类。

1. 直线课程（linear curriculum）　是一种以逻辑体系为基础的教学方式，旨在帮助学生更好地理解一门学科的概念，避免重复和枯燥。然而，由于它的缺陷，无法充分考虑到学生的认知发展特点，也无法及时反映出学科最新的发展动态。

2. 螺旋课程（spiral curriculum）　旨在通过不断地重复讲解特定的学科知识，帮助学生更好地掌握和运用所学知识，并且随着他们的心理成熟度的提高而不断拓展和深化。螺旋课程组织的优势在于可以有效地将学科知识与学生的思维发展紧密联系在一起，而缺陷则在于可能会导致学习内容过于繁杂，甚至出现重复性。

三、护理学课程的基本理论

在确定教育目标时，应该仔细审视以下几个重要的因素：①课程内容的结构，即课程内容的组成和结构的合理性。②学习者的心智成长过程，即他们在成长过程中的变化趋势，以及他们的个性和需求的多样性。③为了满足日益增长的社会和经济发展，人们不断寻找新的工作机遇。上述三方面的因素都会对学校的课程产生影响，影响情况因不同时期、不同的学者而不同，因而出现了不同的课程论。

1. 学科中心课程论　被广泛用于教育领域，也被称作"知识导向"。该理念强调教育的目的在于培养人们掌握基础的科学技能，并通过教育来促进人们对事物的理解。通过对不同学科的深入研究，教师可以更好地帮助学生了解这个复杂的现象。这需要教师把所有的知识都归纳成一个完整的框架，并且根据它们的特点来进行排列。教学目的是帮助学生更好地了解这个复杂的现象，并且提高他们的自主探索、创新、解决的能力。

斯宾瑟被视作英国学术界的先驱，他指出科学知识对于满足人们的需求至关重要，因此科学知识被视作教育体系的核心，而且被视作学习的基础。赫尔巴特认为，在构建课程时，必须根据五种基本的社会行为（维护个体健康、促进经济发展、培养子女成长、调节自我行为、消遣娱乐）来安排。因此，"客观的文化遗产"和"多方面的兴趣"是构建课程的基础，它们将共同构成一个完整的体系。

这一教学学派一般有要素主义（典型角色巴格莱，W. C. Bagley，1874—1946）和永恒主义（典型角色赫钦斯，R. M. Hutchins，1899—1977）。20 世纪期间，美国一些要素主义学家指出，"知识的基本核心"是一种普遍的、永久的、由多种元素组成的"共同基本要素"，它涵盖了从基础知识到高级技术，再到古老的观念，以及对美好未来的憧憬。按照要素主义的观点，学校的课堂必须让学生获得具体的、系统的、结构的实践经历，而不仅局限于传授知识。因此，采用系统的、结构的实践活动可以更好地激发学习者的潜力，从而达到更高的教育目的。该教材的一个显著特征就是，其结构包含多门学科，而且每一门又拥有独一无二的结构。要素主义指出，应当将学科作为核心，建立一个完整的、系统化的知识体系，并且根据其结构，精确设计出符合实际需求的教材。

永恒主义认为，要确定最有价值的知识及选择合适的学科以实现教育目的是教育内容或课程涉及的首要问题。永恒主义强调，"永远学科"这一拥有深远意义的教材，其重要性远超过其他任何形式的知识。赫钦斯在《国家教育》一书中提到，教材应该以永远的知识和技能作为重要组成部分，因为它们能够帮助更好地了解人类的本质，并且可以更深入地探索世界的真相。他在书中指出，永恒的知识源自于几个世纪以来被认可为具有深远影响的古老文献。

布鲁纳的"结构化"思维在当代学术界引起了巨大的反响，他强调，一门学术的基础架构包括它的定义、内涵及它们之间的联系，它们共同决定了一门学术的整体框架。因此，教育的目标就在于建立和完善它们的知识架构。根据"系统教学"的原则，可以把课程的内容分成由浅入深、由容易到困难、由基础到深入的层次。作为一种有效的方式，教师可以把这些内容融入"系统教学"的框架，使其成为教学的核心。而作为教师，其责任就是要把所有的学习内容都传达给学生，让他们能够充分地了解所有的学习内容。以这种课程观编制的课程，其知识具有较好的系统性。因此，学生可以系统地接受文化遗产，也容易组织和评价教学活动。但这种课程观容易导致教学方法单一，过分强调学生知识的掌握，学生的心理准备因素容易被忽视，如学生的学习兴趣、需要和接受能力等，不利于因材施教。

2. 人文主义课程论　旨在通过提供有益的教育，来促进人的和谐与全面发展，并帮助人们更好地发挥自己的天赋、尊严及潜力，从而达到最大化的教育效果。此课程论主张以学生为中心，强调课程设置的个体化。通过提供全面的培养，不仅是传授知识，而是让学生获得全面的发展，以培养他们的独特能力、良好的社会交往能力、健全的心理素质，以及自信心、责任感、创新精神。这一理念源远流长，深深影响了古希腊、文艺复兴时代的教育家们。在近代教育中，卢梭作为法国的启蒙思想家，为人文主义的教育理念的进步作出了卓越的贡献，使其在当时取得了巨大的进步。卢梭在教育思想史上的最大贡献是"发现学生"。创造性发展学生内部的"自然性"是卢梭课程教学思想的核心，这种自然性是动态的，而且具有无限创造性的潜在能力。教育应当充分考虑到受教育者的不同发展阶段，并且充分考虑到他们的个性特点和性别差异。

杜威在19世纪末、20世纪初，以其独到的见解，深刻地推动了教育和课程改革的发展。他提出的课程观点是以学生社会生活经验为中心。①学生和课程之间的关系是相互联系的。学习是一个开始，而实践则是一个结束。通过将实践融入课程中，教师可以将学习与实际生活紧密结合，帮助学生从初始阶段走向成功之路。②学生的社会活动是课程内容之间的核心，因此，杜威提出了以下重要问题：如何让学校、家庭和社区之间的联系更加紧密？如何使各学科的教材对学生生活本身有真正价值？通过将传统的阅读、写作、数理化知识与现代技术相结合，将各种知识与技术相结合，让每个人都可以掌握这些技术，同时也可以培养个人的创新精神，让每个人都可以发挥自己的潜质，让每个人都可以发挥自己的才华，这是一种非常好的办法。

20世纪70年代之后，马斯洛、罗杰斯等学者的努力推动了"自我实现的人格""情意发展"与"认知发展"的理念的发展，引领着人文学科的发展进入一个全新的阶段。为了促进个体成长，学校必须开设两类课程：一类是专业技能培训，另一类则是培养个体的社会交往能力、自信心及独立思考能力。通过开设这两类课程，可以让个体充分发挥其学习能力。人文主义的课程论注重人的个体性与全面发展，这对学生发现和认识自我具有重要的作用。但是人文主义所提供的课程方案缺乏系统性，不利于学生加深和拓宽所学的知识，同时人文主义的课程评价标准也过于笼统，不利于实施。

3. 存在主义课程论　该理论强调，课程的设置应该基于学生的个性特征，以及他们的需求，而非一成不变的模式。因此，课程设计应该考虑到学生的个性特点，以便更好地满足他们的学习需求。虽然规定固定的课程可以帮助学生消除无知，但是由于人们的状态会随着时间的推移而发生改变，这种固定的课程很难满足学生的需求，也不利于他们的全面发展。

Kneler 被视为美国存在主义课程理念的重要领袖，他强调，教育不仅是提供给学生就业的机会，更重要的是帮助学生获得更多的知识，培养出更高的素质，激励其独立思考，从而达到自身的潜力开拓。学习应该以自身为中心，并且要紧密结合自身实际需求，以便更好地满足自身发展所需，从而使自己可以根据自身所掌握的信息及自身所拥抱的知识，采取最佳的行动。

存在主义课程论强调，课堂上的活动应该充分考量学习者的个体差异，而非单纯地追求某种形式的教育。这种思想提倡将理论与实践结合起来，以更好地满足个人的实际需求，从而使其成为一个真正的、具备自我价值的整体。存在主义课程论强调通过引导学生的情绪来理解课程内容，从而使其获得更深刻的认识。这种方法将学生置于课程的核心位置，并且强调了他们的个性化需求，同时也提倡了与老师的沟通与互动，从而促进了良好的师徒关系。存在主义课程论存在两个显著的不足：第一，它所提倡的课程框架过分松散，无法满足全面的知识要求；第二，它未能建立一套完整的、可靠的、可比较的考核机制，从而使得课程的实施受到了限制，而且很多时候，课程的质量还取决于老师与学生的主观判断。

4. "后现代主义"和"状态"　都被称为后现代主义，它们都源于后工业化时代。后现代主义被视为一种新的文明形态，而状态则代表了一种更加深刻的文明理论，它们构成了一个完整的、多元的文明体系，并且构成了一个独特的、具有深远影响力的文明时代。19 世纪后，后现代主义开始了一场深刻的变革，它将近代的理性批判性转变为现代的批判性理论，这种变革被称为 20 世纪 60 时代狭义的后现代主义，它主要集中在《现代哲学思维方式》和《近代哲学思维方式》这两部作品中，它们提供了一种新的视角，从而推动了现代理性的发展。在当今世界，后现代主义已经成为人们普遍接受的观点。然而，由于全球范围内的社会发展水平存在差异，要想准确评估某国的后现代化水平，就必须根据其特定的历史背景和文化传统来判断。20 世纪 70 时代的美国就属于这种类型。

后现代主义课程理念旨在通过反思和批判现代主义课程，为课程改革注入新的活力。学者们借助后现代主义理论的洞见，探索出更多有效的解决方案，以期达到更好的教育效果。美国学者 Doll 在这方面是最为著名的。Doll 指出，泰勒的课程和教学模式受到现代主义线性和因果关系的限制，它的基本原则是先确定目标，然后根据经验来选择和组织，最后通过评估来判断这些目标是否已经实现。泰勒认为，最重要的是要明确自己的目标。

Doll 通过对泰勒模式的深入探究，建立起"4R"后现代主义教学的 4 个核心指标：充实性（richness）、回归性（recursion）、关联性（relations）及严谨性（rigor）。"充实性"的课程具备多种可能，从深入到层面，从而使它们变得更加丰富多彩。不同的学科都拥有独特的历史渊源、核心理论及最终的表达形式，所以"充实性"的课程也会根据不同的情况进行调整。通过"使思想返回自身的人类能力",社会学科不仅涵盖了多种多样的领域,如人类学、财经、历史学、心理学和社会主义,而且还具有一种开放的态度,即在与他人的交流中,不断反思自我,从而产生自我感。后现代主义课程论的循环性与现代主义课程论有着本质的区别,后者强调学习者可以从多个角度反思课程,以及可以利用更多的资源来获取知识,从而达到更好的学习效果。相比之前的现代主义课程,后现代主义课程论的框架更加宽松、更加灵活,更有利于学习者的学习和成长。"回归性"和"关联性"体现在教育与文化的紧密结合上,这种紧密结合不仅体现在"回归性"课程的深度上,而且还体现在它的内部结构上。在这种紧密的联系中,"做"的反思过程至关重要,只有通过反思,课程才能不断丰富。文化纽带意味着语言的表达总是受到历史、语言和地域的影响。通过交流,语言能够跨越国界,融入世界各个角落。因此,"4R"的课程应该涵盖更多的社会文化背景。"严谨性"是"4R"的核心标准。后现代主义的课程大大改善了"不能控制的相对主义"的教学方式,避免了被唯我主义的思维束缚。它强调的是概念的重新定义,而不仅是学术逻辑的严谨性,也更加注重科学观察和教学的精确性。解释性和不确定性是一个复杂的过程,它们构成了一个完整的体系。"严谨性"意味着要深入探究,以便更好地理解我们或他人所关注的假设,并且通过协商和讨论来实现这些假设,从而使得对话更具有意义,更具有改变价值。

后现代主义课程论极大地拓宽了人们的认知范围,将课程定义为一个充满活力、可持续发展的、具有多样性的、能够满足个人需求的、能够激发个人思维的活跃环境。课程的设计旨在让学生从课堂上获得更多的认知,从而更加深入地探索、思考、感悟、探究、发现、分析。后现代主义课程论认为,为了构筑一个和谐的课堂氛围,老师和学生需要进行有效的交流和互动,这样才能培养出具有主见和独特性的人才。后现代主义课程论的核心思想就是要求老师和学生都能够主动参与到课堂的讨论中,并且要求他们能够有效地实现自己的目标。由于缺少有效的解决方案,这种想法无法得到有效的落地。

四、护理学课程设置的原则

课程设置是一项包含创造性与科学性、复杂性与艰巨性的工程,需要教育者付出极大的努力和精力。教育者在进行课程设置时,为了使课程设置按正确的方向有序地进行,必须遵循课程设置的基本原则。

1. 法律法规要求 根据法律法规,课程设置必须严格遵守,并且必须符合国家各级教育管理机构制定的课程标准和要求。

2. 社会发展原则 指学校所设置的课程必须符合社会发展的要求。因为为社会培养有用的人才是学校教育的终极目的,所以随着社会经济、政治、文化和科技的发展,课程的编制必须做相应的调整,以使个人价值、学校的教育目标与社会发展的要求相统一。

3. 连贯性原则 强调课程内容应该按照学科的逻辑顺序和学生的理解能力来组织。课程要素在横向结构和纵向结构上要有一定的关联。前期课程是后续课程的基础。

4. 全面性原则 指课程的编制要涵盖一切与课程相关的因素。为了使学生在认知领域、技能领域和情感领域都得到发展,课程计划和课程内容所涉及的广度和深度要符合教育目标的要求。

5. 可行性原则　指课程能按计划实施并有效，即设置的课程经过师生双方的努力及学校各方面的积极配合能够达到预期的结果。

五、护理学课程的改革趋势

随着时代的发展，我国的护理院校不断深化课程改革，打破了传统的生物医学模式，使得护理学专业的特色得到了充分的展示。学校课程必须随着时代的发展、科技的进步及社会的变革不断进行改革，课程改革也将深入发展，各具特色，不再整齐划一。分析和研究课程改革的发展趋势，有助于护理教育者正确地把握护理教育的未来及人才培养的未来。重新设计课程的目标、安排、内容、结构和评估方法是护理教育改革的核心部分。

（一）课程目标的改革

教育目标的具体体现是课程目标，现代护理观和现代教育观是课程目标改革的基础，强调"以人为本"，承认人的价值和主体地位。并从护理人才培养目标出发，注重促进个人的成长与发展，使个人的潜能得到最大地发挥。因此，课程目标改革应体现在以下3个方面。

1. 重视学生能力的培养　最终目标为掌握教育"3张通行证"（学术性的、职业性的、事业心和创新能力方面的），从传统教学中以"教"为主，转到以"学"为主，培养学生学会学习和指导学生如何学习。教师正在努力推进课程改革，旨在唤醒学生的学习热情，培养他们积极探索的精神。

2. 重视利他主义和尊重他人等价值观的培养　课程目标趋向于从行为目标模式转变为人本主义关怀模式。

3. 重视个人的发展　课程目标中将学生个人的成长与发展作为重要部分纳入，使每个学生都能得到适合自己特点的充分发展。

综合来看，教育理念已经由以往的注重传授知识发展到了现在的重点关注于培养学生的情绪、思维方式及价值取向。课程改革更关注提升课程改革的理念和理论水平。

（二）课程设置的改革

护理课程改革中不可忽视的重要方面是课程设置的改革。课程设置是将课程的基本理论转化为产品（课程计划、教学大纲、教科书等）的一个中间环节。通过对课程设置的重新调整，希望能够让它既符合社会的利益和价值标准，也能满足不同地区的需求和个人发展的特点。

过去，课程的重点在于满足经济发展的需求，并且为社会服务。但是现在，人的发展已经成为课程设置的重中之重。只有通过培养学生的个性化能力，他们才能够更好地为社会作出贡献。过去课程的设置基于学科体系，但现在更加关注社会实际，并且加强对实践性课程的重视，以此来提高学生的综合运用能力，激发他们的创新思维和实践技能。

（三）课程内容的改革

通过对课程内容的全面调整，使其具有独特的护理学特点，满足当前的社会需要，这种新型教育模式正在被普遍采纳，具有如下趋势。

1. 道德教育纳入课程内容　通过将道德教育纳入课程内容，教师可以提升学生的公民意识和社会责任感，并培养他们良好的职业道德和情感。

2. 课程内容体现文化的特征　研究世界文化冲突又交融的特征，将世界的普遍性与本国的特殊性有机地结合起来，既要努力使我国护理教育与国际接轨，又必须考虑我国的实际情况。

3. 课程内容体现完整性　注重显性课程与隐性课程的有机结合，将两者视为完整的课程内容。

4. 适时拓宽课程内容　护理课程内容中应充分体现由于科学技术的发展所出现的新知识、新理论、新方法和新技术。将新的内容纳入护理课程中，剔除陈旧和不适宜的内容。

5. 综合课程内容　积极探索与有机综合某些课程，如把自然科学和人文社会科学结合起来。

过去，教育重点放在传授多个学科的基础知识，但如今，教育重点转向培养学生的全面素质，注重培养学生的创新思维能力和实践能力。实现学科知识与个人知识的内在整合。

（四）课程结构的改革

课程结构的改革涉及课程的横向关系和关联性。课程的分化与综合是课程的横向关系，课程的排列程序是课程的关联性。

1. 开展多样课程　为了提升学习效果，教师应该在多个领域开展多样的课程，以增加学生的多元性，加深他们对不同领域的理解，提升他们的实践技能，并有效地提高他们的综合素质。

2. 强调实践性　为了提高学生的实战技巧，教师在护理教育中应更多地强调实践性，并将其作为重要的部分。这样，教师才能更好地帮助学生在日常工作中运用所学知识，并在未来的医疗工作中发挥作用。

3. 必修课与选修课的比例　必修课的教学内容和学时进行压缩，适当增加选修课、特别是任意选修课的分量。

4. 教材的结构　必须从根本上改变过去的高度一致的、模式化的体系。在选择课程时，不应该过分强调学科之间的关联，也不应该过分强调科学与人文、社会的联系，而是应该注重多元化、多样化，以便更好地满足学习者的需求。

总而言之，课程结构应该从以内容为中心转变为以能力为核心的多元化融合。过去强调单一和统一的模式，现在更强调多元化、多样化和综合性。因此，课程结构改革的趋势是灵活多样。

（五）课程实施的改革

在课程实施过程中，转变以往以教师为主的模式，逐步强调学生学习的自主性。随着信息技术的发展，需要让学生降低对教师的依赖性，加强学生自主学习的能动性。在教学过程中，给学生留出充足的自主学习空间。

（六）课程评价的改革

1. 改革评价的指导思想　课程评价的目的不仅是为了验证某课程的好坏，而且是为改进课程提供方向。应该强调评估的发展性和激励性作用，重视对学生学习潜力的考察，以促进"适合学生的教育"课程的有效实施，以期达到最佳教育效果。

2. 评价方式的改革　对于一门课，评估不再局限于它的传统行为目标，也不再局限于通过考试成绩来衡量它的优劣，更加关注的是如何通过这种方式，帮助学生更有效地掌握知识，培养他们的社会责任心，提升他们的个人素养，并且让他们从这些过程中受益。

3. 评价方式的多样化　通过引入多种评价方式，激发学生的积极性，消除评价单一性，促进评价多样化。建立由学生、社会、学校以及教师共同参与的评价机制，以更好地满足学生的需求。通过采用各种多样化的评估手段，从单一的终极目标转变为综合考核、多次考核、随机抽查，以及将定性与定量考核有效融合，可以全面了解孩子们的学习情况，从而深入挖掘他们的潜能，激励他们的学习热情、培养良好的思维能力、锻炼自身的毅力。

总而言之，在课程评估中，应当从追求目标的角度出发，转变为以过程为导向、以学生为中心的评估方式。

第二节　护理学的课程计划

在国家教育、卫生工作方针的指引下，结合教育学、心理学及现代护理理论，采取科学的程序与方法，结合实践经验，精心设计出符合实际需求、能够满足学习者需求的有效课程，从而实现教育机构的目标、任务和规章，最终形成可行的课程计划。

根据时间安排，课程计划被细分为 4 个步骤：指导、形成、实施及评估。

一、指导阶段

在指导阶段，需要仔细搜集和研究相关资料，以便确定课程的理念、目标、重点和实际内容。这一过程不仅提供了一个明确的方向，也有助于更好地完成课程。在指导阶段，需要清晰地阐述护理教育的理念，确定培养目标，统一使用术语，并建立概念框架。

（一）确定护理教育理念

通过深入探索、系统构思、精心设计，将护理教育作为一种综合性思想，旨在营造出健康、安全、有效、全面、可操作的社会环境，使得人们能够更好地认知自身，并将最新的技术、知识、经验融入护理教育之中。

1. 选择正确的护理理念　这对于护士们来说至关重要，不仅能够帮助他们更好地了解护理的实践，还能够激发他们的热情，提升他们的护理技能，从而使护理理论得到更大的发展。护理思想体系包含了人、健康、环境和护理四个方面的要素。在课程设置的指导阶段选择和确定护理理念，就是明确护理教育者对上述四个要素的认识和理解。

2. 确定正确的教育理念　是指引教师在思考和行动中所持有的价值观，体现了对教育目标、内容、对象以及实施过程等方面的深刻理解。不同的观点会导致不同的教育模式，从而影响到最终的教育成果。在课程设置过程中选择和确立科学合理的教育理念是十分必要的。

3. 确立和实施学校理念　是至关重要的，它不仅是为了让所有教职工都能够认可护理学专业的特性，更是为了让每个人都能够从中获得成长。这种理念应该涵盖人、环境、健康、护理、教师、学生及社会需求等方面，体现了教育者的价值观，反映了学校教师对培养人才的具体设想，并且为未来的发展提供了指导。

4. 认同和接受护理教育理念　是合理科学的设置护理学课程的前提。护理学教育的课程设置应该在护理理念、教育理念和学校理念的共同指引下进行。护理教育理念应包含教育的哲学依据、教育内容、教学对象和教学活动几个方面。一经确立的护理教育理念必须贯彻于护理人才培养过程的始终，如培养目标、课程结构、目标体系、教学实施与评价的过程都必须在护理教育理念的指导下具有严密的相关性和一致性，形成有机的整体，从而发挥最大的整体效益，提高人才培养的质量。

知识拓展

课程思政融入课堂教学建设全过程

2020 年 6 月 1 日，中华人民共和国教育部印发了《高等学校课程思政建设指导纲要》，文中提出把思想政治教育贯穿人才培养体系，全面推进高校课程思政建设，发挥好每门课程的育人作用，提高高校人才培养质量。指出了课程思政融入课堂教学建设全过程：高校课程思政要融入课堂教学建设，作为课程设置、教学大纲核准和教案评价的重要内容，落实到课程目标设计、教学大纲修订、教材编审选用、教案课件编写各方面，贯穿于课堂授课、教学研讨、实验实训、作业论文各环节。要讲好用好马克思主义理论研究和建设工程重点教材，推进教材内容进人才培养方案、进教案课件、进考试。要创新课堂教学模式，推进现代信息技术在课程思政教学中的应用，激发学生学习兴趣，引导学生深入思考。要健全高校课堂教学管理体系，改进课堂教学过程管理，提高课程思政内涵融入课堂教学的水平。要综合运用第一课堂和第二课堂，组织开展"中国政法实务大讲堂""新闻实务大讲堂"等系列讲堂，深入开展"青年红色筑梦之旅""百万师生大实践"等社会实践、志愿服务、实习实训活动，不断拓展课程思政建设方法和途径。

（二）确定培养目标

课程设置通常是以某类专业或某一专业为单位来进行的，因此，在确定了护理教育理念之后，确立护理学专业的培养目标就是首要的任务，培养目标为课程设置提供了具体的指导。

按照国家及地区医疗保健政策致力于提供优秀、全面、有效、专业的护理教育，旨在帮助学员掌握基本技术、熟悉医疗保健常用技术，并且提升他们的社会责任感、职业技术水平，从而实现其未来职业梦想。因此将持续努力，确保护士们获得更高水平、更全面、更系统、更有效地护理服务，从而实现对未来医疗保健服务的美好憧憬。为了满足特殊的需求，需要给予学生严格的指导。专业培养目标在表述上包括 3 个部分。

1. 根据培养方向，将重点放在提供一系列有针对性的培训，以帮助未来的医疗、卫生、心理、社会等行业的毕业生获得更好的就业前景。

2. 在未来，"理论型"和"应用型"将会成为同一专业领域中不同人才应用的标准。护理学专业本科教育的培养目标中使用规格应该是"应用型"。

3. 为了确保人才能够在德、智、体、美、劳等多个领域都得到充分发挥，制定了严格的规范和要求。它是专业培养目标中的核心和本质的内容。各校在具体要求和文字表述上不尽相同。

（三）统一术语

由于和课程设置相关的术语比较多，且有些术语的涵义比较接近但又有差别，因此，参与课程设置的成员有必要进行认真讨论，统一课程设置所采用的术语，并达成共识，以防编制的课程中出现前后术语不一致性的现象。

（四）选择课程设置的框架

在确定护理教育的核心价值观和专业培养目标之后，应该根据学生的需求和实际情况，采取适当的课程设置框架，以建立完善的课程体系。课程设置的框架一方面为确定护理知识范围、构建方式提供了可操作性蓝图；另一方面，有助于将知识按其逻辑顺序合理排序，并使其与课程理论观点保持高度的一致性。此外，课程设置的框架还对课程的宗旨与目标、教学内容的选择和方法，以及评价方法起到强化的作用。

二、形成阶段

形成阶段的主要任务是设置具体的课程，在课程设置的理论框架指导下，选择合适的课程标准及课程内容。形成阶段主要包括 3 个部分：制订课程计划、制定课程标准和编写教材。

（一）制订课程计划

根据不同的培养需求制定完善的课程总体规划，这不仅是一份有效的教学方案，更是实现教育改革的重要手段。该方案包括明确各个领域的知识点、技能要求、实践操练，以及安排每个学季和每个学期的任务，从而构建出完整的课程体系。

一个有效的教育计划必须具备以下几个方面：①确定的专业背景、发展愿景、实现的培训目标及编写此项计划的基本准则。②确定的课程体系，即各个章节的内容安排、考核方法、实践活动、毕业论文或毕业设计等。③确定的授课模式（或授课环节），以便让学生更好地掌握知识，提高能力，实现自身的发展潜力。④在安排学生的时间方面，应该清楚地指出每一门课程在不同的教学模式下的学习时长（或者说是学分），以及不同的专业对应的学习时长（或者说是学历）。此外，还应该记录下一整年的开始、结束、实践、军事演出、科普活动及放暑假的日子。

各院校的课程计划一旦确定，就应保持其相对的稳定性，认真执行。在执行课程计划的过程中，如发现有不妥之处，应经过一定的论证和审批手续予以适当的修订，课程计划切忌随意频繁地改变，否则将出现教学秩序的混乱。一份好的课程计划是保证教育质量、培养合格专业人才的必备条件。

（二）制定课程标准

课程标准是对单科课程的总体设计，它从总体上规定某门课程的性质及其在课程体系中的地位。课程标准旨在明确各学科或课程的教学目标、任务、内容、进度及实施方法，它既是教师组织教学、指导学生学习的重要参考，又是教师编写教材、制定考试题目的基础，更是学生复习备考的重要参考资料。过去课程标准由卫生部门统一组织编写，现在多为各院校各专业自己组织专家编写。护理学专业除了制定课程标准外，还需要制定学生毕业临床实习的实习大纲。

课程标准旨在为所有的学习活动提供一份全面的方案，包括确立每门课的特点、目标、重点及如何将这些知识融入一门新的课堂之中。这份文件既可以用来制订教材，也可以用来衡量教师的授课水平。

1. 课程标准的目的要求　课程标准是根据各专业设置的课程，以课程为单位进行制定的。各门专业课的教育提纲总的目的是应当按照本学科专业人才培养的需要，以本门专业课在本专科总体计划中的作用为依托，明确提出本专业课内容的广泛性和深入及其对学员的需求。护理学专业本科生所设选修课的教育提纲，应着重于基本理论、基本知识和基本技能（"三基"）的教育与练习，给学员打下较好的根基。同时，各门课程都要注意随着科学技术的飞速发展及时更新教学内容，以适应对护理学专业人才知识结构的更高要求。但是，"三基"教学与训练始终是护理学专业本科生教学的核心。

2. 课程标准的体例　课程标准主要由3个部分构成。

（1）在本门课程的课程标准中，将详细阐述其地位和作用，并给出指导思想、教学目的、任务、内容范围、层次、广度和深度，以及与其他课程之间的联系。此外，还将提出一些原则性建议，以便更好地指导学生学习。本课程旨在通过详细阐述教学指导思想，帮助学生更好地理解课程标准，并且有效地编写教材，以指引教师的教学方向。

（2）根据布鲁姆教学目标分类理论，"课程标准"的核心内容由六个方面组成：①明确的教学目标，根据"布鲁姆"的三个重点（认知、技能、情感）来确定。这些内容既可能用章节的形式表达，也可能用节的形式来表达，旨在全面展示该课程的核心理念。②教学内容：这一部分主要是对教师提出的要求。有的教学大纲更细分为讲授内容、实习（或见习）内容和学生自学内容。③教学时数：包括课程的总学时、理论学时与实习或实验学时数。④重点和难点内容。⑤教学方法。⑥考核方法。

（3）附录部分：包括教材和参考书、教具和视听教材、教学仪器和设备、课外活动等，它是一份完整的课程标准不可缺少的部分。

3. 课程标准的实施　课程标准是每门课程的指导性文件，是教师组织教学的主要依据，也是考试命题和学生准备考试复习的主要依据。因此，教师在教学时，必须按照课程标准的要求完成课程标准中所规定的教学内容。教材的选择可以由任课教师根据大纲所要求的课程内容提出建议，经教研室主任以及部门教学委员会审核批准后确定。除教材之外，教师可以为学生指定和教学内容相关的各种参考书，组织学生课外阅读。值得注意的是，学生必须在完成课程标准规定的教学内容的基础上进行课外学习活动。此外，教师在完成课程标准的前提下，还可以充分发挥其专长，向学生介绍本学科前沿的最新成就，以开阔学生的眼界。

（三）编写教材

教材是知识的重要载体，包括教科书、印刷品、幻灯片、光盘磁盘、录像带、工具书、补充读物、教学指导书、自学辅导书、直观教具等。教材是学校教育的重要组成部分，它不仅能够深入探讨课程内容，还能帮助学生更好地理解课程目标。教材的编写、选择及其质量，是影响高等学校教学质量的重要因素。

目前，中国护士教材的编制有多种类型，有全国行政机关主管编制的"国订制"教材；也有各医护学校自主编制，并经国务院或各地教育行政主管部门审核资格"审批制"教材；以及各医护学校自主编制印刷和发放的供各专业自由使用的教材。

撰写一套充满挑战且具有开拓精神的教科书，必须牢记几点：①每一门课程的教科书应当紧扣其在整个教育体系中的重要性，确保能够满足该领域的发展规律，实现其培养目标及其相关的课程标准的期望。②"三基"旨在帮助读者掌握"六性"中的核心概念，以及更好地运用这些概念来解决实际问题，"六性"则注重培养读者的创新精神，以及培养读者的实践能力。③"六性"旨在帮助读者更好地了解当今时代的发展，并且更好地满足读者对于更高层次的医疗服务的需求，从而推动"三基"的实施及其不断完善。

三、实施阶段

实施阶段是达到预期课程目标的基本途径，是把编制好的课程计划、课程标准和教材付诸教学实践，即通过教育、教学活动来完成课程计划中的各项任务。课程实施是一个具有挑战性的过程，旨在将学生的教育理念和实践经验转化为可行的方法，从而提升学习效果。因此，课程设计要求越高，实施起来就越容易，最终能够取得更好的教学成果。即使课程设计再完美，如果不能够付诸实施，那么就毫无价值可言。

实际操作中的课堂活动已经超越了传统的教育理念，变得更加具有意义。在进行课堂操作之前，需要仔细审查和评估目标、结构和内容，确保安排能够满足预期。如果出现了任何问题，需要立即采取措施，进行修正和改进，使课堂更加有效和有意义。"课程实施"可以被定义为将理论转化成具体的操作。它需要根据学生的特殊情况和需求，采取适当的措施，以便让学生能够更好地掌握知识，并能够更好地应用所学内容。因此，需要不断地改善和完善教学，以便让学生能够更好地适应社会的发展。在许多情况下，必须花费大量的时间和精力才能完成一门课。因此，一些研究人员认为，在进行一门课程的教育中，应该尽可能地减少它的实践性，并确保它能够满足教师的预期。为此，应该鼓励教师们深入理解课程的宗旨，并积极地参与其中，从而更好地帮助他们完成任务。

课程实施按实施的范围和性质可以分为小规模实施和大规模实施两类。小规模实施是一种试验性质的实施，检验课程方案或课程计划、课程标准和教材的科学性及可行性是它的目的所在，它为大规模实施奠定基础。大规模实施是一种推广性质的实施，是小规模实施的进一步扩展，也是课程方案制订的最终目的。从时间上看，实验在前，推广在后，但两类实施都负有对课程方案作出总体评价的责任。

教师们应该充分认识到课程实施的重要性，熟悉课程计划中的各项目标和内容，并清楚地知道自己所负责的课程或学科在整个教学过程中的重要性，以便能够有针对性地进行安排和调整。在课程实施过程中，教师需要负责制定一份完善的课程标准，以便将课程目标转化为可操作的教学目标，这是培养学生的第 2 次重大转变。这需要教师精心设计，细致入微，结合实际，制订出具体的课程计划，以达到最佳的教学效果。教师应该制定一个评估方案，以便更好地了解和掌握课程的效果，确保它们能够达到预期的目标。此外，还应根据教学目标和课程内容的特点，选择最合适的教学方法，并准备好必要的设备和辅助工具。

四、评估阶段

评估是课程设置的重要组成部分，旨在检查课程中存在的缺陷，并寻找影响这些缺陷的原因，以便采取有效措施来提升课程质量。评估的范围可以从狭义到广义不等。课程评价是一种衡量课程效果的方法，旨在通过测试和评估来检验课程的质量和效果，涵盖了许多不同的领域，包括课程计划、课程标准和教材的制定、教学实施和学习成果的评估。通常来说，课程评估包括以下4个方面：①评估课程的设计和实施过程，重点关注是否符合科学原理和规范。②评估课程方案的成效，重点关注是否符合最初设计的教育理念和目标。③在实施过程中，应该注意遵循基本的教学准则，选择合适的教学方法，并考虑到教师的创新能力。④对课程方案实施结果的评价，这部分也即狭义的课程评价，主要是检验通过课程的学习，学生是否已经达到了预定的课程目标。这种评价通常采用各种形式的考核进行。

评估课程的方法通常使用 CIPP 模型，即从背景（context）、输入（input）、过程（process）和产出（product）四个方面来评估。

第三节　护理学的课程标准与教材

一、护理学课程标准

（一）概念

课程标准（syllabus），又称教学大纲，旨在按照某种特定的理念，结合具体的培养目标、课程安排，提供相应的教学内容，并给出相应的指南，以确保这门课能够满足相应的需求，并且能够提供必要的支持。它既可作为课程的基础，又可作为评估课堂效果的依据。

（二）结构

课程标准包含前言、课程目标、内容标准、课程考核、实施建议和附录等。

1. 前言　主要说明课程的性质、价值、功能、基本理念，描述课程标准设计思路和整体架构。

2. 课程目标　确定一门课程在知识和技能、过程和方法、情感态度和价值观等方面共同且各具特点的课程总目标和分目标。经过这门课的学习，学生们将会有更好的道德修养、更强的智慧、更健康的身心，这些都将成为决定本次课程的核心要素与教育宗旨。课程目标的描述可围绕体验性目标和结果性目标进行，体验性目标主要体现"过程和方法"与"情感态度和价值观"等目标的要求，结果性目标则以体现"知识和技能"目标为主。

3. 内容标准　通过设定科学的内容标准，可以更好地指导和帮助学生达到他们的期望，这些标准旨在满足所有学生的需求，并且能够让他们通过自己的努力取得进步。这些标准的制定旨在帮助学生更好地理解和掌握知识，并且能够更好地服务于他们。

4. 课程考核　说明本门课程综合考评方法、成绩构成比例或等级划分依据等，以体现课程目标的达成度。经过系统的学术研究和严格的教学检查，能够准确、客观地反映学生的学习情况，及时发现教学中的问题，有针对性地改善教学方法，从而持续推动教学水平的提升。

5. 实施建议　根据课程标准的运用情况和课程实施的各环节，提出教与学、教材编写、评价、课程资源开发与利用等方面的建议。建议中应包含课程改革的核心思想，以此来改善教学方式，优化教学流程，推动学习模式的创新，提高教材编写水平，并充分体现评估的发展作用。

6. 附录　该部分主要列举与本门科课程相关的各类教学参考书和资料，以及其他教学资源等，教学资源可涵盖线上、线下资源，为教师教学和学生学习提供更多拓展性的素材。

（三）编制原则

1. 以立德树人为核心，以正确的价值观为指导，清晰地阐述护理学人才培养的目的，把思想道德教育纳入到护理学的学习体系之中，以此来促进学生的学习成果，使学习者掌握科学的知识，培养出具备良好的职业素养的人才，从而达到人才培养的最佳效果。

2. 契合学校及专业人才培养的定位，课程标准的确定是人才培养体系中的重要一环，编制课程标准时必须结合学校本身的办学定位和专业人才培养目标，这样才能保证课程标准能服务于学校办学定位和实现专业人才培养目标。

3. 为了使课程标准能够更好地反映该课程的重要性，应该清楚地阐述该门课程在课程计划中的地位和作用。在制定课程标准时，应该确保该课程的教学内容能够满足专业人才培养的需求，并且能够保证学科知识体系的完整性。在教学过程中，应根据学生的认知特点和课程要求，采取分步骤的方式，从容易的内容逐步深入，从简单的概念逐步复杂化，以达到最佳的学习效果。此外，课程标准还应注意与课程计划中其他课程相互联系和协同配合，尤其是避免各门课程之间的相互重复、脱节等问题。

4. 在编写课程标准的过程中，要特别强调为了满足学生的长期需求而提供的基础知识和技能，同时也要结合他们的兴趣爱好、经历，将其融入课堂的内容中，让其成为一个可持续的、有益的体验。此外，从学生的认知规律、接受能力和学习的合理负担等方面考量，课程标准所要求的教学内容应遵循"少而精"的原则，同时根据社会发展对专业人才培养所提出的需求，合理纳入时代发展相关新知识、新技能。

5. 重视培养学生的学习技巧，应该根据不同的学科，为他们提供适当的学习方法、形式，鼓励他们积极参与，并且在实际操作中不断努力。这样才有助于培养学生的信息搜索、数据整合、分析、应用、沟通等技能，让他们更好地掌握自己的学业。

6. 可以改进评估方式，使它更好地反映学生在学业上的成绩。目的是让每个人都得到公平的机会，从而促进他们的成长。评估原则：在衡量一个人的成绩时，首先关注他们的道德水平，其次是他们的能力水平，最后是他们的成就感。目的是让每个人都得到公平的机会，让他们在成长的道路上不断前行。重点关注学生的学习成果，鼓励他们积极参与，对他们的表现给予肯定，以期唤醒他们的学习欲望，并且培养自主性和独立性。

课程标准对于教育来说至关重要，它不仅提供了一个明确的目标，而且为教学提供了一个参照系。因此，老师们应该努力深入了解这些标准，将其融入教学工作之中，同时也应该不断更新自己的知识，从而提升教育水平。学生在学习过程中，应该以课程标准为导向，积极探索和掌握所需的信息，以确保他们的学业成绩达到最佳水平。教学管理部门可根据课程标准对课程教学的实施情况进行监督和管理，以促进教学质量不断提升。

二、护理学教材

（一）护理学教材概述

1. 相关概念

（1）教材（subject material）：是根据课程标准所规定的内容和要求，以简明、准确的文字、图像等系统地阐述一门课程的知识，是教师教学和学生学习知识的载体。它们包含各种类型的资料，如教科书、参考资料、实践活动指南、图片集等。

（2）数字化教材（digital textbook）：通过应用先进的多媒体技术，可以大幅度改变传统的纸质教材，使其更加具有吸引力，更好地满足课堂的需求、适应学生的需求，并且能够更好地促进他们的学习，这就是所谓的数字化教材。与传统的课本不同，数字化课本将多种内容整合到一起，包括文本、声音、影像、图像及动态效果。为了能够顺利地进行播放、观看，这些课本必须包含"教材内容、阅读软件、电子阅读终端"3个关键内容。

（3）教科书（textbook）：又称课本，是教材的主体。按照相应的课程标准，精心设计的教科书，是学生获取知识的主要来源之一。教科书还能提供多种课程学习资料，如练习题、实验报告、补充材料、参考资料、参考答案等。

2. 教材的作用及特点

（1）教材的作用：教科书是教师教学和学生学习教学的主要素材，是考核教学成绩的主要依据，是学生课外拓展学习和深化知识理解的主要来源。对教师而言，教材是教师在开展教学时进行主要论点和新知识补充的教学依据。通常在教师授课质量评价时，将教师能否有重点地对教材内容进行阐述作为主要评价内容之一；对学生来说，教材是其获取知识的主要来源之一。从掌握学科基本知识来看，教材能系统、简明、扼要地帮助学生应用最少的时间学到必要的知识，同步可增加参考书、杂志等学习，以获取更为全面的知识。编者在编写教材时经过了深思熟虑，且充分考虑学生学习规律，因此具有能适应学生学习和复习的特点，有利于学生对知识的掌握。

（2）教材的特点：传统纸质教材的特点如下。①稳定性和可靠性：传统纸质教材经过长期发展，积累了丰富的教学内容和经验，与数字教材相比而言较为稳定。②便于阅读和标记：纸质教材采用印刷技术制作，排版清晰，字体大小合适，容易阅读。学习时也方便在书上进行标记和批注，有利于学习和理解。③不需依赖电子设备：纸质教材能够在任何时间、任何地点进行学习，使用时不需要依赖阅读软件、电子阅读终端等设备，实用便捷。数字化教材与传统纸质教材相比，具有如下特点。①数字化护理学教材既是教科书，也是数据库和电子教学平台，充分应用信息技术集合文字、图片、视频、音频、动画等元素为一体，与护理学教学所需的直观性、实践性和示范性等特点相契合，有利于线上、线上线下等多形式护理教学的推广应用。②为了满足数字化护理学的发展，开发的一种具有轻巧、安全、易携、多样性、涵盖领域宽泛的教材。它不仅具有良好的易携性，而且还拥有完善的电子版本，以满足不断变换的教育观念与知识的需求。与传统的纸质教科书不同，这种数字化护理学的教科书不仅具有高效的编辑性，而且具有良好的易操作性。

3. 护理学教材与课程标准密切相关，前者是指导性的，规范了一门课程的基本内容，而后者则是提供教学参考的重要手段，以便更好地满足学生的需求。教材的编写应当符合课程标准的要求，以确保教学的有效性，并且能够更好地传达课程的核心思想和要求。

因此，从制订顺序来看，首先应有确定的课程计划，继而按照课程计划制定各门课程相应的课程标准，最后再根据各门课程的课程标准，编写该门课程的教材。掌握课程标准和教材之间的关系，有利于把握教育教学的方向和发展要求，促进教育教学质量提升。

（二）护理学教材编写基本要求

1. 编写原则　编写时应以课程标准为依据，并遵循和体现"三基、六性"原则。"三基"，即基本知识、基本理论、基本技能，此为教材建设的主体和基本框架。"六性"，则为思想性、科学性、系统性、创新性、启发性和先进性。具体体现如下。

（1）思想性：教材应体现政治思想性。为了落实立德树人的基本宗旨，必须深刻理解并遵循党和国家的指示，并以此为依据，制订出符合当下社会需求的护理学教材。这些教材必须包含有关政治理解、爱国主义、传统文化、宪法、伦理规范、道德准则、学术理论及职业技能的知识，以便帮助学生建立健康的人格，提高他们的理论知识、技能、创新力，并为他们的未来发展打下坚实的基础。通过引导、鼓励、引领、弘扬爱国热忱，弘扬科技创新，加强专业技能，使学生在道德、知识、能力、技能等方面得到充分的发展，以期能够担当起未来的使命。

（2）科学性：编写的教材内容必须是科学、准确的知识，且编排应合理，符合学术规范，经得起实践检验。"5个准确"是一部教材的基本要求，它旨在清晰地表达出准确的观点、定义、用语、结构、原理，从而为读者提供一个科学的学习参考资料，在科学上尚未形成定论的内容不应编入教科书。

（3）系统性：教材编排应当紧密结合教育教学规律和人才培养规律，以便更好地满足教学需求，其结构严谨、逻辑性强、体系完备，突出统筹性，能够准确反映教学内容之间的关联性、发展趋势及学科专业的独特思维模式。

（4）创新性：教材编写须以护理岗位需求为导向，以能力培养为根本，以护理程序为框架，符合当代护理教育发展趋势，从而满足社会发展对人才培养提出的新要求。在编写过程中，应当结合护理学基础知识与最新发展，根据教材建设规划和学科专业或课程教学标准，将最新的学科成果纳入其中，以保证教材的创新性和学科特色，同时及时淘汰内容过时、缺乏特色或难以修订的教材，使其达到更新的状态，从而提升教材的质量。

（5）启发性：编写教材时，应精心设计和编排教材内容、组织文字、使用图表等，以此启发学生学会理解和分析问题，激发学生学习兴趣，培养学生科学的、创造性的思维，以及发现问题和解决问题的能力。

（6）先进性：从教材的服务功能来看，教材应贴近读者、贴近实际、贴近工作。因此，编制教材时应充分考虑学生的学习兴趣和接受性，编排形式也应便于学生阅读和学习，起点适当，重点突出，难点分散，有助于学生理解和吸收信息。教材文字表述和体裁形式应简洁、精准、生动、流畅、图文并茂、通俗易懂，插图及图表等应清晰、美观，字体大小适中，线条粗细统一，封面与装订应美观、大方、耐用。并且可利用多媒体技术，编制教材增值服务、数字教材等，为教师和学生提供丰富的线上线下资源，以体现教材的与时俱进。

2. 编写程序　教材编写的过程是按照选题立项、编写、审稿、定稿等基本程序完成的，教材编写的实质主要是对教材内容的选择与确定。针对不同的教学目标和课程要求，教材内容的选择也不尽相同。

（三）护理学教材审核要求

教材审核是教材编写环节的延伸，是保障教材质量的重要环节，主要审核编入内容是否适合，是否具备成为教材的条件。在教材审核中，应严格按照凡编必审的原则采取多种不同的评估标准，包括但不限于政治、专业、技术、社会、文化、经济、法律等，旨在确保教材的完整性、准确性、可靠性，并且确保其可操作性。在这些评估标准中，将着力于确保教材的政治指引、价值观念、学术水平、实践应用、文化传承等，确保它们符合国家有关法律法规的规定，具备可靠性、可操作性，确保它们的可持续发展。通过严格的对比审核，可以确定哪些内容需要更改，哪些不需要更改。在这个过程中，要坚持遵循教育教学的原理，按照课程标准来确定，并制定具体的内容审核标准，确保整个过程的公正、合理。采取教材编辑与评估分开的机制，并严格执行回避规定。具体审核程序由负责组织审核的机构制定。

（四）护理学教材出版环节

出版教材是完成教材编写的最终步骤，其中最重要的职责是严格把控，确保教材的内容符合政治宗旨，遵守意识形态、法律法规，避免出现任何错误，以达到较高的出版质量。

（五）护理学教材选用原则

教材选用是教材编写、教材审核等环节的继续，也是教材投入使用前的最后环节。由于教材是教学的重要载体，选用优质且合适的教材是稳定教学质量和提高人才培养质量的重要条件，因此须坚持教材凡选必审原则。在挑选教科书时，要牢记立德树人，把握好课程设置和内容，着眼于满足人才培养需求，努力推动学生全面、健康地成长，同时也要紧密结合专业人才培养规划，坚持精准有效，使之成为人才培养过程中不可或缺的一部分。目前，国内护理学专业教材科目全面、种类繁多，因此在选用教材时需遵循以下原则。

1. 正确的政治方向原则　在选择教材时，必须牢记正确的政治方向，贯彻党和国家的教育方针，全力推动素质教育，满足高素质护理人才的培养要求。严格遵守纪律和程序，绝不允许违反规定。任何政治立场和价值观存在问题、低水平重复或简单拼凑的教材都不能使用。

2. 良好的适用性原则　为了确保人才培养的有效性，应该选择符合本校护理专业人才培养方案、课程计划和教学大纲的教材，这些教材应当具有良好的适用性，它们不仅能够充分体现本学科的内在科学逻辑，还能够与其他学科相互联系，并且能够反映出最新的研究进展，从而激发学生的学习热情。

3. 质量第一原则　在选择教材的过程中，应该牢记质量第一的宗旨，特别是要重视获奖、规划、标准化，具有良好的可操作性、可行性，并且应该确保使用的是经过评估的、具有良好口碑的、受到广泛好评的、具有一定影响力的、能够满足实际需求的、具有一般竞争力的、能够满足当前需求的、能够满足社会发展需求的优质教材。

4. 时效性原则　教材选用应与时俱进，保持先进性、前瞻性，将新版教材作为教材选用的首选，建议优先选用近3年出版的新教材。内容陈旧、编写时限长远的教材不考虑选用。

在集体讨论决定的遴选过程中，护理院系积极邀请专家参与，经过严格的评估和讨论，最终确定了最佳的集体讨论决定。在此之前，护理院系将根据评估结果，向护理院系党委申请，以便在有效的情况下，将集体讨论决定的遴选过程纳入其中，由护理院系党委负责全面的政治审查，确定最终的遴选方式。

（六）护理学教材评价原则

教材评价是评价主体对教材价值进行判断的过程。评价可分为静态评价和动态评价。静态评价主要是对教材文本本身的评价，在于考查教材的设计和编制水平。而动态评价则是对使用过程中的教材所进行的评价。我国目前对于护理学教材的评价尚未形成统一的评价原则和标准，但大多应遵循科学性原则、可操作性原则、公开性原则、公正性等原则。目前，可参照国家教材委员会 2020 年首届全国教材建设奖的评选原则进行评价，优秀教材应满足以下准则。

1. **坚持正确导向**　按照习近平新时代中国特色社会主义思想的引领，深入研究并融合了国内外先进的知识，努力把握当今国情，积极探索更加全面、系统的课程体系，不断提升课程质量，使之更加符合国家的战略目标，更加贴近当今的市场环境，更加符合信息化的发展趋势，从而提高教学质量。

2. **坚持科学评价**　根据各级各类教材的不同性质和特点，实事求是、科学规范、严密有序地对教材进行评价。

3. **坚持质量为先**　以质量为重点，严格执行政治和学术规范，着力提升实际效果，精挑细选优秀者，避免滥竽充数。

4. **坚持公平公正**　评价教材应严格遵循评价程序和办法，严肃工作纪律，客观公正。

5. **坚持评建结合**　通过加强评估，旨在推动教材建设，引导各地各部门完善激励机制，促进教材质量的整体提高。

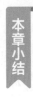
本章小结

思考题　护理学课程标准与教材之间的关系及编制原则是什么？

更多练习

（马珊珊　陈凌云）

第六章　护理教学过程和原则

教学课件

学习目标

1. 素质目标

具备高度的敬业精神和责任感；意识到护理教育领域的不断发展和变化，主动寻求专业发展的机会，保持持续学习的动力。

2. 知识目标

（1）掌握：教学过程、教学规律、教学原则的概念，护理教学过程的主要阶段、各阶段之间的关系及主要任务。

（2）熟悉：护理教学十项原则的依据、含义和运用要求。

（3）了解：护理教学原则和教学规律的区别和联系。

3. 能力目标

（1）能积极参与护理教学过程，通过观察、记录和分析，识别存在的问题并提出改进建议。

（2）能对自己的教学实践进行反思和总结。

案例

【案例导入】

　　李老师是一位资深的护理学教师，在她的课堂上，她总是能够巧妙地运用各种教学方法，使得枯燥的护理知识变得生动有趣。

　　某天，李老师要为学生讲解"静脉输液"这一章节的内容。她没有直接照本宣科，而是先展示了一个真实的静脉输液操作案例，让学生直观地了解整个操作过程。接着，她提出了一系列问题引导学生思考："为什么需要静脉输液""静脉输液有哪些风险"，这些问题激发了学生的好奇心和求知欲，他们纷纷举手发言，积极参与讨论。

　　在示范操作环节，李老师进行现场示范，并要求学生仔细观察每一个操作步骤和细节。示范结束后，还组织了学生进行小组讨论，分享各自的观察心得和疑问。

在练习环节，李老师将学生分为若干小组，每组配备一套静脉采血器材和模拟手臂模型。小组在实践操作过程中互相评价和纠正操作中的不足之处。

在李老师的引导下，学生们不仅掌握了静脉输液的基本知识和操作技能，还学会了如何分析问题、解决问题。这堂课结束后，学生们纷纷表示收获颇丰，对静脉输液有了更深入的理解和认识。

【请思考】

请从教学规律和教学原则的角度，评价李老师的教学为何能取得成功。

【案例分析】

护理教学是培养护理人才的关键环节，它承载着传授知识、培养技能和塑造品格的重要使命。护理教学过程是一个复杂而有序的教育活动，它要求教师、学生、教学内容和教学手段相互交织，共同构成一个完整的教学系统。为了更好地进行护理教学，需要了解护理教学过程的特点和规律，正确贯彻和应用护理教学原则组织护理教学过程，以保障护理教学质量。

第一节　护理教学过程

教学过程（teaching process）是指教学活动的启动、发展、变化和结束在时间上的连续展开，是教师和学生之间进行的有计划、有目的的教育活动。教学过程是教学活动的展开过程，是教学各要素相互作用的过程。

一、护理教学过程的概念和基本要素

1. 护理教学过程的概念　护理教学过程（nursing teaching process）是护理教学双方为完成护理教学任务，以教学内容、教学手段为中介所进行的共同活动的全过程，是使学生掌握护理专业知识体系和基本护理操作技能，形成独立从事护理工作能力的过程。

2. 护理教学过程的基本要素　护理教学过程的基本要素包括教师、学生、教学内容和教学手段。

教师是护理教学过程中的主导者，负责引导、组织和实施教学活动。他们需要具备丰富的专业知识、教育理论素养和实践经验，能够根据学生的需求和教学目标设计并实施有效的教学活动。学生是护理教学过程的主体，是知识的接受者和实践者。他们通过积极参与教学活动，构建自己的知识和技能体系，形成正确的价值观。在护理教育过程中，教学内容作为主要的信息载体，具备科学性、系统性和实用性的特征。教学手段则是教师用于传授教学内容和达成教学目标的工具和策略。因此，为了确保教学活动的有效开展，有必要灵活运用各种教学手段。护理教学过程中的各个元素相互联系、相互影响，共同构建了一个完整的教学体系。只有当这些元素协同配合、和谐共存时，才能确保护理教育的效果和质量，从而实现教学目标。

二、护理教学过程的特点

护理教学过程在本质上是一种特殊形式的认识过程，与一般的认识过程有所不同，具有其特殊性。

1. 间接性　学生的学习过程主要是系统地获取间接知识的过程。在这个过程中，主要是以教师为媒介，学习前人在长期护理实践中累积下来经验和规律，获取到对事物的认知，而非直接通过自己的实践去探索和总结。教师作为知识的传递者，把知识经过系统地组织和整理，运用讲解、示范等方法，帮助学生理解和掌握知识。学生将知识按照一定的逻辑关系和结构进行组织和整理，形成一个完整的知识体系。通过学习这些间接知识，可以快速地掌握前人的经验成果，避免重复劳动和走弯路。

2. 指导性　学生的认识活动是在教师引导下进行的。教师在教学过程中扮演引导者和指导者的角色。教师采用布置任务、提出问题、引导讨论等教学手段，激发学生的思考和探索欲望，帮助他们建立起对知识的认知框架；提供适当的学习资源和情境，引导学生进行认知活动，并提供指导和反馈，帮助学生纠正错误认知，促进其认知水平的提升；把控学习方向和进度，保证学生更有目的地进行学习，使他们在认知活动中更加高效地获取知识。

3. 全面性　学生的认识过程是德智体美劳全面发展和个性全面培养的过程。在传授护理知识和技能的过程中，教师不仅需要教授专业知识，还应注重职业道德和职业素养、审美情趣、身心健康、动手能力等方面的培育。这种全面的素养培养是通过学生的认知过程来实现的，需要在实践中不断思考、探索。在护理实践中，学生通过认知活动不断提高自己的技能水平、专业素养、团队协作能力、沟通能力等，从而实现全面发展和个性全面提升。

三、护理教学过程的基本阶段

（一）激发学习动机

学习动机是激发个体启动、维持学习活动，并使其朝向特定的学习目标的一种内部动力机制，是学习过程的心理准备阶段。激发学习动机是教学开始的重要一环，也是教学过程始终应该重视的重要任务之一。

激发学习动机对于提高教学效果至关重要。当学生具备强烈的学习动机时，他们会更加积极地投入学习，主动探索知识，形成良好的学习氛围，进而提高教学效果；同时，有助于自主学习能力的养成，更加明确自己的学习目标和意义，增强学习的责任感和主动性。

激发学生学习动机的方法有很多，主要包括如下几点。

（1）设置与学生生活密切相关的问题情境，引发学生的好奇心和探究欲望。

（2）根据学生的特点和需求，采用多样化的教学方法和手段，如案例教学、情景模拟、小组讨论等，以增加教学的趣味性和实用性。

（3）明确具体、可行的学习目标，方便获得达成目标的成就感。

（4）及时给予积极反馈和鼓励，肯定学生的进步，增强对学习的自信心和归属感。

（二）感知教材

感知教材是指学生感官接触并理解教材内容的过程。感知教材是学生学习知识的起始环节，通过对教材的感知，学生获得丰富、具体、直接的知识，形成对教材知识的清晰表象，再凭借感性知识把书本知识的文字符号进行加工处理，根据自己的兴趣、需求和认知水平，有选择性地关注某些信息，将其与已有的知识经验相联系，形成对教材的初步理解。感知教材过程中观察力、注意力、记忆力、想象力和思维能力均是不可或缺的因素。另外，积极的学习态度和良好的学习习惯也非常重要，如主动学习、勤于思考、善于总结等，这些都有助于学生更好地感知教材，提高学习效果。

感知教材是教学过程中的首要环节，护理教师应关注学生的感知特点，采用多种教学手段和方法。

（1）采用展示直观教具（实物、模型、图片、视频等）和亲身参与（模拟、实验、参观、见习等）等方式，直接观察并感知教材内容的实际形象，形成对所学内容的直观印象。

（2）引导学生有目的地观察，锻炼观察力和注意力。

（3）用生动、形象的语言描述感性材料，帮助学生形成清晰、准确的概念和理解，引导学生用语言表达自己的感知结果，进一步加深对所学内容的理解。

（4）有意识地将新旧知识相联系，唤起学生已掌握知识中的感性认识。将原有感知与新感知建立联系，学生的感性认识将变得更加生动、丰富、形象。

（三）理解教材

理解教材是指教师引导学生在感知教材的基础上，通过思维加工，将教材内容转化为自己的认知结构，形成对知识的深刻理解和把握。在这一过程中，学生需要积极调动已有的知识和经验，对教材内容进行细致的分析、比较、抽象和概括等思维活动，透过表面现象揭示事物的本质和规律，实现从感性认识到理性认识的飞跃。理解教材是教学过程中的核心环节，对于提升教学质量和效果具有重要意义。

为了帮助学生理解教材，护理教师可以采取以下策略。

（1）运用启发式教学、讲授结合提问、讨论案例等方式，激发学生的认知冲突和探究欲望，引导学生主动思考和探究，积极投入理解活动。

（2）引导学生积极参与理解过程，鼓励其发表自己的观点和见解，进行交流和讨论，形成互动式的学习氛围。

（3）将教材内容与已有知识进行联系，完成知识的联系和整合。与学生共同构建思维架构（如绘制概念图、思维导图等），形成清晰的知识脉络和认知结构。

（四）巩固知识

学生在理解教材的基础上复习、练习、应用，将所学知识牢固地保持在记忆中，以便在需要时能够迅速而准确地提取出来。这一过程要求学生反复接触、思考和运用所学知识，以加深记忆和理解，形成稳定的知识结构。

巩固知识的重要性主要体现在：有助于防止遗忘，由于所学的知识是间接知识，容易遗忘，必须通过复习来加以巩固；为后续学习奠定基础，只有牢固掌握前面的知识，才能顺利地学习新知识、新材料；有助于提高应用能力，在反复练习和实践中，将所学知识转化为实际能力，更好地应用于实践。

为了帮助学生巩固知识，护理教师可以采取以下策略。

（1）安排有规律的复习活动，有助于短期记忆转向长期记忆，帮助学生回顾和巩固所学知识。复习时可以采用多种形式，如提问、讨论、练习、布置复习作业、阶段性考核等。

（2）引导学生将所学知识应用于实际，通过实践活动来巩固知识。例如，组织临床情景模拟教学，让学生亲自动手进行护理操作，在实践中体验和应用所学知识。

（3）引导学生在理解的基础上记忆，善于将理解记忆和机械记忆结合起来，养成边思考边记忆的习惯。

（4）教会学生梳理和运用知识框架，使其学会用联想、推论回忆学过的知识。

（五）运用知识

运用知识是在巩固知识的基础上，将所学知识应用于解决实际问题和进行创新活动的过程。运用知识是学习的最终目的，也是检验知识是否被真正掌握的关键环节。这一过程要求学生将所学知识迁移到新的情境，在具体的任务和活动中解决实际问题，进一步加深对知识的理解和掌握。同时，还可能需要进行思维创新，将所学知识应用于新的领域，提出新的观点和方法。

在运用知识阶段，护理教师应注意以下几点。

（1）提供真实的临床实践环境，在实际操作中运用所学知识，如医院实习、模拟患者演练等。

（2）逐步引导学生学会自主学习，培养独立获取和运用知识的能力。

（3）鼓励学生发挥创新精神，探索新的应用方法和解决方案。

（4）及时给予反馈，指出学生在运用过程中的优点和不足，并提供改进建议。

（六）检查评定学习结果

在护理教学过程中，检查评定学习结果是不可或缺的一环。教师和学生需要对学习过程和学习结果进行评价和检查，以便了解学生的学习情况，同时也为教学提供反馈和改进的机会。在这一阶段，教师需要利用多种评价方式，如定期测试、作业、课堂表现、实践操作评价等，全面了解学生的学习情况。同时，鼓励学生进行自我评价和同伴评价，增强对学习的主体意识和参与感，培养自我监控能力和批判性思维。

四、护理教学过程的基本规律

教学规律（law of teaching）是指教学过程中客观存在的具有一定必然性和稳定性的内在联系。教学规律对教学过程具有普遍的指导作用，是进行有效教学的前提和基础。教学过程中只有遵循教学规律，才能自觉而科学地完成教学任务。

护理教学过程中的基本规律是护理教学过程中深刻影响教学效果的各因素之间的本质联系。护理教师在教学过程中，要遵循教学规律，处理好各要素之间的关系。

（一）教师主导与学生主体的关系

护理教学过程是教师与学生共同活动的过程，是"教师教"与"学生学"的对立统一的过程。在护理教学过程中，教师主导作用与学生主体作用相统一的规律体现了教学过程中教师与学生的互动关系，以及各自在教学活动中的角色定位。

1. 教师是教学过程的主导　教师在教学过程中起主导作用是指教师在教学过程中对整个教育活动的领导组织作用。教师作为受过专门训练的教育工作者，在护理教学中扮演着课程计划的制定者、教学活动的组织者、专业知识的传授者、学生学习的引导者和教学过程的调控者等角色。这表示护理教师在教学过程中要完成多种任务，需要根据教学目标和要求，制定合理的课程计划和课程安排；运用丰富的专业知识和教学经验，系统地传授学科知识和技能，建立扎实的学科基础；根据学生的实际情况和学科特点，传授掌握科学的学习方法和策略；营造积极向上的学习氛围，激发学习动力；在学习过程中给予及时指导，帮助学生克服学习困难等。

2. 学生是教学过程的主体　学生在教学过程中的主体地位是不可替代的。"主体"意味着学生在教育过程中不是被动地接受者，而是扮演着积极、主动的角色。首先，学生是学习活动的实践者，他们通过自身的实践活动获取知识和经验。在这个过程中，学生不仅接受了教师传授的知识，还在实践中发现、提出疑问，进而自主探究来解决问题。其次，学生是学习活动的自主者，在教学过程中具有相对的独立性和自主性。他们会根据自己的学习基础和兴趣爱好来选择学习内容和方式，制订学习计划，安排学习时间。此外，学生是学习活动的创新者，在教学过程中能够发挥想象力和创造力，探索未知领域，发现新的知识和规律，对所学知识进行拓展和创新。学生在学习过程中表现出来的积极性决定着教学内容内化的可能性和程度，若表现为正向的态度则既有利于知识的吸收、消化和掌握，又能激发教师教学的热情、责任心和创造性，更能促进教师主导作用的充分发挥。

3. 教师的主导作用必须与学生的主体作用相统一　过分强调教师的主导作用可能导致学生被动接受知识，缺乏思考和探究的空间；而过分强调学生的主体地位也可能导致学习轨迹偏离正确方向，浪费时间和精力。因此，教师的主导作用必须与学生的主体作用相统一。为了实现二者统一，教师需要充分发挥自己的主导作用，同时尊重学生的主体地位，转变传统的教学观念，从单纯的知识传授者转变为学生学习过程中的引导者和合作伙伴。应该尊重学生的个性差异和需求，关注学生的学习过程和体验，激发学生的学习潜能，促进他们的全面发展。同时，学生也应该意识到自己是学习的主人，积极主动地参与教学过程，发挥自己的主体作用，与教师共同探究、发现和创造新知。只有这样，才能真正实现教学相长，提高教学质量和效果。

（二）间接经验与直接经验的关系

在护理教学过程中，间接经验主要是指学生通过书本、教材、教师讲授等途径获取的前人总结的护理专业知识和技能。直接经验是指学生通过亲身实践、临床实习等途径获得的经验。学生既需要间接经验以获取知识，又需要直接经验来实践和验证所学。处理好直接经验与间接经验的关系，是正确有效地进行教学的重要保障。

1. 学生学习知识必须以间接经验为主　间接经验是护理专业学习的基础，是学生必须掌握的重要内容。这是由护理学的学科特点和学生的认知规律所决定的。间接经验是经过前人总结、概括的经验，经过前人的实践和验证，相对直接经验而言，具有较高的可信度和可靠性。在有限的学习时间和资源条件下，通过间接经验的学习，能够更快地掌握基础知识和基本原理，节省学习时间和精力，避免在亲身实践中走弯路，从而有更多的时间和精力去深入探究、思考和创新。

2. 学习间接经验必须有直接经验做补充　由于间接经验往往是抽象和理论化的，缺乏具体的情境和实践性，因而需要直接经验来进行补充和验证。直接经验具有情境性、具体性和实践性等特点，能够帮助学生将间接经验与实际生活相联系，加深对知识的理解和应用。在护理这一实践性极强的专业中，仅有间接经验是远远不够的。必须在掌握一定程度间接经验的基础上，通过实践、实验和探究将间接经验转化为直接经验，从而更好地理解和应用所学知识。同时，直接经验还能帮助学生更好地理解和巩固间接经验，形成自己的知识体系。

在护理课程计划中，应确保理论课与实践课的合理安排，既要保证有足够的时间学习间接经验，又要适时提供充足的实践机会。同时，重视实践教学环节的多样设计，如临床见习、实验操作、病例分析等，培养学生的实践操作能力、观察能力和解决问题的能力。

（三）掌握知识与发展能力的关系

知识是人类对客观世界的认识和理解，是人们进行实践活动的依据和基础。能力是指个体在完成任务或解决问题时所表现出来的心理特征或技能水平。护理教学过程中，学生不仅要掌握专业知识，还要发展自己的综合能力。发展能力是掌握知识的重要前提，又是掌握知识的结果，二者相互促进、密不可分。因为能力是学生学到知识经过内化的产物，所以教学只能传授知识，而不能传授能力。但教学可以通过引导，促进学生形成能力。

1. 掌握知识是发展能力的基础　人类的思维活动是在已有的知识基础上进行的。在教学中常会发现，学生在接收同一个问题后，有的人能迅速反应并作答，有的人却无法理解问题的实质，这正是知识基础结构不同的缘故。知识能够活化为认知技能，从而构成认知能力。认知能力的发展有赖于知识的掌握，如果人的知识数量丰富、质量较高，有正确的思维方式，那么他的思维水平往往是开放、发散和动态的，其思维的创造性越强、认知能力水平越高。在认知能力增强的同时，知识也潜在优化着人的心理品质，提高人的决策与管理水平和操作技能，从而使人的实践能力从总体上与知识的发展保持着同步。

2. 发展能力是掌握知识的重要条件　学生对知识的吸收和运用，依赖于学生原有的能力水平。在学习过程中，学生对知识的吸收能力是不同的，主要取决于其学习能力、思维能力和注意力等方面的能力素质。知识的价值在于运用，而运用知识的能力则取决于学生的实践能力和问题解决能力。知识的创新和发展是推动社会进步的重要动力，而创新和发展知识的能力则取决于个体的创造力、批判性思维能力和科研能力等。

3. 掌握知识与发展能力具有相互转化的内在机制　掌握知识与发展能力之间并不是彼此孤立、相互对立的，而是相互依存、相互促进的，但知识不等同于能力。知识的积累是能力发展的基础，但并不是说知识的增加必然导致能力的提升。从掌握知识到发展能力是一个复杂的过程，发展能力不仅与知识掌握的多少有关，而且与掌握知识的质量、获得知识的方法和思维方式的运用等有密切的关系。而且，知识的积累和能力的培养通常需要长期地学习和实践。在这个过程中，个体可能会出现知识掌握较快而能力发展较慢，或者能力发展较快而知识掌握较慢的情况。由此说明，掌握知识与发展能力并非完全同步进行，且发展不均衡。因此，在教学过程中，教师应注重把知识的传授和能力的发展有机地结合起来，运用科学的教学方法和合理的课程设置，启发学生运用自己的潜在能力，引导其自主学习、主动思考，促进知识与实践的紧密结合，推动学生能力的发展和提升。

（四）知识传授与思想教育的关系

一个有效的教育系统不应该仅关注知识的传递，还应该兼顾学生的思想成长和个性发展。在护理教学过程中，除了专业知识的传递，还应注重学生的思想教育，实现二者的有机结合。

1. 掌握知识是进行思想教育的基础 知识的传授不仅是对事实的陈述，更包含了对这些事实背后的理论、原则和规律的理解。在这个层面上，知识传授已经涵盖了对世界观、人生观和价值观的塑造。思想教育不仅是指道德或政治观念的灌输，更包括了个体的全面素质培养。这意味着，为了培养具有独立思考能力和健全人格的个体，首先确保他们拥有足够的知识。通过系统地传授知识，个体可以获得对世界的客观认知，进而形成自己的观点和价值观。但知识不是价值中立的。在传授知识的同时，教师也在无形中传递了特定的价值观和思想，如科学精神、批判性思维等。学生在学习知识的过程中会接触到不同的观点和理论，其思想和世界观也在不断被塑造和发展，他们需要运用和发展自己的思考、判断和决策能力，这些都是思想教育的一部分。因此，要求教师正确引导学生理解和运用所学知识，形成健康的思想观念。

2. 思想教育促进知识的掌握 思想教育以情感和态度的培养为媒介，帮助学生建立起对知识的价值认同，从而更加积极地吸收和应用知识。良好的思想教育可以帮助学生形成积极的学习态度和正确的学习方法，这直接影响了知识掌握的效果。一个具有强烈学习动机和正确学习观念的学生，更有可能主动、深入地探究知识，从而更好地理解和掌握它。同时，通过思想教育培养的思维能力、判断力和责任感等，均有助于学生更深刻地理解知识，而不是简单的记忆和重复，都是有效学习和知识掌握的重要条件。

教师在设计教学策略时，应综合考虑知识传授和思想教育的需求，认真研读教材，挖掘其中的思想教育元素，将其自然地融入教学过程中，让学生在接受知识的同时受到思想的熏陶。在做教育评价时，应该超越简单的知识掌握程度的评价，关注学生的思想发展、价值观形成和个性成长。

第二节 护理教学原则

教学原则指导着教学过程的设计和实施，它既指导教师的教，也指导学生的学，贯穿于各项教学活动之中，反映了人们对教学活动性质、特点和内在规律性的认识。教学原则的正确和灵活运用是提高教学质量的重要保证。

一、教学原则的概念和作用

1. 教学原则的概念 教学原则（principle of instruction）是根据一定的教学目的，反映教学过程规律而制定的对教学工作的基本准则和要求。教学原则和教学过程既有联系又有区别。教学原则的规定必须依据教学规律，是教学规律的体现。它们的不同之处在于：教学规律是教学过程中各因素之间客观的、内在的、本质的必然联系；教学原则是人们主观地根据教学规律制订的,反映了人们对教学工作的要求。

2. 教学原则的作用 教学原则是学校组织教学,制订课程计划,编写教学大纲、教科书的准则;是教师合理组织教学,运用教学方法与教学手段,确保教学过程的有序性,提高教学质量的指南;也是各级教育部门管理者指导教学、检查评估教学质量的依据。

二、护理教学原则体系及应用要求

(一)科学性、思想性和艺术性相统一的原则

科学性、思想性和艺术性相统一的原则反映了教学具有教育性的规律,是社会主义教育目的所决定的,体现了我国护理教学的根本方向和特点。科学性是指护理教学必须遵循科学的教育教学规律,传授准确无误的护理知识和技能。思想性是指无论教材内容的安排还是教师讲授过程,都应注意对学生进行辩证唯物主义与共产主义思想品德教育,使学生形成科学的世界观和高尚的职业道德品质。艺术性是指教师在护理教学中要充分发挥教学的感染力,遵循学生心理活动规律,有效提高学生学习的兴趣,使教学内容的科学性、思想性内化为学生的知识、能力与价值。科学性、思想性和艺术性三者相辅相成,科学性是基础,思想性是灵魂,艺术性是手段。只有将三者有机结合起来,才能更好地实现教学目的,培养出优秀的护理人才。

在护理教学中贯彻科学性、思想性、艺术性相结合原则需要做到如下几点。

1. 保证科学性 教学过程要基于科学的教育原理和规律,包括教学内容的科学性、教学方法的科学性和评价的科学性。教学内容的科学性要求教师选择符合学科发展和学生认知规律的内容,确保教学内容的科学性和准确性。同时注重教学内容的更新与拓展,及时将最新的科研成果和临床实践经验融入教学之中,确保学生掌握最前沿的护理学知识。教学方法的科学性要求教师根据学生的认知特点和学习规律,合理选择教学方法和组织教学活动,激发学生的学习兴趣,提高他们的学习积极性,使教学更加科学、有效。评价的科学性要求教师根据教学目标和内容特点,设计科学合理的评价方式,全面客观地评价学生的学习情况。

2. 坚持思想性 在护理教学过程中,坚持教育的思想性主要体现在如下方面。

(1)坚持思想性是社会主义教育目的的必然要求。社会主义教育旨在培养德智体美劳全面发展的建设者和接班人,其中德育是教育的重要组成部分。在护理教学中,注重思想性能够引导学生树立正确的价值观和职业理想,增强其对护理职业的认同感和使命感。

(2)坚持思想性是科学性教学的有力支撑。科学性教学要求传授正确、先进的知识,而思想性则能够帮助学生理解知识的本质和价值,使学生真正掌握和运用所学知识。通过辩证唯物主义与共产主义思想品德的教育,学生能够形成科学的世界观,从而更好地理解和应对护理实践中遇到的各种问题。

(3)坚持思想性有助于提高护理教学的艺术性。思想性教学融入了人文关怀、职业道德和社会责任等要素,能够使教学内容更加生动、形象,增强学生的学习兴趣和积极性;可以使教师在传授知识和技能的同时,展现出自己的人格魅力和教学风采,以个人魅力潜移默化地影响学生,使他们更加尊敬和信赖教师,从而更加积极地参与教学活动。

(4)坚持思想性原则,要求教师在教学中深挖教材中的思想教育元素,将其自然地融入教学过程;引导学生进行思维活动,激发他们的批判性思维、创造性思维和解决问题的能

力，推动学生的思想成长和提高；以言传身教、榜样示范等方式，引导学生树立正确的世界观、人生观和价值观，培养他们的爱国情怀、社会责任感和职业道德素养。此外，教师还应关注学生的心理健康和人格发展，协助他们建立积极的人生态度和健全的人格特质。

3. 体现艺术性　教学原则中的艺术性体现的是教师在教学实践中所展现出的独特魅力和创造性，以及如何巧妙运用教学方法和技巧，使教学过程更加生动、有趣和高效。艺术性体现是多方面的，它要求教师具备独特的教学风格、富有创意的教学设计及对学生心理活动的深入洞察等。艺术性的教师能够根据自己的特点和学生的需求，精心策划教学内容、灵活运用教学方法、巧妙设计教学环节，使每一节课都成为一次富有创意的探索之旅，通过巧妙的教学设计，让学生在轻松愉快的氛围中掌握知识和提升能力；善于观察学生的言行举止，了解他们的心理活动和需求，从而根据学生的实际情况调整教学策略。在关注学生学业进步的同时，教师更注重学生的自信心和自尊心，营造积极向上的教学氛围，使学生在学习过程中保持积极的心态，进而提高教学的吸引力和有效性。

（二）理论和实际相结合的原则

理论与实际相结合的原则是辩证唯物主义认识论的基本原则，是根据教学过程中间接经验与直接经验这对关系而提出的。辩证唯物主义认识论认为，认识是主体对客体的能动反映，它包括两个方面：一方面是对客观事物的感性认识，即直接经验；另一方面是对客观事物的理性认识，即间接经验。学生从书本知识中获得间接经验，从实践和观察中获得直接经验。间接经验和直接经验是相互依赖、相互制约的，它们的结合是认识发展的必然要求。理论与实际相结合的原则，是指教学要以学习基础知识为主导，将理论运用于解释和解决实际问题，学以致用，发展动手、动脑能力，并理解知识的含义，领悟知识的价值。在护理教学中体现为重视学科基础理论知识和基本技能的培养，同时紧密结合护理实践活动，通过实际活动培养学生分析问题、解决问题的能力和知行合一的品质。学生能正确处理教学中直接经验与间接经验、感性知识与理性知识的关系，从而在获得较完整知识的同时得到实践锻炼，培养理论联系实际的学风和能力。

护理教学中贯彻理论和实际相结合的原则需要做到如下几点。

1. 以理论为主导，联系实际进行教学　理论知识是护理实践的基础。学生必须掌握足够的理论知识，了解护理的基本原理、操作规程、疾病治疗等方面的知识。这些知识为学生提供了必要的理论框架，帮助他们理解并分析护理实践中的问题。没有理论知识的指导，实践操作往往会变得盲目和低效。然而，护理学是一门实践性非常强的学科，学生需要在实际操作中运用所学知识，才能真正掌握护理技能。因此，联系实际进行教学显得尤为重要。运用模拟实验、临床实习等方式，可使学生把理论知识与实际操作相结合，提高其实践能力。教师还可以采用案例分析、情景模拟等教学方法，模拟真实临床工作环境，分析真实的案例或情境，使学生更好地理解护理实践中可能遇到的问题，并学会如何运用理论知识解决这些问题。

2. 通过实践教学，加强基础知识教学和基本技能训练　实践教学是巩固和加深理论知识的有效途径。实践教学在护理教学中至关重要。学生需要在实际操作中巩固基础知识，并针对基本的护理技能加以训练，掌握基础的护理操作技能。教师应根据课程特点和学生实际需求，设计有针对性的实践教学内容，包括病例分析、模拟操作、临床实习等。

3. 依据课程特性和学生特点，确定理论联系实际的度和量　在护理教学中，应根据学科特点和学生特点，合理安排理论教学和实践教学的比例，确保理论和实际相结合。不同的护理课程和不同阶段的学生对理论和实际操作的需求量是不同的，学生从基础知识学习到专业技能掌握的过程中，认知和实践的需求也逐步发生变化。因此，教师需要以课程特性和学生特点为依据，确定理论课和实践课的内容和学时比重，既要保证教学内容的全面性，又要避免过于繁重的学习负担。对于初学者，主要侧重于基础理论知识的传授和基本技能的训练，以构建护理学科的基础框架和知识体系；而对于进阶学生，则更加注重临床实践和实际案例演练，来提升专业技能和应对各种临床情况的能力。

（三）专业性与综合性相结合的原则

专业性与综合性相结合的原则是根据我国的教育目的和护理专业人才培养目标而提出的。我国的教育目的中，强调了全面发展和素质教育的理念。这意味着在护理教育中，不仅要注重专业知识和技能的传授，还要关注学生综合素质的提高，包括沟通能力、协作能力、创新能力、人文关怀等方面。这一原则符合我国教育改革的方向，有利于培养具有全面素质的护理人才。护理专业人才培养目标是在护理教育中，对学生所应达到的知识、能力和素质的要求。在这一目标中，专业性和综合性是相辅相成的。专业性体现在学生应具备扎实的护理专业知识和实践技能，能够胜任临床护理工作；综合性体现在学生应具备一定的跨学科知识和综合能力，能够在复杂的工作环境中应对各种挑战。

在护理教学中贯彻专业性与综合性相结合原则需要做到如下几点。

1. 建立合理的知识体系和能力结构　在课程设置上，既要注重护理专业知识和技能的培养，又要关注学生综合能力的提高。通过设置公共基础课程、专业基础课程、通识教育课程、实践课程等，使学生在学习过程中既能获得专业知识，又能培养综合能力。在护理教学中，教师应根据护理专业的特点和学生的需求，建立起系统完整的知识结构，设计合理的课程体系和教学内容。此外，还应注重学生的职业发展，为学生提供继续教育和职业培训的机会，使他们能够不断更新知识和提高能力。

2. 注重课程和教学活动的整体化　护理学作为一门综合性学科，涉及医学、社会科学、人文等多个领域。因此，在课程设置上，应注重各门课程的整合与优化，整合相关课程，设计层次分明、结构合理的课程结构，避免知识体系的碎片化。通过整体化的课程体系，使学生建立起完整的知识框架，深入理解护理学的本质和内涵。教学活动的整体化要求理论与实践相互促进，各种教学方法相互补充。通过跨学科的交流与合作，也可以拓宽学生的视野，培养其综合分析问题的能力。

3. 进行专业方向性教育与职业道德教育　在当今医学高度专业化的背景下，护理工作需要具备丰富的专业知识和技能。通过专业方向性教育，使学生深入了解护理专业的不同领域，掌握扎实的专业实践所需的理论和实践技巧，能够在未来的职业生涯中独立应对各种复杂情况。职业道德教育旨在培养学生的价值观、责任感和职业操守，使他们能够在未来的工作中始终以患者为中心，提供高质量的护理服务。通过职业道德教育，学生将了解护理职业的伦理原则和职业行为准则，培养尊重生命、关爱患者、尊重患者权益、保护患者隐私、维护职业声誉等职业道德素养，并时刻保持对医疗工作的敬畏和敬业精神。专业方向性教育和职业道德教育需要同步进行，教师可以在课程设计中将专业知识和职业道德结合起来，采用多种教学方法，选取具有代表性的案例进行分析和讨论，组织学生参与职业导向的实践活动等，激发学生对护理职业的热爱和敬畏之情，引导他们树立正确的职业观念和职业道德。这样的教学模式可以帮助学生全面发展专业能力和职业素养，成为具有专业水准和职业操守的护理专业人员。

（四）教学与科研相结合的原则

教学与科研相结合的原则是根据学科特点和人才培养目标而提出的，是提升教育质量的关键。学生的身心发展不仅需要系统的知识传授，还需要发展科学精神、科学思维、科学方法和科学道德。科研活动能够为学生提供探索未知、解决问题的机会，有助于激发学生的好奇心和探究精神。一方面，具有良好科学素养的学生能够为科研活动提供稳定的人才储备。他们具备扎实的科研方法和技能，能够为科研项目的实施提供有力支持。同时，他们的创新意识和探索精神将为科研注入新的活力，推动护理学科的进步。另一方面，学生在科研实践中获得的知识经验和贡献将反哺教学。学生的学习经验和成果可以反馈到教学中，为教师的教学提供鲜活的案例和素材。科研成果代表学科领域的最新发展。将科研成果引入教学能够确保教学内容的新颖性和前瞻性，使学生能够接触到最新的学术动态和先进技术，拓宽学术视野。教学与科研相结合能够使学生在学习的同时参与科研项目，培养他们的研究能力、批判性思维和创新意识。

在护理教学中贯彻教学与科研相结合原则需要做到如下几点。

1. 对学生进行科学精神、科学态度和科学道德的教育　科学精神是指追求真理、创新和求知的精神，在护理教学中体现为追求真实、准确和严谨的态度的培养。护理工作直接关系到患者的生命健康，任何一点疏忽都可能造成严重后果。因此，在教学中，应强调实证和逻辑推理的重要性，培养学生实事求是的态度，让他们明白每一个护理决策和操作都必须基于科学依据。

科学态度涉及客观、公正、谨慎和开放的态度，在护理教学中表现为对生命的尊重和对患者负责的价值观的教育。护理学生应深刻理解到，护理工作是一项神圣而严肃的职业，必须以高度的责任心和敬业精神来对待。在教学中，教师应强调对患者的人文关怀，教导学生关心、理解和尊重患者，将患者的舒适和安全放在首位。同时，还要激励学生勇于面对困难和挑战，以积极乐观的态度应对工作中的压力和挫折。

科学道德包括尊重事实、诚实守信等原则，在护理教学中涉及伦理和职业操守的教育。护理学生需深刻理解，职业道德是他们未来职业生涯的基石。在教学中，教师应强调诚实守信、尊重隐私、公正无私等基本道德原则，教导学生在任何情况下都要以患者的利益为重。

为了更好地实施这些教育，教师首先应以身作则，同时强调科学知识和科学道德的重要性，提倡批判性思维，组织科学研究和实证护理的实践活动，有助于培养学生的科学素养和科学意识，以促使他们真正将这些价值观内化于心、外化于行。

2. 对学生进行科学思维及科学方法的训练　科学思维是一种逻辑严密、理性客观的思考方式。在护理教学中，教师要教导学生如何从观察到的现象出发，提出假设，设计实验，收集和分析数据，并得出结论。这样的思维方式有助于学生客观地看待问题，不轻易被主观臆断或偏见所影响。同时，它也教导学生批判性地看待已有知识，不盲目接受，而是通过自已的实践和思考去验证。科学方法是科学研究的基本方法和技巧。为了有效地进行科学方法的训练，可以通过案例分析、讨论、实验设计等方式，引导学生运用科学思维分析、解决问题，养成以事实为依据的思考习惯；设置科研方法、统计学、文献检索阅读等课程，系统地教授科学研究的基本方法和技能；创造参与科学研究的机会和条件，训练科学思维方法；指导如何设计和实施科研项目；结合实验室实践、临床研究等活动，让学生亲自参与科研过程，从而掌握科学研究的方法。

 知识拓展

我国高校教学与科研关系的发展历程

自中华人民共和国成立之初，我国高等教育体系经历了从"科教分离"到科教融合的转变。最初模仿苏联模式，将科研与教学分开。"文革"后，邓小平倡导重点大学成为教学科研"两个中心"，并逐步将此理念纳入政策。1985 年的教育体制改革和 1987 年的高校科技工作改革，均强调高校的人才培养和科技文化发展任务，要求两者紧密结合。

经过 70 年演变，我国高教从单一教学职能走向科教并重，最终实现科教一体化。科教融合已成为国家战略，强调创新驱动和教育现代化。"2011 计划"的实施进一步推动了科教融合，其中协同创新成为核心。2015 年教育部明确提出深化科教融合，2019 年《中国教育现代化 2035》强调教育与社会、产业深度融合的重要性。党的二十大报告更是将科教融合提升为更广泛的"科教融汇"，标志着对高等教育与科技创新关系认识的进一步深化。

资料来源：卢晓中. 科教融汇视角下高校教学与科研更好结合刍论［J］. 中国高教研究，2023，(11)：32－38.

（五）统一要求与因材施教相结合的原则

统一要求与因材施教相结合的原则是根据我国社会主义教育目的而提出的。在我国社会主义教育目的的指导下，教育要面向全体学生，注重学生的全面发展。统一要求是指在教育过程中，要按照国家规定的培养人才的基本规格和各课程教学的基本要求对学生进行全面的培养，确保每个学生都能达到基本素质的要求。因材施教则是指根据学生的身心特点、知识水平和接受能力等具体情况，采用不同的教学方法和手段，促进学生的个性发展。统一要求保证了教学活动的基本框架和标准，使得所有学生都能获得必要的知识和技能；因材施教则允许教师根据学生的具体情况，调整教学方法和内容，以适应不同学生的学习需求和速度。统一要求与因材施教相结合原则的内涵在于实现共性与个性的统一，即在全面发展的基础上，充分发展学生的个性特长。

护理教学中贯彻统一要求与因材施教相结合的原则需要做到如下几点。

1. 坚持统一要求，面向大多数学生　护理教师应当按照培养方案、教学大纲和课程计划等要求，对所有学生提出共同的学习目标和要求。这种统一要求是为了保证教学质量和学生学习效果达到一致性，确保大多数学生能够达到基本的学习目标。在教学过程中，教师侧重于基础知识的传授和基本技能的培养，面向大多数学生开展教学，确保他们在统一要求下得到全面发展。

2. 针对学生特点进行有差异的教学 护理教师需要通过观察、评估和与学生的互动，了解学生的认知能力、情感态度、价值取向、学习风格和学习需求，关注学生的个性差异和特长。因此，护理教师应当在坚持统一要求的基础上，根据学生的不同特点和需求，为每个学生提供更合适的教学策略和资源，设计分组教学、个性化作业、不同难度的测试题目等差异化的教学活动。差异化教学旨在挑战那些学习能力较强的学生，同时也支持那些需要额外帮助的学生。在一个多元化的班级中，教师也可以采用分层次教学的方法，根据学习水平将学生分成不同的小组，针对每个小组的特点和需求进行教学，确保每个学生都能在适合自己水平的挑战中学习和成长。

（六）直观性和抽象性相统一的原则

直观性和抽象性相统一的原则是根据学生的认识规律和思维发展规律而提出的，体现了教育心理学的基本理念，即学生的知识获取和技能掌握是一个由感性认识到理性认识，由具体到抽象的发展过程。在教学中，通过直观手段，学生可以获得丰富的感性经验，形成对具体形象的认识；通过抽象思维的培养，学生可以从具体事物中提炼出一般规律和方法，形成理性认识。这样的统一不仅有助于学生对知识的理解和掌握，还有助于培养他们的思维能力和创造力。

在护理教学中贯彻直观性和抽象性相统一的原则需要做到如下几点。

1. 恰当选用直观教具 在护理教学中，常用的直观教具包括：①实物教具：是真实的护理对象或护理设备，如人体模型、医疗器械等。②模拟教具：是模仿真实护理对象或护理场景的模型、图片等。③视听教具：是利用视频、音频等现代技术手段制作的教学资料。④虚拟现实技术：是一种可以创设虚拟场景和对象的技术，可以为学生提供沉浸式的学习体验。在护理教学中，教师应根据教学内容合理选择和运用直观教具，为学生提供丰富的感性材料，提高学生的学习兴趣和效果。但应注意直观手段不宜过多过滥，以免分散学生的注意力，影响教学效果。

2. 直观与讲解密切配合 护理教学中的直观手段不是让学生自发地看，而是在教师指导下有目的地细致观察，引导学生理解事物的特征及其相互关系等知识。教师以提问等方式，引领学生把握观察事物的重点，发现事物的本质和内在逻辑，提高观察或感知的深刻度；可以从教学中某个结论出发，通过直观形式验证结论的正确性；也可以通过讲解，解答学生观察中的疑惑，促使学生全面、深刻地掌握知识。

3. 从运用直观过渡到摆脱具体形象 这一过程不仅是知识的积累，更是学生思维能力提升的体现。学生最初对于护理知识和技能的理解是建立在直观感受的基础上的。随着学习的深入，学生需要从直观的感受中抽象出理论知识，以理解和掌握更深层次的知识。这一阶段的教学侧重指导学生从具体的实例中归纳总结出一般规律，培养逻辑思维和推理能力。当学生具备了一定的理论知识基础，应进一步摆脱对具体形象的依赖，着手运用所学知识解决实际问题。经过从具体到抽象的过渡，学生的思维方式由具体形象思维向逻辑抽象思维转变。这要求教师根据学生的认知水平和学习进度，适时调整教学方法。在学生对直观材料有了充分理解之后，教师应减少对直观材料的依赖，更多地运用讨论、案例分析等方法，帮助学生形成抽象思维能力。

（七）系统性与循序渐进性相结合的原则

系统性与循序渐进性相结合的原则是根据科学知识的本质和学生认知发展的顺序性而提出的，反映了科学知识的整体性及其逻辑体系和学生认知活动规律的辩证关系。科学知识是系统性的，是由内在联系和逻辑结构组成的体系。系统性原则要求教学内容组织成为一个整合的体系，使学生能够理解不同知识之间的联系和相互作用。学生的认知结构从简单到复杂、从具体到抽象的过程是逐步发展的。循序渐进性原则要求教学内容从易到难，与学生的认知水平和心理发展阶段相匹配，使学生能够在理解已有知识的基础上，逐步掌握更高层次的知识和技能。这一原则要求护理教学内容和方法应该与学生的认知能力相适应，同时确保知识的系统性和完整性，以促进学生全面、深入地理解和掌握护理知识和技能。

在护理教学中应用系统性与循序渐进性相结合的原则需要做到如下几点。

1. 按学科知识的系统性进行教学　护理教师需要基于学科的逻辑系统，认真钻研教学大纲和教材，制订详细的课程计划，确保教学内容全面、有序，并且符合学生的学习进度和需求。分层次设计课程内容，每一层次都应该有明确的学习目标和教学重点。还应根据学生的学习进度和能力，适时调整教学内容和策略，确保学生能够有效地掌握护理知识。

2. 抓主要矛盾，解决好重点和难点　教学循序渐进不意味着要面面俱到，而是要求区别主次、分清难易、详略得当。抓好重点，解决好重点问题，要求护理教师在教学过程中，应有针对性地解决教学中的关键性问题，帮助学生理解和掌握核心知识和技能。难点未必是重点，而是学生在学习过程中遇到的困难和挑战，这些困难和挑战可能与学生的认知水平、学习方法及学习态度等方面有关。这要求护理教师在教学过程中，应关注学生的个体差异，为学生提供有针对性的指导和帮助。

3. 遵循由已知到未知、由易到难、由简到繁、由近及远的教学规律　这是循序渐进应该遵循的一般要求。护理教师应遵循学生的认知规律，按照知识的内在逻辑和结构，从基础、简单的知识开始，逐步过渡到高级、复杂的知识，使学生在学习过程中逐渐适应学习要求，保持足够的学习兴趣，逐步形成完整的知识结构。

4. 灵活处理"渐进"与"骤进"的关系　渐进教学符合学生的认知规律，适合复杂、抽象的教学内容，有助于知识的逐渐累积，建立系统的知识体系，适合于初学者和基础知识的传授。骤进教学是一种跨越知识点，直接进入较难、较复杂的教学内容的教学策略，适合于有一定基础的学生和某些特定的教学内容。两种教学策略各有优势，在实际教学中，教师应根据学生的实际情况、教学内容的特点及教学目标的要求，准确判断学生的学习状态和需求，灵活调整教学策略。

5. 培养学生系统学习的习惯　护理教师通过构建知识体系、整合跨学科内容、引导学生归纳总结、培养自主学习能力及提供反馈与指导等措施的实施，使学生在学习过程中更好地掌握系统学习的技巧和方法，提高学习效果和实践能力。

（八）启发性原则

启发性原则是根据教学过程中教师主导与学生主体相结合、掌握知识与发展能力相结合的教学基本规律而提出的，是指在教学中教师应激发学生的学习主体性，引导学生积极思考和探究自觉掌握所学知识，学会发现问题、分析问题及解决问题，树立求真意识和人文情怀。

在护理教学中贯彻启发性原则需要做到如下几点。

1. 调动学生的学习主动性　启发的首要问题是激发学生的学习兴趣和内在动力。护理教师要创建问题导向的学习环境，提供自主学习的机会，实施分层次教学，促进师生互动和同伴学习，培养自我学习和终身学习的意识，有效地调动学生的学习主动性，使他们在护理教育过程中成为积极的参与者。

2. 引导学生积极思维　在教学过程中，教师应避免满堂灌的填鸭式教学，而是要通过提问、启发、点拨等方式，激发学生的思维活力，鼓励学生质疑和探究，提出自己的见解和疑问，使学习的深度得以延伸。在启发过程中，教师应预留出充足的思考时间，在重点内容处设置深度、难易适当的问题，必要时可参与进学生讨论中，从中起到引导学生逐步获取新知识的作用。

3. 通过解决实际问题启发学生获取知识　在解决实际问题的过程中，学生可以体验到学习的乐趣和成就感，提高自己的学习积极性和主动性。在护理教学中，教师可以设计具有挑战性的实际问题情境，给予学生充分的自主探究空间和时间，让他们在探究过程中发现问题、解决问题。在此过程中，教师根据学生的学习进度，加以针对性地指点、启发，适时组织交流、讨论。学生不仅能够深刻领悟所学知识，将知识内化为自己的能力，而且能增进学习兴趣，提高学习效果。

4. 发扬教学民主　课堂是教师与学生平等互敬、进行双向交流的平台。教师应尊重学生的主体地位，鼓励学生提问和质疑，注重学生的参与和合作以及建立良好的师生关系，营造一个积极、开放、包容的学习氛围，促进师生之间的互动与合作。这种氛围可以增加学生的参与感和归属感，提高学生的内在动机，促进学生的个性化发展，同时也有助于教师改进教学方法，提高教学质量。

5. 引导学生反思学习过程　护理教师应注意引导学生对自己的学习过程进行反思和总结，培养学生建立学习反思意识，发现自己的优点和不足，主动寻求改进的途径，找到适合的学习方法，客观地评价自己的学习成果，明确学习目标和方向。

（九）量力性原则

量力性原则是根据学生身心发展规律对教学过程的制约性而提出的。量力性原则是指在护理教学过程中，教师要根据学生的实际学习能力和发展水平，合理安排教学内容和进度，确保教学难度和负荷适中。这一原则旨在确保教学过程既能够挑战学生，又不至于超出他们的能力范围。这意味着教学内容不应过于简单，以免学生感到无聊；同时，也不应过于复杂，以免学生感到沮丧和挫败。因此，为了帮助学生建立信心，教学应从易到难，循序渐进。

在护理教学中贯彻量力性原则需要做到如下几点。

1. 了解学生发展水平，从实际出发进行教学　学生的发展水平是影响教学效果的关键因素之一，包括学生的身心发展水平和知识经验内存。在教学开始之前，教师需要了解学生的基础知识和技能水平。这可以通过诊断性评估、前测或与学生的交流来完成。基于学生的发展水平，教师应设定适当的学习目标。这些目标应该既具有挑战性，又能够实现，以便学生能够在适当的指导下取得进步。不同的学生可能需要不同的教学方法。在有条件的情况下，可以提供差异化的教学，以满足不同学生的需求，包括为学习困难的学生提供额外的支持，或者为那些进步较快的学生提供更高级的材料。

2. 认真钻研教材教法，有效组织教学　教材是学生学习的重要资源，教师需要认真研究教材的内容和结构，掌握教材的重点、难点和关键点，根据学生的学习能力和进度，挑选和调整教学内容，选择有针对性的教学设计和教学方法。同时，教师还需要不断探索和创新教学方法，注重启发式教学和案例教学的应用，引导学生积极参与教学过程，提高学生的学习效果和兴趣。另外，还需要合理安排教学进度，确保教学进度的稳定性和连贯性。

（十）巩固性原则

巩固性原则是根据认知心理学中的记忆和遗忘规律而提出的，反映了教学过程的特点与规律。巩固性原则是指护理教学要引导学生在理解的基础上牢固地掌握所学的知识和技能，使之长久地保持在记忆中，并能根据需要正确无误地再现出来，有效地运用。艾宾浩斯遗忘曲线的理论指出新信息如果不经过适当的复习和应用，将会随着时间的推移而逐渐遗忘。通过重复和练习可以加强学生对知识和技能的记忆，从而使学习效果得到长期的保持和提升。巩固性原则在教学活动中主要以重复练习、分散练习、递进性学习、情境学习、交叉学习、定期复习等形式体现。

在护理教学中贯彻巩固性原则需要做到如下几点。

1. 在理解的基础上巩固　死记硬背虽然能够暂时记住知识，但长远来看，没有理解的记忆是无法长久保持的。护理教学中强调的是理解性学习，不仅是简单的机械记忆，更重要的是对知识的深入理解和内化。学生应深入理解所学知识，对知识充分地消化和吸收。教师可以通过提问、讨论和应用实例来检查学生的理解程度，在此基础上，增加练习和应用的数量来巩固知识，把新信息与已有知识结构牢固连接起来。

2. 组织好复习　复习是巩固知识的关键环节。人的记忆会随着时间的推移而逐渐淡化，定期和系统地复习对于知识的长期记忆至关重要。需要教师设计复习计划，合理安排复习的时间和内容。复习时，不应该仅是重复学过的内容，而是要通过不同的方法和角度来进行，如提问、看影像资料、自测问卷、模拟考试、实践操作演练等，通过趣味性和参与性的复习，帮助学生巩固记忆；在复习过程中提供及时的反馈，帮助学生识别错误和不足，引导他们如何更有效地复习。

3. 在综合运用中巩固　知识的综合运用可以帮助学生将理解的知识在实际中更好地应用，增强学习的相关性和实用性。通过案例研究、模拟训练、项目式学习和其他跨学科的活动，学生可以将不同的知识点联系起来，形成网络状的知识结构。这种结构不仅加强了记忆，还提升了学生的实践能力和创新精神。

4. 重视对学生学习质量的检查　检查和评估学生的学习成果是教学过程中不可或缺的一部分。定期评估可以帮助教师了解学生的学习进度和理解深度，及时调整教学策略和复习计划。评估可以是形式性的，如书面考试、口头考试、实际操作考核等，也可以是非形式性的，如自我评估、同伴评价和教师评价等。通过检查，教师可以识别学生的弱点，以提供必要的辅导。

以上各条原则虽各有其特殊的含义和作用，但它们之间并不是孤立的，而是相互联系、相互补充的统一整体。在教学过程中常常是多项原则共同发挥作用。因此，护理学教师在教学中，要善于根据实际教学情况，综合运用教学原则，以提高教学质量。

本章小结

思考题

1. 请结合教学过程的基本规律中"教师与学生的关系"，试评价教学过程中过分强调教师主导或学生主体的两种极端观点。

2. 结合护理学的特点，选择一种教学原则并试举例论述。

更多练习

（贾　琳）

第七章　护理教学的组织形式

教学课件

案例

【案例导入】

　　某护理院校杨老师在上"老年护理学"中的一节课时，要求学生组成小组，模拟在医院为患有慢性病的老年患者提供治疗护理的情境。在模拟中，学生需要根据分工进行角色扮演，并与其他组员互动，如护士需要负责照顾患者的日常护理，医生需要给出患者的治疗建议，患者需要表达自己的患病感受和需求，家属需要提出关于治疗方案和护理计划的疑问和建议。通过这种模拟教学的形式，学生不仅能够将课堂上学到的护理知识应用到实际情境中，还能够培养团队合作、沟通和问题解决能力。

【请思考】

该案例应用了哪种教学组织形式？这种教学组织形式的优势有哪些？

【案例分析】

护理教学的组织形式是护理教学过程的重要因素，也是开展护理教学活动的必要条件，它体现了教学理念和内容，直接影响着教学质量和效果。护理教学中常用的组织形式可分为课堂教学、实训室教学和临床实践教学。护理教师应深入研究和掌握各种教学组织形式的特点和要求，选择适合护理教育目标和学生特点的教学组织形式，以提高护理教学的效率和水平。

第一节　教学组织形式概述

在教学活动中，教学任务的完成、教学过程的实施、教学方法的运用、课程的开设等，都必须通过一定的教学组织形式来落实。教学组织形式是保证教学效果、实现护理人才培养目标的重要因素。

一、教学组织形式的概念

教学组织形式（organizational form of teaching）简称教学形式，指为了有效地完成特定的教学任务，将教学活动各个要素有机组合起来的方式，包括如何控制教学活动的规模、安排教学活动的时间和利用教学活动的场所等，是教学活动的一定结构方式。

二、教学组织形式的历史发展

教学组织形式受社会制约，这种制约性主要表现为如下几点。①受社会生产和生活方式的制约；②受教学内容的深度和广度的制约；③受课程的结构和复杂程度的制约；④科学技术的发展为教学手段变革提供了可能性，但同时也对其具有约束性。由于教学组织形式具有相对独立性，可在相当长的历史时期内保持相对稳定。历史上出现的主要教学形式有以下几种。

（一）古代教学组织形式

在古代，由于社会生产力不发达，社会生活尚不丰富，再加上教学技术工具有限，各国普遍采用的是师徒制的个别教学形式，如我国商周至隋、唐时期的各级官学和私学，古希腊、古罗马时代的各类学校及欧洲中世纪的教会学校和宫廷教育等。这种教学组织形式因其难以系统化、程序化和制度化，因而效率不高，只适用于学生人数少、教学内容比较简单的情况。

（二）现代教学组织形式

现代教学组织形式包括班级授课制、设计教学法、道尔顿制、文纳特卡制、远程教学等。

1. 班级授课制的产生与发展　资本主义时期，随着工商业的发展和科学技术的进步，人们对知识产生了多方面的需求，进而要求对教学的组织形式进行改革，以提高教学效率，培养更多人才。16 世纪，西欧有些国家尝试了以班级为单位的教学组织形式，随后夸美纽斯对此组织形式进行了总结，使它基本确立下来；德国教育学家赫尔巴特进一步完善了这一理论。19 世纪中叶，班级授课制开始普及，很快就成为世界范围内最重要、最通行的教学组织形式。班级授课制的产生是教育史上一个重大的进步。它的产生适应了科学知识丰富、科学门类增多、知识技能日益复杂的趋势，反映了人们对学校教育需求的日益增长，有利于提高教学效率，增进教育质量。我国最早采用班级授课制进行教学的是京师同文馆（1862年），清末废科举制，建新式学校，"癸卯学制"（1904 年）颁布后，班级授课形式逐渐在全国推广。

2. 多种教学组织形式并存　20 世纪开始，出现了更多强调因材施教、注重学生个体差异性和潜力挖掘的教学组织形式，如设计教学法、道尔顿制、文纳特卡制等。20 世纪 80 年代，随着现代计算机科学和各类传播媒介的发展，催生了众多允许教师和学生进行间接交往或混合式交往的教学组织形式，如计算机辅助教学，电视、广播及互联网远程教学，依托网络课程实施的翻转课堂教学等。20 世纪末，实验教学里出现了在媒体或网络上模拟现实教学的虚拟仿真教学。

 知识拓展

道尔顿制教学组织形式

道尔顿制教学组织形式的全称是"道尔顿实验室计划"，起源于美国马萨诸塞州的道尔顿市（Dalton）。道尔顿制将学习环境从传统的教室转变为实验室式的学习场所。在道尔顿制中，学生按照教学进度安排的每月学习内容来完成课程要求。学生根据要求和完成标准，制订每周的学习计划，并签订每月的学习合约。之后，学生在实验室内进行学习和实践，教师则随时提供个别指导和支持。完成学习任务后，学生将学习成果提交给教师，由教师根据预先设定的完成标准评定学生的成绩。若学生完成了学习合约并通过考核，教师会与学生共同制定新的学习合约，以继续学习进程。"这是以一种契约形式师生双方达成协议，可以给学生以一种类似于工作的学习责任，这样的学习会增强学生有目的的意识和完成学习任务的信心与能力。学生可以根据自己的学习进度进行跨年级的学习合约签订，即学习速度快的学生，通过考核后，可以提前学习下一学期的内容，可以提前完成学业。在学科实验室里，放着与本学科相关的各种图书、挂图、仪器，学生随时进行翻阅和实验，以解决自己遇到的问题。"

知识拓展

虚拟仿真教学

虚拟仿真教学利用人工智能技术，结合数字化和网络信息等手段，构建高度仿真的虚拟实验环境和实验对象，使学生沉浸在声音、图像、文字、视频和三维动画为一体的虚拟现实世界中自主进行交互式学习，是一种有利于实现资源共享、开放创新和信息化的教学模式。

医学实验教学运用虚拟仿真实验能够克服传统实验教学模式的诸多不足，如实验周期长、实验材料缺乏、教学乏味和缺乏互动、教学内容落后、基础理论和临床实践融合不足等，从而增加教学方法的多样性，激发学生的学习兴趣，同时突破时间和空间的束缚，拓宽学生的视野，实现理论教学和实验教学的有机结合。目前虚拟仿真实验系统已经在医学教育领域广泛采用。

三、教学组织形式的分类

（一）以组织学生的方式分类

1. 班级授课制（class - based teaching system）　又称课堂教学，是将学生按专业、年级、人数等编成固定规模的班级，教师根据课程计划中统一规定的课程内容和教学课时，按照学校的课程表进行教学的教学组织形式。班级授课制具有统一性、集体性、稳定性的特点，即以固定的班级开展集体教学，使用统一的课程计划、课程标准及教材，有统一的上下课时间，由教师主导以系统传授理论知识为主，在教室这个固定环境中进行教学。

（1）优点：①保证教学正常有序开展及达到一定的质量。②有利于经济、高效、规模化地培养人才。③便于系统地、循序渐进地传授知识。④可以充分发挥教师的主导作用，提高教师工作效率。⑤有利于发挥班级集体的教育作用，学生互帮互助，取长补短。

（2）局限性：①难以开展个体化教学及培养学生的个性和独特性。②过分强调教师的主导地位，不利于发展学生学习的自主性或独立性。③强调理论知识的传授，不利于学生能力的培养。

2. 小组教学（group teaching）　是教师根据课程计划、教学任务、教学内容及学生能力等特点，将2人以上的学生编成一个小组，以小组为单位共同学习的教学组织形式。相较于传统的班级授课制，小组教学减少了学生人数，降低了师生比例，增加了教师与学生、学生与学生相互交流的机会，有利于引导学生思考和进行合作性学习，是培养学生健全人格、促进个体社会化的有效途径。

（1）优点：①注重因材施教，有利于学生个性发展和自主学习能力培养。②有利于情感领域教学目标的实现，如形成态度、合作精神和良好的人际关系。③有利于培养学生高层次的认知能力，如解决问题、分析问题的综合能力等。④有利于不同经验和想法的交流，锻炼和培养学生独立思考的能力、表达自我的能力和与他人沟通的能力。⑤便于教师及时掌握学生的学习情况，全面了解教学过程各阶段的成效和缺陷，得到教学改进的意见。

（2）局限性：①有效地组织教学过程和学生的学习准备较为困难。②教师的发言时机和时间长度的控制会影响师生之间、学生之间的相互作用。③保证小组所有成员积极参与活动又不变成无意义的闲谈有一定的难度。④评价学生个人的能力和水平较为困难。⑤控制教学进度较为困难。

3. 个别教学（individualized instruction）　指教师考虑到学生的个体差异，对教学所涉及的各种要素、各个环节进行重新组织和调整，以对个别学生进行传授和指导的一种教学组织形式。这种形式能设计满足每个学生要求的课程计划，采用适合每个学生特点的教学方法，针对每个学生进行最适当的教学。现代教育技术的发展为实现个别教学提供了可能。

（1）优点：①允许程度不同的学生按照自己的能力和学习条件进行选择性的学习，从而最大限度地获得学习效益。②学生自定学习进度，自负学习责任，有利于培养学生自主学习能力。③允许教师花费更多时间关注个别学生。④学习的时间和空间灵活性大，特别适用于成年学生及在职学生。

（2）局限性：①通常需要充足的资源支持，如师资数量、现代技术平台等，不够经济。②缺乏自觉性的学生可能会拖延学业，导致学习效果较差。③可能会缺少师生之间和学生之间的相互作用和多样化的教学影响。

（二）以教学活动的场所分类

1. 课堂教学（classroom teaching）　即在固定的教室中进行教学活动的组织形式（参见班级授课制）。

2. 现场教学（on－the－spot teaching）　指教师组织学生到与教学内容有关的仿真或实际工作场所进行教学的一种组织形式，包括实验或实训室教学、临床见习、临床实习、社会调查等。护理教学常用的现场教学形式有实训室教学和临床实践教学。

（1）优点：①学生通过直接接触认识客体，获得丰富的感性认识和直接经验，从而巩固所学知识，锻炼实践技能。②有利于学生运用所学知识去解决问题，并带着实践中遇到的问题主动学习新知识，培养学生主动学习和解决问题的能力。③使学生获得护理职业的模拟性训练，有利于提高学生对未来岗位的适应性和胜任力。

（2）局限性：①存在一定的不安全因素，如学生不按规程使用实验室仪器设备、不遵守生产纪律或规章制度等，都可能给自己或他人造成伤害。②场地的数量和质量影响教学效果，如实训室空间大小、模拟设备现代化水平、实习医院规模、病种多少、医疗技术水平及与院校的合作关系等。③成本较高，如实验器材、仿真模拟设备价格昂贵，容易损耗，医院或社区的临床实习也需要一定的成本。

3. 在线教学（online teaching）　又称在线教育、远程教学，是指教师与学生身处于不同空间，应用信息化手段开展的教学活动，包括直播教学、录播教学和在线自主学习。直播教学指教师和学生处于不同空间，利用互联网等信息技术开展的同时间、同步调、同进度的教与学活动。直播教学具有及时性、易实施、技术成本低等特点，但其效果易受网络稳定性、交流互动积极性等影响。教师可以基于师生使用体验选择简单和稳定的在线直播工具。录播教学指教师于课前完成教学视频的录制，并通过社交软件、课程平台等进行发布。学生可随时、随地、反复观看。录播教学强调个性化，有利于学生自主制定学习计划和进度，但其不允许教师和学生之间直接进行对话，缺乏交互性、临场感体验低。在线自主学习指学生依托优质在线课程或者教师收集的学习资源包，按照在线课程的运行要求或者教师规定的学习清单，观看教学视频、浏览拓展资源、参与线上讨论、进行随堂测试、提交学习成果等，教师则通过在线课程平台或雨课堂、微助教等互动学习工具发布资源、参与讨论、批改作业和讲解错题等。在当前教育信息化的时代背景下，在线教学成为不可或缺的教学组织形式。

（1）优点：①不受时间和空间的限制，学习更为方便和灵活。②学习资源优质且成本较低，可有效实现优质资源共享，解决教育资源分配不公的问题。③实现个性化学习，学生可根据自己的需求和兴趣等自主选择学习资源，安排学习进度，还可以根据自己的学习结果进行自我检查、总结、评价和改进。④学习内容更新快、可重复，有助于学生更好地掌握所学知识。⑤在线学习社区提供了多种学习交互方式，如讨论区、作业、同伴互评、答疑栏目等，一定程度实现了师生之间、学生之间的互动。

（2）局限性：①对学生的自学能力有较高的要求，自律性不强的学生在没有教师监督的情况下学习效果不佳。②缺乏师生之间和学生之间的互动，无法充分发挥教师的指导作用，也会弱化学生学习氛围的营造。③教师获得教学反馈延迟，无法在课堂上基于学生情况及时调整教学内容。

 知识拓展

慕课

慕课，即"大规模开放在线课程"（massive open online courses，MOOC），是一种通过互联网提供的教育服务，旨在向全球范围内的学生提供免费或低成本的高质量教育资源。慕课通常由知名大学、教育机构或行业专家提供，并通过网络平台进行发布和管理。学生可以通过在线视频、文档、测验、讨论等形式学习课程内容，并与其他学生和教师进行交流和互动。慕课的出现为教育领域带来了革命性的变化。它打破了传统教育的时空限制，让学习者可以随时随地通过网络学习课程，极大地提高了教育的普及性和便捷性。然而，慕课也面临着一些挑战和问题，如学习者的学习动力不足、评估和认证的难题、课程质量的不确定性等。

 知识拓展

私播课

私播课，即小规模限制性在线课程（small private online course，SPOC），最初由加州大学伯克利分校的阿曼德·福克斯提出和使用。SPOC 是在 MOOC 的基础上演变而来的，代表了对 MOOC 的继承和拓展，充分结合 MOOC 和传统教学的优势，实现教学方式的创新。SPOC 将 MOOC 中"massive"（大规模）和"open"（开放）的概念转变为"small"（小规模）和"private"（限制性）。与 MOOC 不同，SPOC 课程通常针对特定的受众群体，其学生规模一般为几十人至几百人，并设有限制性准入条件，只有符合要求的申请者才能参与 SPOC 课程。与传统课堂相比，SPOC 课程具有更大的灵活性和个性化定制的特点。

4. 混合教学（blended learning）　是近年来受到教育界广泛关注的一种新型教学方式，目前尚无统一概念。从内涵上解释，混合教学是将传统教学与数字化教学、线上教学和线下教学结合起来，整合两种教学形式的优势以使学生获得最佳的学习效果。在混合教学中，既要发挥教师引导、启发、监督教学过程的主导作用，也要充分发挥学生学习的主体作用。混合教学的效果取决于各个教学元素比重的合理分配，否则将无法发挥混合教学的优势，甚至产生一系列负面影响。若线上学习占比超过 70%，会导致学习资源过于零散、学习兴趣和效率下降、缺席率上升等问题。若线上学习占比低于 30%，学生可能会不够重视、不能充分利用在线资源；教师也不能及时有效地解决学生线上学习的困惑，达不到预期教学效果。护理教师应根据课程特点和学生情况，合理分配线上和线下教学活动的比例，对于实践性强的课程，应适当增加线下教学活动的比例。目前，国内混合教学的组织实施过程基本包括以下环节。①课前，教师将教案、教学视频、拓展资料、习题、案例等学习资源上传到平台，并发布学习清单。学生按照学习清单自主地进行线上学习活动，对课程知识达成基本理解。②在面对面课堂中，教师以帮助学生深化知识、提高思维和能力为目标，根据教学内容和学生特点，采用多种教学方法，如体验式教学、角色扮演、案例教学、项目教学、小组式学习等。同时，教师还可以利用智慧化教学工具，如学习通、雨课堂等，增加与学生的互动，如随机提问、课堂测试、实时弹幕、讨论、抢答等。③课后以线上教学为主，主要进行知识测验、知识链接和评价反馈等，并根据反馈进行教学策略的调整。

（1）优点：①教师不需要讲解全部内容或重复讲解，一些课程内容可由线上学习替代，课堂时间更多用于检查学生学习成效、深化重难点等，有助于教师大幅提高教学效率。②混合教学中，信息技术带来新型学习方式，促使学生在学习过程中有更多的投入和互动，持续提升学生的自主学习能力和批判性思维。③混合教学通过信息化技术保留学生的学习活动记录。累积的过程性学习数据将为课程分析、学情分析、动态调整教学策略提供基础，有助于教师进行教学改进，开启学业早期预警和干预；有助于学生形成学习行为画像，促进个性化学习。

（2）局限性：混合教学中，教师需要掌握线上、线下两种教学组织方式及相应的学习平台和工具，设计互补的两个教学活动方案及规定线上、线下成绩的评定方法等；学生则需要适应两种教学模式，熟练应用各类工具参与线上学习、交流互动、完成作业等，因此需要师生具备一定的信息技术能力。

5. 翻转课堂（flipped classroom）　也称反转课堂或颠倒课堂，属于线上、线下混合教学的一种形式，打破了"教师课堂授课，学生课后作业"的传统教学模式，而转变成"先学后教"。翻转课堂要求学生在课前自主学习相关知识，课中进行合作讨论、答疑解惑，促进知识理解，课后进行自主复习，实现深度学习，满足学生个性化发展需求。课前自主学习可以是在线学习或非在线学习。如果课前课后的学习、复习方式都是在线学习，而课中是翻转课堂，那么就是一种混合教学。翻转课堂的最初实施结构模型由美国富兰克林学院的 Robert Talbert 提出。后来，翻转课堂的实施方法多样化，融合了启发式教学、探究式教学、讨论式教学和合作学习等多种主动学习方式。

翻转课堂的教学过程一般包括以下 4 个步骤。①课前预习教学内容，发现问题：学生按照教师课前发布的学习任务清单，合理安排个人或小组的学习活动，并将学习中的疑难问题于课前反馈给教师，以帮助教师制定恰当的教学策略。课前学习资料可以是教学视频、慕课资源，也可以是基于教材的导学案例等。②课中开展高阶性学习：根据教学设计，教师引导学生以多种形式讨论和解决课前的疑难问题。教师在引导学生解决疑难问题的基础上，还应进一步带动学生进行知识的深入理解、综合运用和创新拓展，即布鲁姆教学目标分类理论的综合、应用和创新层面的高阶性学习。③课后提升学习质量：学生通过课前和课堂的学习，对相关知识具备较高的认知水平，此时需要进行较高水平的综合应用、评价和实践，以提高知识应用和创新能力。应用和实践的方向可以由教师指定或学生自选，应明确任务和评价标准，该过程可通过学习通、雨课堂、微助教等工具记录。④学习的总结与反思：教师应引导学生对翻转课堂的效果进行总结和反思，并对所学知识进行系统梳理和反馈评价。在这个环节，学生可以借助思维导图整理学习要点，也可通过日记的形式记录反思内容，还可以考虑"叙事护理"的形式。

（1）优点：①课堂上，学生成为主体，教师成为辅导者。②课堂教学任务，由传授知识转为促进知识的深入理解和应用。③课堂环境，既有灵活的软件环境支持，又允许教师改变教室的物理环境，为软硬件环境协同支持。

（2）局限性：①翻转课堂中学生是学习的主体和中心，学生参与的积极性会影响教学效果。护理教师需考虑和解决如何激发学生积极地参与课堂这一问题。②翻转课堂要求学生自主学习和合作学习，这对学生的认知能力是一个很大的挑战，教师应对学生的自主学习和合作学习方法进行指导。③学生课前的自主学习是翻转课堂实施的基础。护理教师要把自主学习纳入学生的评价中。评价的结果要及时反馈给学生，让他们了解自己的学习情况，增强自主学习的意愿和信心。

四、教学组织形式的选择依据和应用原则

教学组织形式多种多样，每一种都有其特定的目标指向和适用范围。在教学中应科学选择教学组织形式，以便更好地贯彻教学原则，实现教学目标，提高教学工作效率。

（一）教学组织形式的选择依据

1. 教学的目的和任务　教学过程由若干个教学阶段或环节组成，每一个教学阶段或环节都有其特定的目的和任务，如传授理论知识的教学阶段多以课堂教学为主，而形成技能的教学阶段则多以实训室教学或临床实践教学为主。在一个教学阶段中要完成几项教学任务，可以同时采用多种教学组织形式，以其中一种形式为主，其他形式为辅，多种形式并存。

2. 教学内容　教学组织形式总是相对于某种课程内容而存在的，依据教学内容来确定教学组织形式，就是根据不同学科性质和内容选择不同的教学组织形式。

3. 学生特点　护理教育分为中专、专科、本科、研究生等层次，不同层次的教学对象在年龄、认知水平、身心发展上具有各自的特点。因此，应根据学生不同的年龄阶段和身心特点，选择适宜的教学组织形式。

4. 学校的办学条件和教学设施　不同的教学组织形式需要不同的教学设施和设备，如临床教学需要具备完成其培养目标的临床教学基地和符合教学要求的临床师资队伍，课堂教学需要固定的教学场地等。因此，应根据不同学校的办学条件和教学设施选择教学组织形式。

（二）教学组织形式的应用原则

不同教学组织形式各有其利弊，尚不存在一种适用于所有情况的教学组织形式。因此，

教师应本着从实际出发的原则，综合考虑教学目标、教学内容、学生特点、学校办学条件和教学设施等，科学地选择教学组织形式。此外，教师还应积极创造条件，有步骤、有计划地在教学实践中尝试使用新的教学组织形式，并针对多种教学组织形式的特点进行有效整合，优化搭配，以最大限度发挥每一种教学组织形式的优势，克服其本身的劣势，确保教学组织的整体性、有效性，从而真正达到教学效果的优化。

第二节　教学组织形式设计

一、教学设计的概念

教学设计（instructional design，ID）是以优化教学过程为目的，以传播理论、学习理论和教学理论为基础，运用系统方法分析教学需求和问题，确定教学目标，设计解决教学问题的策略方案并试行，评价试行结果，并在此基础上修改完善的一个系统过程。教学设计包括教学目标、教学内容、教学对象、教学策略、教学媒体、教学评价在内的诸多基本要素。它既具有设计的一般性质，又遵循教学的基本规律。

二、教学设计的目标

教学设计的根本目标是促进学生学习，使得教学效果最优化。任何形式的教学，学习最终都需要通过学习者自己完成。因此，教学设计要重视对学习者的分析，重视激发、促进和辅助学习者的内部学习过程，推动学习者有效学习。此外，教学设计还可以发挥以下作用。

1. 有利于教学工作科学化　教学设计基于系统方法的科学指导进行教学活动，使教学手段和教学过程成为可复制、可传授的技术和程序。掌握和运用教学设计的理论和技术，是教师实现教学工作科学化的有效途径。

2. 促进科学思维习惯养成　教学设计是系统解决教学问题的过程，它提供了一套确定、分析、解决教学问题的理论和方法，这些理论和方法也适用于其他领域和其他性质的问题情境。通过学习和应用教学设计，学习者可以学会创造性地分析问题、解决问题，养成科学思维的习惯。

3. 推动教学理论与实践结合　教学设计使教学理论和教学实践密切结合。一方面，教学设计将现有的教学理论和研究成果应用到教学实践中，指导教学活动的开展；另一方面，教学设计也可以将教师的教学经验升华为教学科学，丰富和完善现有的教学理论。

4. 提升教学质量　在信息化社会，学习和掌握教学设计的理论和技术，思考如何有效利用信息化技术发展教学媒体、编制相应教材，对提升教学质量、适应社会发展具有积极意义。

三、教学设计的原则

1. 系统性原则　教学设计是一项系统工程，由多个子系统组成，各个系统既相对独立，又相互依存、相互制约，组成一个有机的整体。应掌握教学设计的理论与方法，在分析教学问题的基础上设定教学目标，并围绕既定目标设计教学各环节，保证目标、内容、方法和评价等子系统的一致性。教学设计从教学系统的整体功能出发，综合考虑学生、教师、教材、媒体和评价等方面在教学中的地位和作用，使之相辅相成、互相促进，产生整体优化的效应。

2. 程序性原则　教学设计各子系统的排列组合具有程序性特点，即各子系统有序呈现等级结构排列，前后子系统之间相互制约、相互影响。基于教学设计的程序性特点，教学设计应体现其程序的规定性及联系性，确保教学设计的科学性。

3. 可行性原则　教学设计要可实施，必须具备两个可行性条件。一是符合主客观条件。主观条件包括学生年龄特点、已有知识基础和师资水平；客观条件包括教学设备、区域差异等因素。二是具有操作性，教学设计应能指导具体的教学实践。

4. 反馈性原则　教学效果考评以教学过程前后的差异和对学生学业的科学测量为依据。测评教学效果的目的是获得反馈信息，以修正、完善原有的教学设计。

四、教学设计的内容

教学设计的模式虽然不尽相同，但教学设计的基本内容一般都包括以下4个要素，即制定教学目标、分析学习任务、选用教学方法和开展教学评价。

（一）制定教学目标

这是教学系统设计的一项基本要求与内容。教学目标的合理性是保障教学活动顺利开展的必要条件。

（二）分析学习任务

任务分析是指在教学活动开始前，预先对教学目标中规定的、需要学生习得的能力或倾向的构成部分及其层次关系进行分析，包括将目标技能拆分成多个子技能，确定子技能的性质和之间的层次关系等过程。目的是为安排学习顺序和创设教学条件提供依据。

1. 任务分析的主体　教学设计时要求任务分析者具有以下知识和技能：某一任务领域的专业知识和技能；教学设计的理论知识和技能；进入此任务领域的初学者的知识结构。

2. 任务分析的基本步骤　①分析学生的原有基础，即学生的起点状态，方法包括作业、小测验、课堂提问、观察学生反应等。②分析使能目标。学生未掌握但又是实现终点目标必须具备的知识和技能，称为子技能，以掌握子技能为目标的教学目标称为使能目标。从学习起点到终点需要的知识和技能决定了使能目标。③分析支持性条件。作为必要条件，使能目标是构成高一级能力的组成部分。支持性条件是促进或阻碍新能力出现的"催化剂"，如学习动机的激发，可以促进新能力的形成，反之则阻碍新能力的出现。

3. 任务分析的理论基础　教师常用的任务分析理论有加涅的学习结果分类理论，该理论系统阐述学习结果的种类和每种学习的条件。当明确学习行为所代表的学习结果类型后，就可以针对每项学习类型开展学习条件分析。

（三）选用教学方法

包括选择和设计教学的方式、途径和媒体等。教师应基于具体的教学目标、教学任务、教学进度、教学时间、学生学习特点、教师特点和特长、现有教学条件等因素选择合适的教学方法。此外，教师应广泛学习新的教学方法，并比较不同教学方法的特点、适用范围、优势和不足。

（四）开展教学评价

合理设计教学评价对促进教学目标的达成和提高教学设计的科学性、有效性起到重要作用。教学评价设计包括目标参照的终结性评价设计和过程取向的形成性评价设计。

五、教学设计的模式

教学设计模式是指在教学活动中采用的一种系统性方法或框架，用于规划、组织和实施教学活动。教学设计模式主要有以下几种：

1. 传统教学模式　着重于教师在教学过程中的角色和责任，强调教师在教学过程中的主导作用，侧重于教师如何备课、教课及评价学生学习成果。然而，该模式可能导致教育思想偏向"以教师为中心"，忽视了学生自主学习能力的培养，导致学生过度依赖教师、教科书和权威，缺乏对知识的主动探索和思考，甚至产生对教师和权威的盲从和迷信。因此，在教学设计中需要平衡教师的主导作用和学生的自主学习需求，注重激发学生的学习兴趣和主动性，培养其批判性思维和解决问题能力，以实现教育的全面发展。

2. 建构主义教学（constructivist teaching）模式　建构主义环境下的教育思想倾向于"以学生为中心"，强调学生通过建构自己的知识和理解来学习。该模式下教师扮演引导者的角色，为学生创设丰富多样的学习环境，激发学生的好奇心和探究欲望，鼓励他们通过自主探究、合作和反思等活动，积极构建个人意义和理解。但该模式忽视教学目标的分析和教师的主导作用。

3. PBL（problem – based learning）模式　PBL 模式是一种基于问题的学习模式，教师引导学生提出具有挑战性的问题，并主动探究、解决问题，从而促进学生的问题解决能力和自主学习能力。

4. "学教并重"的教学模式　是一种注重平衡学生自主学习和教师教导的教学模式，既能体现学生的主动性和创造性，又能发挥教师的引导性和激励性，对于提高护理学专业学生的专业素养、知识水平和实践能力具有重要的作用。

六、教学设计的方法

教学设计是对教学过程中的各个要素，如教学目标、教学内容和教学对象等，进行系统的分析和整合，并运用系统的方法对教学过程进行模式化。教学设计过程的模式有多种理论，如加涅的系统教学设计理论，迪克－凯瑞的系统教学设计模式，ADDIE 教学设计模型等。其中，迪克－凯瑞的系统教学设计模式是一种经典的理论，它基于行为主义的教学系统，从制定教学目标到进行终结性评价，构建了一个完整的教学系统设计过程。该模式由 9个步骤和一个信息反馈修正步骤组成，见图 7－1。

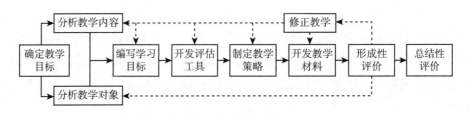

图 7－1　迪克－凯瑞的系统教学设计模式

1. 确定教学目标　在这个环节，教师首先确定教学目标。这些目标应该明确具体，与学生的需求和实际情况相符，以便为后续的教学活动提供明确的指导。

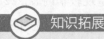　知识拓展　● ● ●

OBE 教学设计

　　成果导向教育（outcome based education，OBE）是以学习结束后学生必备的能力为准绳，所有教学活动必须围绕其开展的一种教育组织模式，是一种以学生的学习成果为导向的教育理念，即教学设计和教学实施的目标是学生最后所取得的学习成果。它由美国学者威廉姆·斯巴迪于 1981 年首次提出，目前已成为包括我国在内的许多国家教育教学改革的主流思想。

　　成果导向教育强调课程体系和课程教学要以毕业要求为导向，其核心思想是学校的一切教育活动都应围绕达到毕业要求的预期成果而展开，明确的预期学习成果不仅是教育教学活动的起始点，也是检验其有效性的终点。所以，教师首先必须清楚学生在完成学业后最终达成的目标成果，然后从重要的目标成果出发进行"反向设计"，即依据目标成果进行课程设计和课程计划的制订。

　　2. 分析教学内容　教学目标确定后，设计者要分析学习类型，确定实现学习目标所需的步骤，分析下位技能，确定要实现这些步骤必须掌握的知识、技能和态度。通过分析，形成一张图表，说明要达到既定的学习目标，需要掌握的知识、技能和态度（起点行为），并厘清各起点行为之间的关系。

　　3. 分析教学对象　教师对学习者的现状进行分析和评估，包括教学对象的知识储备、技能水平、学习风格和学习兴趣，以及学习技能的教学环境和应用环境等。教学对象的学习环境可能是课堂教学、实训室教学或临床实践教学，而技能的应用情境也各有不同，因此前期教学分析时要充分考虑教学背景的差异性和特殊性，尽量使教学符合实际需求。教师应根据教学对象及其背景的分析，结合学习目的使其习得系统化的理论知识，强化临床技能或实现个性化的教学，采取适合的设计帮助教学对象掌握所学知识，并在不同的应用情境中进行知识的迁移运用。

　　4. 编写学习目标　教师根据教学目标和教学对象的现状，编写合适的学习目标。这些目标应包括教学对象的学习内容、学习条件和学习标准，既能增强学生学习的目的性，也能指导设计者选择教学内容、制定教学策略，评估教学与学习。因此，编写学习目标是教学设计的关键，内容上要从易到难，从知识、技能上升到情感态度。

　　5. 开发评估工具　设计者应根据上述目标开发评估工具，用评估工具检验教学对象达成目标的程度，评估的重点是目标中所描述的行为。该环节的核心目的是促进教学对象学习。一方面，教学对象可以应用这些评价标准对自己的学习结果进行评价、分析和总结，进而促进后续的学习。另一方面，教师可以根据教学实施质量的评价，对教学设计进行必要的补充和修改，使得教学过程更加完善。评估工具可包括课堂测验、技能操作考核、项目展示等形式。

　　6. 制定教学策略　教学策略是设计者为了决定教学内容的呈现方式，促进教学对象有效学习而制订的计划，包括以下4方面。①合理安排内容的呈现顺序。例如，可以用先行组织者或元认知策略复习相关知识，还可以运用纲要或概念图形式梳理和呈现教学内容。②教学策略的学习成分设计。要了解学习者的内在思维过程，可以参考加涅对学习内在思维过程的研究，把教学事件总结为5个学习成分：教学前活动、内容呈现、学习者参与、评测、增强活动。学习成分设计就是对这5个部分分别进行规划设计。③学习者分组。不同的分组方式决定了学习共同体的大小，而不同的学习组织决定了采取不同的社会交互方式。④为教学传递选择合适的媒体和传递系统。

7. 开发教学材料　教师准备教学所需的材料和资源，包括教科书、学习指南、试题、多媒体资料、实验器材等。这些材料应与教学目标和教学策略相一致，能够支持学生的学习和理解。此外，还应提供开发教学材料的标准。

8. 形成性评价　教学材料初步制作完毕后，设计者应根据评价收集的数据修改教学。该环节中，形成性评价的方法通常有3种类型：一对一评价、小组评价和现场评价。这3种评价都能给设计者提供修改教学的信息。

9. 修正教学　根据形成性评价收集的数据，找出教学对象无法达成既定目标的原因和教学中存在的问题。修正教学不仅是修改教学本身，还包括重新审视教学分析的有效性、教学对象特征和起点行为设定的可行性、行为目标的表述、评价工具的有效性、教学策略等，根据这些信息设计更合适的教学材料。

10. 总结性评价　教学设计完成后，通过总结性评价对开发的教学活动和程序进行终末评价，以确定它在实际教学中的有效性。总结性评价要与教育的项目和课程目标紧密结合。

迪克-凯瑞的系统教学设计模式的特点在于强调学生的任务分析及起点行为的确立；强调教学设计是一个循环往复的过程，需要设计者不断进行分析、评估和修正，以期完成具体的教学任务，达成教学目标。

第三节　护理课堂教学

课堂教学包括备课、上课、布置和批改作业、课外辅导和学业成绩的测量与评定等环节。教师应熟悉各教学环节的任务，围绕学生学习积极性的调动和学习成效，认真做好各个环节的工作，以保证和提高课堂教学质量。

一、备课

备课（preparation for lesson）是教学的初始阶段，是教师根据课程标准和本门课程的特点，结合学生的具体情况，全面规划教学活动，对教材内容进行教学法上的处理，以保证学生能有效学习的过程。备课是顺利完成教学任务的前提和基础。备课是否充分、完善，直接影响教学效果。一堂高质量的课不是随机或偶然发生的，它是教师精心准备的结果。因此，教师在课前应认真备课，做好以下4项工作：钻研课程标准和教材、了解学生、选择教学方法、设计教学方案。

（一）钻研课程标准和教材

1. 钻研课程标准　课程标准是课程教学内容的总体设计，教师应把熟悉和执行课程标准作为教学的起始点和落脚点，备课时必须明确课程的教学目标、教材体系、基本内容和对教学方法的基本要求。

2. 钻研教材　教材是护理学教师进行课程教学的基本依据。备课就是要认真钻研教科书，掌握教科书上的每个知识点，明确教学内容的重点、难点和关键点。所谓关键点是学科中某些承上启下的知识点。

护理学教师钻研并掌握教材，一般要经过"懂""透""化"3个阶段。"懂"是指掌握教材的基本结构；"透"是指对教材融会贯通、运用自如；"化"是指教师的思想感情和教材的思想性、科学性融为一体，是掌握教材的最高境界。

3. 广泛查阅教学参考资料　教师备课仅基于一本教科书是不够的，要给学生"一杯水"，教师自己要有"一桶水"。在钻研教材的同时，应广泛利用各种途径，收集与教学内容有关的参考资料，包括中外文书籍、数据库、报纸杂志、网络资源等。了解相关的新进展，用以充实、丰富教学内容。

（二）了解学生

教师在备课时应从学生的学习需要出发，而非单纯钻研教材。教师可通过与班主任、其他任课教师或学生交谈、课堂观察、考试、问卷调查等多种方式全面了解学生，如学生学习新任务的预备状态，对学习任务的情感态度，对完成新任务的自我监控能力等。在此基础上，教师要分析和概括学生的共性和个别情况，有针对性地进行分类指导和个别指导，使教学适应学生的水平和需求。

（三）选择教学方法

课堂教学中有多种教学方法可供选择，每一种教学方法都有其优劣，教师必须根据教学目标，结合课程内容的特点，选择适应教师自身条件，符合学生年龄、兴趣、需求和学习基础的教学方法，从而发挥课堂教学的整体效应。

（四）设计教学方案

教学方案是教师对教学过程的计划安排，其质量可很大程度影响授课的效果。护理学教师必须对一堂课的教学过程及各个环节进行认真研究和设计，拟定较为详细的教学实施方案。教学设计方案可具体化为编制以下3种计划。

1. 学年或学期教学进度计划　应在学科或学期开始之前制定，内容包括本学科或学期的教学总要求、章节的编排顺序、教学时数和时间的具体安排、教学形式与教学手段的安排等。

2. 单元计划　是为教科书的某一单元拟定的课程计划，内容包括该单元的教学目标、课时划分、课时类型、教学方法和必备的教具等。

3. 课时计划　又称教案，是备课中最深入、具体、落实的一步。教案的内容如下。①确定具体、可行、可测量的教学目标。②确定教学的重点、难点和关键点。③选择合适的教学组织形式、教学方法、教具和媒体。④确定各个教学进程的步骤和时间分配。⑤设计教学的语言行为和非语言行为。⑥设计提问、思考题和作业等。⑦设计板书。⑧明确该课时的参考用书。

　　编写教案应有一定的格式，但不限于某种格式，详略的处理也因教师而异。新教师建议写详细的讲稿式教案，经验丰富的教师可根据自身情况写提纲式教案。一份规范的教案应包括授课课程、授课章节、授课对象、授课时数、授课地点、使用教材、目的要求、重点难点、教学内容和进程、教学组织形式和方法、教学手段、使用教具、授课提纲、时间安排、复习要点、思考讨论题及作业题、参考文献、实施后情况记录等。常见的教案格式见图 7 - 2。

课程		时间		授课对象	
章节		地点		教师	
教学目的和要求					
教学重点和难点					
教学方法与手段					
教学过程					
教材及参考书目					

授课内容	教学方法与手段	时间
作业及练习		
课后小结		

图 7 - 2　常见的教案格式

　　教师在编写教案的过程中应注意：①全面、透彻地掌握教材。教材是教师编写教案的主要依据，教师必须反复阅读教材，直至熟悉和掌握教材的全部内容，才能对教案编写做到心中有数，并做到立足于教材而不拘泥于教材。②设置具体、明确、恰当的教学目标和要求，应包括知识掌握、能力培养、创新思维和情感激发等内容。③思路清晰，层次分明。一堂课要讲授的内容很多，教师应厘清思路，做到主次分明，详略得当，先讲什么，后讲什么，之间如何衔接都应做好安排。对所讲授的内容在时间上做好划分，一般以 10 分钟为基数。④科学安排进度，材料充实，突出重点难点。教材受出版周期和篇幅的限制，内容有一定的滞后性。在编写教案时，教师应对有关内容进行必要的更新补充，把科学结论的形成依据和理论演变发展过程适当反映到教案中。编写教案时，要抓住教材的"三基"内容，突出课程标准要求学生必须掌握的重点内容，根据学生实际情况，确定难点和用什么方法突出重点，讲清难点。在何时何处应用何种教具也应在教案中标明。⑤语言通顺、精炼和准确。编写教案不是照抄教材，应注意把书面语言转换成口头语言。这样讲起课来会显得自然、流畅，学生也容易与教师沟通交流，积极参与到教学过程中来。

二、上课

上课是整个护理教学工作的中心环节，是护理学教师的教和学生的学相互作用最直接的表现。上课应按教案进行，但又要根据课堂的实际情况灵活调整，不被教案束缚。

（一）课的类型和结构

由于教学目的、教学任务的不同，课堂教学可分为多种类型。教师应正确选择和运用不同类型的课，使系列课构成一个完整的体系，保证整个教学过程的完整性。

1. 课的类型　一般分为单一课和综合课两种类型。如一节课只完成一种教学任务称为单一课，如复习课、练习课、测试课、参观课等。如一节课要完成两个或两个以上的教学任务，称为综合课。

2. 课的结构　是指一节课的操作程序，即课的各个组成部分的顺序和时间分配。基本程序如下。①组织教学：即管理课堂，其任务是使学生明确一节课的任务、要求，把学生注意力集中到学习任务上来，以保证教学工作正常有序地进行。②检查复习：教师通过检查作业、口头提问等方式，检查学生对之前所学知识的掌握情况，并使学生在知识技能上做好学习新知识的准备。检查复习的内容可以是上一次课学过的内容，也可以是已学过的与将要学习的新教材有联系的内容。③教新内容：这是课的主要组成部分。教师应注意新课题的引入，设法引起学生的学习兴趣和求知欲望。讲授中要贯彻有关教学原则，灵活选择和运用各种教学方法，注重启发和引导，并教给他们思考的方法。④巩固新学内容：采用复述、练习、归纳、提问等方法检查学生的掌握情况，及时解决存在问题，做到当堂消化，初步巩固。⑤布置作业：这是一节课的结束，是课堂教学的延续和补充，其目的是使学生进一步巩固所学知识，并培养学生独立作业能力，通过练习，加深对知识的理解，培养独立分析和解决问题的能力。

（二）课堂教学的策略

护理学教师应在现代教学理论指导下，遵循教学规律，贯彻教学原则，运用恰当的教学方法组织教学。上好一堂课的具体要求一般包括以下几点。

1. 目标明确　教学目标的制定应符合课程标准、符合教材和学生的实际，包括知识、技能的掌握和情感、态度的培养；师生双方对一堂课所要达到的教学目标应具有共同的明确认识；教师在课堂上的一切教学活动都应围绕教学目标进行。

2. 重点突出　是指在一堂课上，教师要把主要精力放在重点内容（基本知识、概念和原理）上，做到突出重点、难点和关键点，不要对所有的内容平均分配时间和精力。此外，教师也应考虑教材的整体性和连贯性，注重新旧知识之间的联系、理论与实践之间的联系。

3. 内容正确　指教师要确保教授的知识是科学、正确及符合逻辑的。教师的教学技能或行为必须符合规范。教师对学生的提问要秉持谦虚、认真、实事求是的态度，不能做没有把握的随意性回答。如果学生作出的反应不正确，教师必须及时加以纠正。

4. 方法恰当　教师应根据教学任务、内容和学生的特点正确灵活地运用教学方法，注意"一法为主，多法配合"，达到教学方法的整体优化，从而调动学生学习的积极性，启发学生积极思考，勇于探索，力求取得较好的教学效果。

5. 表达清晰　在护理学的中文教学中，教师必须使用普通话，做到音量适中、语速适宜、条理清晰、言语流畅生动、通俗易懂。板书及多媒体制作要规范、准确、清楚。

6. 组织得当　指课的进程基本符合课时计划的设计，进程分明，有条不紊，节奏紧凑，不同任务变换时过渡自然，课堂秩序良好。

7. 师生互动　指课堂上教师和学生之间具有良好的双向交流，充分发挥教师的主导性和学生的主动性。教师应积极引导学生思考，激发学生学习潜力，关注学生反应并及时调整教学安排。

三、布置和批改作业

作业是促进课堂教学的一种有效的手段，它能及时让教师了解学生在课堂内外获取信息和应用知识的能力，是课堂教学的延伸，也是实现教学目标的证明。作业包括课内作业和课外作业，其目的是帮助学生巩固消化所学的知识，培养学生技能、技巧，训练学生独立工作的能力；帮助教师获得教学效果反馈，为调整、改进教学提供依据。

护理教学中的作业包括3个方面：口头作业，如复述、问答和口头解释等；书面作业，如写护理病历、反思日记、论文等；实践作业，如护理技能操作、护理实践报告等。教师在布置和批改作业时应注意以下几个方面。

1. 合理设计作业的内容和形式　作业的内容要符合课程标准和教材，针对不同层次的教学目标，合理设计不同类型的作业。作业的内容应有启发性、代表性，把重点放在基础知识的掌握和基本技能的培养上。作业的形式可设计成个人作业或小组作业，以充分发挥个人自主学习和合作学习的优点。

2. 确定作业的难易程度　根据课程和自主学习时间的比例，有层次性、针对性地确定适当的作业量和适度的难易度，以免学生负担过重。同时，应注意对尖子生和学习能力较差学生的区别对待。

3. 明确、具体作业的要求　作业的要求必须明确、具体，包括作业的规范格式、完成作业的方式、字数范围、评价方法、上交日期等。对作业中的难点、疑点给予适当指导，但不能完全代替学生思考，需培养学生自主学习的能力。

4. 及时检查和批改作业　教师应及时检查、批改作业，并给予学生客观、准确的评价和反馈，使教师及时了解教学效果，了解学生对知识的掌握情况。

四、课外辅导

课外辅导是课堂教学的延伸和补充，是适应个体差异、因材施教的重要措施。课外辅导的内容：答疑、拾遗补阙；对学习成绩优异、学习能力强的学生进行个别辅导，增强作业难度，扩大知识面，满足其求知欲；对缺课和基础差的学生补课，修正学习态度，改进学习方法；为有学习兴趣的学生提供课外研究的帮助；开展课外辅助教学活动，如参观、观看教学视频等。课外辅导可采取个别辅导和集体辅导两种形式。

课外辅导是师生相互了解、交流思想情感的好机会，因此辅导内容不应局限在书本、学科领域内，可广泛地涉及世界观、人生观、理想及志向等。

五、学业成绩的测量与评定

具体内容详见第九章。

第四节　护理实训室教学

护理学是一门实践性和应用性很强的学科，护理操作技能水平是评价学生实践能力的重要指标。实训室教学则是提升学生动手能力、掌握护理操作技能的重要方式，通过护理实训室教学，可为临床实践做好充分的准备。

一、实训室教学概述

实训室教学（experimental teaching）是教师组织学生在模拟真实场景的实验室里，或借助虚拟仿真实验系统进行护理行为和技能教学的一种教学组织形式，是学生巩固理论知识、提升护理实践能力的主要途径，为学生进入临床实习提供了基础性训练。

二、实训室教学的目标

1. 提升护理技能水平　实训室模拟环境中，借助模拟人或虚拟仿真系统培养学生基本的动手操作能力，如进行吸痰、导尿、给药等护理操作。在这种低风险的环境里反复训练，有助于提高操作的熟练度和准确性。

2. 促进学生护士角色适应　通过模拟真实的临床情境，让学生体验护士的工作环境，帮助学生感知和理解护理职业，促进他们对护士角色的适应。

3. 培养岗位胜任能力　在实训室教学过程中，运用实验教学训练设备，设置情境或案例，注重培养学生专业知识和技术、临床思维、团队协作能力、人际交往技巧、创新精神及社会责任感等核心胜任力。

三、实训室教学的环境

良好的实训室教学环境，是一个既贴近临床环境又安全可控的场所，可满足学生技能学习与训练的需求，同时也利于培养学生团结协作、积极向上的学风，以促进其护理技能和专业素养的全面发展。实训室可分为技能训练室、形体训练室、健康评估实训室、模拟病房及综合训练室等。实训室应配备各种模拟设备和工具，如仿真人体模型、护理操作所需的物品等，以满足教学需求。实训室教学还应配备多媒体设备，展示教学视频、图像和案例等，用来模拟临床环境或辅助教学。此外，实训室环境应注意以人为本，温馨庄重，体现护理文化，增强学生对于护理的专业认同感。

四、实训室教学的设计

实训室教学设计是实训室教学的核心部分，教师在进行实训室教学前应结合学生的认知水平和学习能力设计教学过程，并做好充分的准备工作。其基本原则包括如下几点。

1. 选择合适的教学方法　教师根据教学目的和内容选择合适的教学方法，如基本护理技能训练，可按照"示教—练习—巡查—回示教—评价"模式进行。开展综合训练时，教师可设计合适的案例，让学生进行分小组练习，然后选择一组或几组回示教，师生共同进行点评、分析和讨论。

2. 以学生为中心　在实训室教学中，学生是教学过程的主体，教学设计应充分考虑学生的学习需求和兴趣，激发他们主动去思考、探索和分析。

3. 培养护理人文素养　学生在实训室教学中，可接触或扮演不同的人物角色，体验不同人物的情感和需求，培养其爱伤观念，以增强护理人文素养。

五、实训室教学的常用方法

（一）单项护理技能教学

单项护理技能教学是指针对某一项具体的护理技能，如静脉输液、静脉注射、留置导尿等，通过系统的教学过程来传授和培养学生掌握和应用该技能的能力。教学内容包括明确该项技能的教学目标，讲解技能的操作步骤和注意事项等，教师进行实际的操作示范，学生进行分组练习，教师巡查指导，学生回示教，教师反馈和总结。

（二）综合性训练

综合性训练是指利用模拟病房模拟临床护理工作流程而进行的护理实训室教学，包括案例分析和临床技能培训两部分。教师团队根据临床真实病例或教学经验设计一个案例，包括疾病诊断、护理诊断、疾病观察与常规护理、并发症预防、健康教育等方面，学生以小组形式合作，共同制定和执行护理计划。案例中涉及的技能可以是基础护理技能或专科护理技能，也包含临床思维和团队协作精神训练。学生在完成操作后，教师可以组织讨论，鼓励学生自我反思和评价，教师给予反馈和建议。

（三）虚拟仿真教学

虚拟仿真教学是一种基于计算机技术和虚拟现实技术的教学方式，通过模拟真实的临床场景和操作过程，让学生在虚拟环境中进行实验操作和学习。这种教学方式可以提供逼真的图像、声音和互动设计，让学生可以在安全、便捷的虚拟环境中进行实验，从而提高实践操作能力和学习效果，为学生提供更加直观、生动的学习体验。虚拟仿真教学在护理实训教学中可以应用于多个方面，如虚拟临床场景模拟、实践操作训练、应急抢救训练等。以静脉输液为例，学生可以通过虚拟仿真软件模拟完整的静脉输液操作流程，包括物品准备、输液液体配制、选择穿刺部位、皮肤消毒、针头穿刺等步骤。在模拟操作过程中，虚拟仿真系统可以实时监测学生的操作，提供反馈和评估，指导学生纠正错误、改进操作技巧。还可以模拟各种可能出现的错误和并发症，如穿刺失败、血管破裂等情况，帮助学生学会应对突发情况的方法和技巧。

（四）模拟教学

模拟教学是利用模拟技术创设出模拟患者和模拟临床场景，代替真实患者进行教学和实践的教育方法，具有安全性、可重复性、真实性及可操控性等特点。模拟教学通过应用高仿真的模拟设备或者经过训练的标准化患者（standardized patient，SP），替代了真实患者作为练习对象的传统培训模式，不仅创建了安全、可靠的临床教学环境，还提高了培训学生的效率，成为实训室教学培训的新趋势。教师应根据教学目标和要求设计各种临床场景，学生应用模拟教学设备反复进行实践训练，以掌握临床操作的步骤和方法，同时也培养学生评判性思维，增强团队协作意识及沟通能力。模拟教学结束后，学生对过程进行总结和分析，教师对各组学生的操作进行点评并给出意见。需要注意的是，在模拟教学中保真度并不是唯一的衡量标准。教师在选择模拟教学设备和场景时，需要根据教学目标和学生的需求来确定适当的保真度。过高的保真度可能导致资源浪费或学生过度关注技术细节，而忽略了技能的实际应用。

六、实训室教学的组织与管理

实训室教学组织管理对保障实训室教学的正常秩序和顺利开展起着至关重要的作用，具体要求如下。

1. 建立实训室教学的相关制度　建立健全实训室教学管理规章制度，包括实训室教师队伍建设、仪器设备和材料管理、环境与安全管理、学生实验管理等方面。

2. 规范实训室教学　根据课程标准和教学目标科学制定实训室教学大纲，教师严格按照大纲要求进行上课，并如实完成上课记录。同时，做好实训前准备和课程管理工作，解决教学过程中出现的问题。

3. 探索实训室教学改革　教师和实训室工作人员应关注实训室教学的新进展、新成果，不断改革创新教学项目，提高实训室教学效果，培养学生分析和解决问题的能力。

第五节　护理临床教学

护理临床教学作为护理教学的一种特殊组织形式，是提升学生分析和解决问题能力、强化护理操作技能的有效途径，可帮助学生将纵向的理论知识转变为立体的临床思维，促进其融入护理文化及角色的转变，为胜任护理工作岗位打下坚实的基础。

一、护理临床教学的概念

护理临床教学（clinical teaching in nursing）是一种帮助护理学专业学生将课堂上所学到的理论知识和技术运用到临床实践中，使其获得应有的专业技能、态度和行为的教学组织形式。随着社会的进步和医学的发展，现代护理实践教学已经逐渐超越传统的医院环境，涵盖了更广泛的护理实践场所，包括社区、养老机构、家庭、学校等。

二、护理临床教学的基础

1. 临床教学应体现护理专业实践的性质　护理学是一门实践性很强的专业学科。专业学科与学术学科的区别在于专业的实践部分。临床环境中的实践使学生接触到真实、复杂的问题，发展其评判性思维和解决问题的能力。

2. 护理专业学生是学习者的角色　实践环境是学生与患者接触以检验理论和学习技能

的场所，临床教学的重点应该是学习。因此，在临床教学中，学生的角色主要是学习者，而不是护士。临床教学的重点是强调学生在临床环境中学习如何照顾患者，而不是提供患者护理。

3. 相互信任和尊重的学习氛围　临床教师和学生应尽可能创造和维持相互信任和尊重的氛围，在这样的氛围中展开临床教学将会更为顺利。临床教师必须尊重和信任学生，允许学生在安全的情境中犯错，并给予指正。同时，学生也必须尊重临床教师，并相信他们会公平对待学生。

三、护理临床教学的目标

临床教学首先要明确护理学生培养的预期目标，然后选择能够实现这些目标的内容和教学策略。根据护理学生培养的能力目标制订科学、合理的临床课程计划。临床教学目标是根据护理学专业人才培养总体目标制定，包括认知领域、技能领域及情感领域三方面的目标。

（一）认知领域目标

1. 解决问题的能力　临床学习活动提供了丰富的、需要解决的现实实践问题来源。有些问题与患者及其健康需求有关，有些则源于临床环境。大多数临床问题是复杂的、独特的和模糊的。因此，解决临床问题的能力是临床教学的重要目标，而护理过程的本质就是解决问题的过程。在临床实践中接触到的复杂的现实问题，可以使学生的临床推理和解决问题能力得到提升。

2. 评判性思维　评判性思维是护理教育的重要目标。临床环境中患者的需求往往具有一定的复杂性，护士需要处理各种情境并面临着多重道德问题，需要具备批判性思维能力，才能够作出合理的判断。临床护理实践教育在整个护理教育计划中需要关注培养学生的评判性思维能力，如鼓励学生提出问题、表达不同的观点、质疑目前的一些护理方法、积极寻找问题答案等。

3. 临床推理的能力　临床推理是护理能力的基本特征。在护理中，临床推理涉及评估现有证据的数量、质量和可靠性的过程，分析和评估患者信息，并对患者管理作出专业判断。有效的临床推理，就像评判性思维过程一样，依赖于对特定患者情境的深刻理解。它是随着临床情况的变化进行推理的能力，掌握患者需求随时变化的本质。适当的临床实践、多样性和高质量的临床经验对于培养护理学生的临床推理能力至关重要。

4. 临床决策的能力　专业护理实践要求护士对患者护理作出决策，包括确定护理问题、制定可能的解决方案和在特定情况下采取最佳方法。临床决策的过程包括收集、分析、权衡和评估信息，以便从多个备选方案中选择最佳行动方案。个人的价值观、偏见及文化背景都会影响临床决策的制定，进而影响个人对情况的感知和分析方式。在护理实践中，临床决策需要患者和工作人员共同参与，决策才能更有可能被接受。临床实践教育活动应该为学生提供参与决策的机会，以发展其临床决策能力。

5. 临床判断的能力　临床判断是评判性思维和决策的结果。学生运用护理知识来正确识别和评估临床护理情境中的一些风险，并采取循证行动，评价结果，以获得满意的临床结果。对学生来说，制约学生临床判断能力发展的因素分为内部或个人因素，如知识、技能、个人特征、先前经验水平等；外部或环境因素，如任务复杂性、时间压力、资源、健康记录数据、后果、风险等。临床实践教学应该根据特定的临床场景或案例研究，向护理学生教授临床判断的过程，并引导他们在实践活动中反思自身的临床经验，及时提供总结或反馈。

（二）技能领域目标

1. 临床技能 临床技能是护理实践不可或缺的一部分，包括在不同的条件下，在适当的时间限制内，熟练地、平稳地、持续地执行任务的能力。临床技能的学习需要有反馈的练习，以便改进表现，直到达到预期的结果。因此，临床护理实践教学活动应该包括丰富的临床技能实践，以促进技能学习过程。临床技能的发展不仅涉及技术熟练程度，还必须关注关怀行为、评判性思维、临床推理、解决问题和临床决策。临床教师需要提供丰富的实践机会发展学生的临床技能。

2. 人际交往能力 人际交往能力在整个护理过程中被用来评估患者和家庭的需求，计划和实施护理，评估护理结果，记录和传播信息。这些技能包括沟通能力、治疗性的自我运用和教学过程的运用。人际交往技能不仅包括人类行为和社会系统的知识，还包括语言行为（如说话和写作）及非语言行为（如面部表情、身体姿势、触摸等）。为了促进这些技能的发展，临床学习活动应该为学生提供与患者形成照护关系的机会；发展与其他卫生专业人员的合作关系；记录患者信息、护理计划、提供护理和评估结果；并对患者、家属和工作人员进行个别和小组教学。

3. 组织管理能力 临床护理工作烦琐复杂，要求护士在规定时间内完成各项护理任务，护士需要合理安排工作顺序，并参与护理质量控制等管理工作，这就要求他们具备一定的组织管理能力。临床教师也需要注重学生组织管理能力的培养。

（三）情感领域目标

1. 文化整合能力 文化整合能力的发展始于对文化多样性的认识，以及学生自身文化的价值观、信仰、规则和传统的了解。在临床学习中，学生理解、欣赏护理文化及临床教学基地的文化，并将文化和世界观融入对患者的护理中。文化的整合能力需要长期与不同文化背景的患者打交道，并对这些学习的经历不断反思和总结而形成。

2. 树立护理专业价值观 在临床实践中，学生有机会亲身体验护理专业角色，通过模仿、参与和实践，逐渐理解和内化护理专业的核心价值观，促使他们树立正确的职业理念和行为准则，这对他们的专业成长和价值观形成至关重要。

3. 促进护理角色的转变 临床真实的工作情境为学生提供了融入护士角色的场所及机会，学生在护理实践活动过程中，能够切身体验和感悟护理角色的特征，从而促进其实现角色的转变。

四、临床教学环境

临床教学环境是指组成临床教学的场所、人员及其社会关系，是影响临床护理教与学的各种因素，由人文环境和自然环境两部分组成。在临床实践中接触和沉浸的环境会影响学生临床实习的效果，学校需要充分评估临床教学机构的环境，尽可能为学生创建安全、丰富的教学环境，帮助学生在获取实践机会、教学资源的同时，也尽可能保证实践环境的安全，确保顺利完成实践教学。

1. 人文环境　包括临床教学机构的临床护理人员、护理服务对象、实习学生和其他专业人员，以及由以上人员组成的人际关系、工作模式、教学资源和护理文化等。临床护理人员的言行举止、思想风貌和专业水平、工作态度等会对与其密切接触的学生产生潜移默化的作用。

2. 自然环境　主要指对学生的学习产生直接影响的各种自然因素，包括临床教学机构的地理位置、性质、规模、设施设备和生活环境等。临床教学机构的性质、规模和教学相关设施设备对实践学习及其结果产生影响。因此，应尽可能满足学生实践教学的要求，为他们提供更多的实践机会和条件。

五、临床教学前的准备

（一）学校的准备

1. 建立教学基地　学校充分评估医疗机构的教学条件及资源，选择符合教学标准、具有带教能力及丰富医疗教学资源的医疗机构作为教学基地。建立较好的联系机制、取得教学基地的支持是完成临床实习的重要条件。

2. 制订临床课程计划和大纲　根据学校教学目标，院校教师制定临床教学大纲，并与教学基地共同制订完整的、切实可行的实习计划，包括目的要求、起止日期、实习科目、轮转安排、带教师资、实习内容、实习形式和方法、实习考核和评定方式等。

（二）临床教学机构的准备

教学机构在实施教学前需要与学校进行沟通，充分了解临床学习的目标及教学大纲，并制订相应的临床课程计划，组织临床老师进行集体备课，安排适当的护理教学师资及教学场地等，建立临床教学的信息档案等。

（三）临床教师的准备

临床教师需要制订好专科课程计划，根据临床教学内容进行备课，准备好临床教学所需要的教学资源及材料，登记学生信息。

（四）学生的准备

学生在临床学习前应熟悉教学目标和临床学习计划安排，回顾学习相应专科的知识及技能，同时也需要关注临床教学机构的文化及规章制度等，并准备好学习用品，遵守着装、发饰及礼仪要求等。

六、护理临床教学的形式

（一）临床见习

临床见习（clinical observation）是指在专业课教学期间，为使学生获得护理理论与实践相结合的完整知识而进行临床实践的一种教学形式。通常是在完成理论课学习后，由学校教师带领学生到临床教学机构，通过观察、访谈、思考、操作、讨论、汇报等教学活动，使课堂中所学的理论知识、技能和临床实践相联系。

1. 临床见习的形式

（1）课间见习：一般安排在理论课教学期间，与学校理论课程同步，在一个章节理论课程结束后，安排半天到 1 天的时间到医院见习。院校老师与临床教师紧密联系，选择一些典型的病例，帮助学生对该章节疾病建立感性的认识，巩固课堂所学的理论知识。

（2）集中见习：一般安排在专业课程理论授课结束后，集中安排 1～4 周到医院临床见习，以临床观摩、实践部分基础护理操作为主，临床教师需要根据学校的见习教学大纲要求，协助、督导学生完成集中见习任务，院校老师在见习结束后对学生进行评价。

2. 临床见习的基本环节

（1）见习前的准备：见习主要由院校各课程组根据课程标准要求统筹安排。由院校教师在见习前与教学医院护理教学管理部门、相关科室进行沟通，使之了解教学进程和见习内容与要求，给予有效配合。见习前，任课教师应先到见习点，根据教学需要，和临床教师充分沟通，选择代表性病例作为见习对象，并向患者和家属做好解释工作，以取得理解和配合。另外，要做好学生的组织工作，使学生了解见习的目的、内容、方式、要求和注意事项。

（2）见习期间的组织：见习期间以认识各种疾病与护理操作为主。在教师指导下，学生着重学习如何与患者沟通，识别各种正常或异常体征；学习临床思维方法和观察病情变化要点，实践基础护理工作，并有计划地安排观察和学习护理技术操作；学习专科疾病的健康教育等。见习初期，教师以示教、讲解为主，后期应加大提问、查对、指导的比重，促进学生自主思考，并逐渐增加学生直接接触患者的机会。

（二）临床实习

临床实习（clinical practice）又称生产实习或毕业实习，是指全部课堂教学完成后，集中时间对学生进行临床综合训练的一种教学形式，也是继续完成和达到护理学专业课程计划所规定的培养目标的最后阶段，是整个护理教学过程中重要的阶段，一般需要 32～42 周。学生到临床教学机构进行临床实习，在临床护理教师指导下承担部分护理工作，强化护理专业知识和技能，培养学生良好的职业道德和行为，是检验护理教学质量的重要手段之一。学生进入临床实习后，院校教学管理部门和班主任应经常与教学基地保持联系，定期了解学生情况，协助解决学生在实习中遇到的问题。

七、临床教学管理

1. 加强临床教学的组织　临床教学机构应设立负责管理临床教学的部门，并指定教学管理负责人，在其领导下组织开展临床教学工作。临床科室应由所有临床教师组成临床教学小组，其中科室护士长担任组长，有 1 名专门负责临床教学管理的临床教师或者教学秘书。该小组将制订科室带教计划、落实带教任务、检查临床教学质量、召开临床教学会议及管理相关档案等。

2. 制定临床教学管理制度　为规范临床教学、学生管理、师资管理、档案管理，制定适用于参与临床教学的教师、学生及相关部门的制度，确保临床教学安全、规范地进行。

3. 健全临床教学质量管理体系　教学质量监控包括教师教学质量、学生学习效果、教学条件和教学管理等方面。临床教学机构应设立教学质量监控机构，负责教学质量的监督、评估和改进工作。

4. 完善临床教学师资的管理 临床教师应具备充足的临床经验和教学能力，通过学校和医院的培训和考核，获得临床教师资格。临床教学机构应注重培养和提升临床教师的教学能力，定期组织教师培训，提高他们的教学水平和业务能力。临床教师应通过参与持续的教学活动来更新和扩展其临床知识，学校和医院应对临床教师的教学工作进行考核和评估。

八、护理临床教学的方法

(一) 体验学习法

体验学习法（experiential learning），也称经验学习法或发现反思学习法，是一种以设定的教学目标为前提的教学方法，学习者在真实或类似真实的环境里，通过亲身体验或观察事物进行学习，从反思经历和与他人分享感悟中构建知识、技能和态度。这种学习方法强调主动参与和反思的过程，使学习者能够更深刻地理解和吸收新知识。主要形式如下。

1. 反思日记 学生使用日记形式记录在临床实习中所经历的具体事件，同时要描述他们对事件的认识。这是鼓励学生反思的行之有效的方法。

 知识拓展

反思日记

昨天晚上，我和老师上夜班，凌晨的时候，"120"送来了一位高处坠落的青年男子，满身是血，已经处于昏迷状态。急诊室的老师们立即组织抢救，创伤评估、吸氧、心电监护、开通静脉通路……老师们沉着冷静，反应迅速，配合有序，终于把患者抢救过来了。后来老师让我和她一起给患者迅速做好术前准备，并把患者安全转运送到了手术室。回想整个抢救过程，老师们有条不紊的抢救、团队的配合，以及快速的反应和处置给患者赢得了手术的时机，这些都给我留下了深刻的印象。我心里很激动，我想一定要学好护理知识和技能，尤其是急救的技能，要像老师们那样专业，将来就能帮助到更多的患者了。

2. 小组讨论会 这是一种重要的临床教学活动，通过这种形式的讨论，学生分享实习中遇到的问题及处置方式、自己的感受和疑惑等，与小组同学探讨解决问题，发展解决问题和评判性思维的能力，提高沟通与团队合作的能力。临床教师鼓励学生思考和讨论，评估学生是否具备相应的知识和能力，必要时解释疑点和重难点，澄清可能存在的误解，给予指导和建议，最后对讨论进行总结。

3. 社会实践体验活动 包括参观医疗机构、中医药博物馆，参与医疗保障志愿者服务或义诊活动，体验中医药文化等，促进学生对于职业的认识，增强责任心及文化自信。

(二) 临床带教

临床带教（preceptorship model）是一种学生在一定时期内跟随一位护理人员实习的形

式。在带教制中，学生全程跟随带教教师一起工作，可全面观察、学习带教教师从事临床护理工作的全部内容和方式，包括各种护理操作、对患者的整个护理过程、与各类人员的沟通及对患者的态度等，同时获得经验丰富的临床教师个性化的指导。这种一对一的指导方式有助于学生快速学习专业技能，并在实践中培养良好的职业道德和工作习惯。但临床教师有时候因带教学生而耽搁护理工作进程或延缓对患者的护理，以及过于考虑患者及学生的安全，而放弃让学生参与到具有挑战能力及发展更高技能水平的护理工作，这些行为可能会限制学生能力的发展。因此，临床教学机构及教师应在保证安全的前提下，多给学生提供实践学习的机会。

（三）护理查房

护理查房（nursing ward round）是学生对所分管的患者进行观察、交谈、评估，了解患者的病史及治疗经过，讨论护理方案及其效果，并在此基础上调整护理方案，可分为床边查房及教学查房。床边查房通常在学生实际护理患者的过程中进行，一般无事先准备，临床教师针对患者实际情况进行提问，或考查学生相关的护理操作，以此来评估学生是否具备专科相应的知识及技能，提升其临床综合能力。教学查房可由 1 名或若干名学生针对 1 位患者进行，事先进行查房准备，其余学生可旁听或参与讨论，一般在病区教室进行汇报、讨论、总结，在床边进行体格检查、操作及健康教育。教学查房时，先由学生介绍患者基本情况，包括患者的背景资料，生理、心理和社会等方面的评估结果，以及治疗护理经过，再至床边进行问诊、体格检查、示范护理操作及健康教育，然后返回病区教室，根据护理评估结果，提出相关护理诊断、护理措施、护理目标等。临床教师引导学生们主动思考，组织学生针对患者病情及措施进行分析讨论，以调整护理方案；并针对学生整体表现进行点评，对关键问题进行提问，澄清某些不清晰的观点，还可以延展讲解该专科领域的护理新进展，拓展学生知识面。在护理查房过程中，临床教师需要注意提前获得患者的同意与合作，控制查房节奏，对于某些敏感问题应保护好患者隐私，避免在病房交谈。

（四）病房报告会

病房报告会（ward reporting）是指病区所有护理人员在一起报告每位患者的情况，对护理措施进行讨论，以确保给患者提供较完善的护理方案。在每天固定的时间里，由护士或学生报告所负责的患者的情况，包括他们的健康状况、治疗经过和护理需求，护士长及其他护士对护理措施进行集体讨论，确保为每位患者制定出更为全面和有效的护理方案。

（五）病例讨论会

病例讨论会（case discussion）是对病房内的疑难病例、典型病例、死亡病例进行分析和研究活动，旨在总结和评估护理过程中的成效和不足之处。通常由一名护士或学生详细介绍特定病例，包括患者的病情、所采用的治疗和护理方案、执行情况及取得的效果等。通过集体讨论，识别出护理过程中可能存在的问题和改进的方法。

（六）技能训练

在临床实习前或实习期间，教学基地组织实习生进行专业技能训练，以提高学生沟通能力、操作能力等，一般在医学技能训练中心、技能教室或是模拟病房进行单项技能、综合技能等示范训练。教师也可以结合临床案例，选择学生进行演示，演示结束后师生共同对整个过程进行点评、分析和讨论。技能训练时可采取"学生教师"辅助的方法，选择知识与技能掌握较好、责任心较强且乐于助人的学生任"学生教师"，并对其技能进行系统评估和重点指导，从而使其成为技能训练的带动者、指导者，同时也促进其自身学习能力与水平的提高。

（七）学术讲座及研讨会

在临床教学中，可以通过学术讲座及研讨会的方式，促进学生对现代护理进展有更深入的了解。学术讲座是请在某一专业领域学术造诣较深的专家就临床护理发展的新概念、新理论、新方法和新技术等进行报告，通常聚焦于护理学科的最新进展，包括但不限于临床护理实践、护理教育、护理管理及护理研究方法等。研讨会通常围绕特定主题或当下护理领域面临的关键问题，如慢病管理、急救护理、护理伦理、健康信息技术在护理中的应用等，参与者充分阐述各自观点，进而加深对这一问题的认识。学生通过参加学术讲座及研讨会，更新护理知识，拓宽专业视野。

（八）工作坊

工作坊是以一名经验丰富的专家型临床护士为指导，通过讲解、活动、讨论、实操、演示等多种方式，开展基于问题的课程实践活动。与理论授课相比，工作坊形式更为活泼。工作坊适用于各种培训场景。例如，为进一步规范临床护理各类导管的安全固定，降低非计划性拔管率及推广静脉导管的标准化维护，开展"静疗工作坊"形式的知识培训，由若干位专科护士作为指导老师，分成 3 ~ 5 组，每组 5 ~ 10 人，在这种充分开放的交流环境中，可以促进临床教师和学员之间的深度分享。

九、护理临床教学的过程

1. 确定临床能力目标　临床教学的第一步是确定在课程或实习中要达到的临床能力。临床能力的评估为教学提供指导，是实践教学的基础。能力的定义有很多。临床能力是一种可观察的能力，包括知识、技能和态度。在临床教学开始时需要确定学生在临床实习中所要达到的临床能力目标，积极为学生提供临床环境、模拟或其他类型学习机会以发展其临床能力。

2. 评估学习需求　学生可能具有不同文化和种族背景、年龄、学习方式等，这些差异可能会影响学生对待患者护理的方式、临床判断及技术水平，临床教师需要评估学生之间的个体差异，来更好地制订临床教学活动计划。

3. 制订临床教学计划　在对学生的需求和特点进行评估后，临床教师制订教学计划，然后进行临床教学。在计划学习活动时，主要考虑在临床实习中要培养的能力和学生的个人需求。影响临床教学活动效果的其他因素包括临床教学方法和学习活动的有效性、临床教学环境及临床教师的水平。临床教师应回顾文献，利用证据来支持教学计划的实施，以及指导如何实施教学。循证临床护理教育包括四个阶段：①提出关于在临床环境中教授学生的最佳实践的问题。②寻找研究和其他证据来回答这些问题。③评估证据的质量及是否准备好用于临床教学。④决定研究结果是否适用于自己的临床课程、学生和环境。

4. 实施临床教学 有效的临床教学要求临床教师指导学生的实践学习，而不是监督他们的工作。在指导学习者的过程中，教师需要观察学生的临床表现，对表现作出正确的判断，并适时给予指导。教师也需要有技巧地向学生提出引人深思的问题，以促进他们的思考和临床判断，而不让学生感到被审问。在临床教学中，教师还需要引导学生学习护士的角色和角色行为，并以该角色中的专业人员的重要价值观为榜样，以帮助学生融入护士角色中。

5. 评估临床学习和表现 临床教学评价可以分成形成性评价和总结性评价。通过形成性评价，临床教师可以了解学生在临床实践能力的进步，同样形成性评价也提供了学生进一步学习需求的信息，它的目的是诊断学习需求，作为进一步指导的基础。总结性评价在学习过程结束时进行，以确定学生是否发展了相应的专业能力或教学目标的达成。总结性评价为在临床实践中确定成绩或证明能力提供了基础。

十、临床护理教师的素质

1. 专业知识 与任何领域的教师一样，临床护理教师需要在他们所教授的学科方面具备丰富的专业知识，并深入了解该领域的新治疗、新技术及相关研究。

2. 临床能力 是确保教师有效地指导和培养护理学生的关键，教师应该熟练掌握各种护理技能和操作，能够准确地演示和指导学生进行护理操作，保持专业发展和持续学习的态度，不断更新自己的护理知识和技能。

3. 临床教学技能 包括评估学习需求、制订教学计划、指导学生和评估教学成果的能力。教学能力是临床护理教育工作者最重要的能力之一。临床教师应具备制定临床教学策略能力，并鼓励学生解决问题并作出合理的临床判断，能提出更高层次的问题，帮助学生思考复杂的临床情况。

4. 人际关系 临床教师与学生互动的能力（无论是一对一还是小组互动）是一种重要的教师行为。临床教师应培养一种信任和相互尊重的氛围，关爱学生，平易近人，尊重和支持学生，并鼓励学生在需要时提出问题和寻求指导。

5. 临床教师的个人特征 教师的个人特征也会影响教学效果。这些特征包括热情、幽默感、愿意诚实地承认局限性和错误、耐心，以及在临床环境中与学生合作时的灵活性。学生们经常将优秀的老师描述为友好的老师，并为他们提供分享对患者的感受和关注的机会。在临床教学中，临床教师应不断反思教学过程需要改进的方面，并寻找更好地设计临床活动和指导学生学习的方法，努力完善教学技巧，避免教学方法停滞不前。

十一、护理临床教学中的伦理与法律问题

（一）护理临床教学中的伦理问题

1. 学生在临床教学场所中的伦理问题 在护理实践中，护士需要不断面对和处理各种伦理问题。护理学生有促进患者健康的职责，并尽最大努力避免对患者造成任何伤害。临床实践学习中，学生因其经验不足或技术不熟练，可能会伤害患者权益，但因此过度限制学生操作或层层把关也不利于学生从实践中获得临床经验。因此，临床教师必须充分考虑学生、

患者及自身工作的权利和需求，有责任保障教学活动不会影响护理质量或患者安全，应尊重患者个人意愿，判断是否愿意配合实习生临床教学活动。在学生实践过程中监督学生做好充分准备，具有一定的理论技能基础，并保证自己在场观察指导。

2. 师生关系　在临床教学中，教师应该给予学生和示教患者信任和尊重，有意识地指导学生确立尊重患者。临床教师有责任公正无私地对待每一名学生，确保所有学生获得平等的学习机会，并使用统一标准进行评估。学生享有由称职、负责及知识渊博的教师带教的权利，教师有责任指导和帮助学生的临床学习。

3. 不诚实行为　临床教师应严肃对待学生的不诚实行为，如为实习迟到或私自离开实习场所编造借口、隐匿出现的差错、学术不诚信等，这些行为会威胁患者安全，影响学校和临床教学单位的声誉。教师应营造允许学生在安全环境中出现差错的氛围，但也要让学生意识到不能出现损害患者利益的差错。院校和临床教学机构都应该制定关于临床实习中不诚实行为的惩罚条例或规定，持续公正地处理违反条例的相关行为。

4. 学生的隐私　临床教师通常会交流有关学生表现的信息，或者了解学生在以前的临床任务中的表现水平，这些信息有助于下一位教师了解学生的需求，并为他们制定适当的学习活动。在分享有关学生的信息时，临床教师应侧重于有关学生表现的事实陈述，而不应添加个人判断。此外，在了解学生健康问题时，临床教师也应避免信息披露，保护好学生隐私。

（二）护理临床教学中的法律问题

1. 学生的责任与权利　《护士条例》第 21 条规定，在教学医院和综合医院进行护理临床实习的人员应当在护士指导下开展有关工作。因此，实习学生不具有单独执行医嘱、单独书写护理记录的权利，必须在带教教师的严格指导下执行操作规程，在教师指导下书写的护理记录必须有教师签名等。

2. 临床教师的基本职责　教师有责任确保学生在临床实习中处于安全的环境中，包括确保实习场所的设施设备符合安全标准，为学生提供适当的安全培训和指导。教师要监督学生不违反患者权益，以及在临床护理中尊重患者的隐私和尊严。

3. 患者的权利　患者享有知情同意权、隐私权、保密权和自主权等，学生和教师应该充分尊重患者的权利，为其提供安全、高质量和尊重的护理服务，促进患者的健康和福祉。

4. 实习生发生护理差错事故的预防与处理　实习生发生护理差错事故的常见原因包括未认真执行查对制度、理论知识不扎实、缺乏经验和技能等。为了预防实习生在护理实践过程中发生差错事故，教学基地应对实习生进行充分的培训和指导。当实习生发生护理差错事故时，应及时报告指导教师，并详细记录事故发生的情况，对护理差错事故进行认真的调查和分析，找出事故发生的原因，及时采取必要的纠正措施，如修订工作流程、加强培训教育、加强监督管理等。在事故发生后对实习生给予必要的支持和指导，帮助其应对可能的后果和压力，促使其从事故中吸取经验教训，并尽快恢复信心和工作状态。

5. 社交媒体的使用　学生在社交媒体上披露患者信息往往是无意的，但可能给患者带来严重的后果。除了对患者造成伤害外，滥用社交媒体还可能会对学生本人、护理教育项目和医疗机构造成严重后果。学生可能没有意识到不当使用社交媒体的责任，临床教师需要告知学生社交媒体滥用的道德和法律后果。

本章小结

思考题

1. 能根据上好一堂课的基本要求，正确、恰当地分析、评议一堂课。

2. 比较传统课堂教学、混合教学、翻转课堂 3 种教学组织形式的异同点。

3. 比较实训室教学的各种方法及运用场景。

4. 简述临床教学常用的方法及内容。

更多练习

（周云仙　张晓兰）

第八章　护理教学的方法与媒体

教学课件

案例

【案例导入】

　　在"内科护理学"课程"冠状动脉粥样硬化性心脏病"一节讲授中，课前，王老师以某网络教学平台为基础，发放课程相关资料。课中，王老师首先用多媒体简要讲授该疾病的定义、病因、临床表现、诊断与治疗要点等内容，然后将学生分成几个小组，各小组发放了一份病例，该病例详细描述了一名冠心病患者的既往史、现病史、治疗和护理需求，并组织各小组围绕该患者存在的护理问题、护理目标、护理措施、健康宣教等内容进行讨论，讨论结束后，各小组学生纷纷扮演不同的角色（医生、护士、患者及家属），模拟临床场景，针对案例中的患者实施护理计划。课程快结束时，王老师对各小组进行点评，并在该网络教学平台上布置课后习题。

【请思考】

1. 王老师在授课过程中主要运用了哪些教学方法？
2. 这些教学方法的综合运用具有哪些优点？
3. 在选择护理教学方法时有哪些注意事项？

【案例分析】

教学是在教师指导下，学生主动掌握知识、技能，发展智力形成一定思想品德的过程。教学方法是教学过程的关键环节之一，也是维系教师的"教"与学生的"学"的重要纽带。教师在运用教学方法的过程中往往会借助一定的教学媒体，如何选择、组合适当的教学方法和教学媒体，并合理地应用是有效教学的关键，这将直接影响到教学任务的完成和教学目标的实现。

第一节　护理教学方法

一、教学方法概述

教学方法（method of instruction）是教师和学生为了达到共同的教学目标，完成共同的教学任务，在教学过程中采用的方式、途径与手段的总称。教学方法包括教师教的方法（"教"法）和学生学的方法（"学"法）两个方面，是教与学方法的统一。"教"法与"学"法密不可分，"教"法必须根据"学"法，否则会因缺乏针对性和可行性而不能有效地达到教学目的，"学"法则必须通过"教"法，才能获取知识，并最终完成学习任务。

教学方法的本质特点包括以下几点：①教学方法指向实现特定教学目标的要求，体现了特定的教育和教学的价值观念。②教学方法受教学内容的约束。③教学方法受具体的教学组织形式的限制和影响。

由于所处时代、社会文化、研究角度的差异，国内外学者对"教学方法"概念的定义也不尽相同。然而，其间亦存在诸多共性，概括起来有以下三点：①教学方法需要服务于教学目的和教学任务的要求。②教学方法是教学活动中师生双方行为的体系。③教学方法是师生双方共同完成教学活动内容的手段。

教学方法也存在一定的历史传承性。亘古至今，由中国到外国，各个社会所创造的一些优秀教学方法，如古希腊苏格拉底所倡导的谈话、提问、辩驳、引申、得出结论的教学方法，我国古代孔子所提出的启发、举一反三、因势利导、正反诘问、温故知新等教学方法至今仍被人们所沿用。

二、护理教学方法的分类

不同国家对教学方法的分类各不相同。国内常见的教学方法分类包括李秉德教授主编学论中的教学方法分类、黄甫全教授提出的层次构成分类模式等；国外教学方法分类有巴班斯基的教学方法分类、拉斯卡的教学方法分类、威斯顿和格兰顿的教学方法分类等。根据学生认识活动的特点，结合护理教学的特点，把护理教学方法分为以下五大类。

1. 以语言传递信息为主的教学方法　指通过教师和学生口头语言活动为主的教学方法。这类教学方法的教学效果取决于教师是否具有良好的口头表达能力。护理教学中常用的以语言为主要传递信息形式的教学方法有讲授法、谈话法、讨论法和读书指导法。

2. 以直接感知为主的教学方法　指教师通过对实物或者直观教具的演示、组织参观、组织见习等使学生学习知识，形成感知的一类教学方法，具有形象性、具体性、真实性的特点。护理教学中应用的以直接感知为主的教学方法主要有演示法、参观法等。

3. 以实际训练为主的教学方法　指以形成技能和发展学生实际运用知识能力为主的一类教学方法。护理教学中应用的实际训练类的教学方法主要包括实验法、练习法和实习作业法。这类教学方法强调手脑并用，学生通过实际活动逐步形成和发展自己的认知结构。

4. 以欣赏活动为主的教学方法　在护理教学中应用的主要是陶冶类教学方法。陶冶法是指教师根据教学要求，有计划地使学生处于一种类似真实的活动情境中，教师通过言语、行为方式和教学风格，表现出来的对患者的关爱和以身作则的感化作用，对学生的个性、情感、意志、人格、价值观、道德观等方面产生潜移默化的影响，有助于陶冶学生高尚的职业情操，促进学生的全面发展的一类教学方法。由于护理学是一门实践性很强的学科，以及护理工作的服务对象主要以患者为中心，陶冶法在护理教学中具有特殊的意义和适用性。陶冶类教学方法旨在创设理智和情感并存的意境，唤起学生的想象，以加深他们对事物的认识和情感上的体验。护理教学中应用的陶冶类教学方法主要包括情境教学法。

5. 以引导探究为主的教学方法　指学生在教师的组织引导下，通过独立地探索和研究，创造性地解决问题，从而获得知识和发展能力的方法。以引导探究为主的教学方法侧重学生的智力开发，充分发挥了学生的主观能动性和创造性。护理教学中应用以引导探究为主的教学方法主要是发现教学法、以问题为基础的教学法、研讨式教学法等。

在应用以引导探究为主的教学方法时，教师应根据教学目标、教学内容及学生的知识储备和能力水平，正确选择探究的问题，且相关问题应具备一定的难度和研究价值，需要学生运用已学的知识提出假设，并经过多次尝试才能解决。在探究过程中，应以学生为主，鼓励学生独立思考和自主探究，积极交流心得体会，敢于发展不同的观点和见解，并在这个过程中得到锻炼提高，通过师生的共同努力，创设一种互尊互爱、好学深思、奋发向上的环境和氛围。在探究活动中，教师应在必要时给予学生适当的启发和引导。

三、护理教学的基本方法

（一）讲授法

讲授法（lecture method）是指教师通过口头语言并结合运用肢体语言及其他媒体工具，

向学生系统地传授知识的方法。它是目前教师使用最早的和最广的教学方法，也是护理教学中最常用的教学方法，常和其他教学方法联合使用。在教学实践中，讲授法主要分为讲述、讲解、讲演三种。讲述是指教师运用语言对讲授的内容作系统地叙述或形象地描绘。讲解是指教师运用阐释、说明、分析、论证等手段讲授知识内容。讲解与讲述的区别在于，讲述主要针对授课对象进行叙述和描绘，强调形象生动；讲解侧重于推理和论证，主要用于说明和解释原理、概念和公式等。讲演是指对某些重要理论和疑难问题，充分进行系统描述、分析论证，归纳总结后得出科学结论的一种讲授方法。它对问题阐述的深度和广度，是讲述和讲解两种方法所不及的。

1. 讲授法的优缺点　优点：①教师可以在同时间段内向多名学生传授知识，传授效率高。②传递信息密度大，使学生能在较短的时间内获得大量的系统连贯的知识。③教师容易控制教学进程，充分发挥教师的主导作用。缺点：①单项知识传授，使学生处于被动地位，难以充分发挥学生学习的主观能动性和积极性。②讲授法的记忆效果不佳，因缺乏学生参与，随着讲授时间的延长，记忆呈下降趋势。③提供结论性知识多，不利于培养学生的批判性思维和创新能力。

2. 运用的基本要求　①讲授应深入浅出：深入浅出是有效讲授的基本要求。教师要能够旁征博引，恰当举例将知识化难为易，化抽象为具体，从而有利于学生的有效学习。②讲授应合理运用语言：有效讲授要求教师发音准确、吐字清晰、措辞精当、条理清晰，更要求教师生动有趣，富有激情和个性色彩。③讲授应考虑合乎学生的认知规律：教师在讲授难点时，可以向学生呈现"先行组织者"，以明确新知识的内在结构与新旧知识间的联系，以旧知识迁移至新知识，以使讲授条理清楚，难点分散。④讲授要理论联系实际：护理学是一门实践性很强的学科，护理学教师在运用讲授法时，应注意将理论与实践相结合，不仅要解释清楚理论产生的实践根据，还要注意说明理论在实践中的具体应用，使学生能够学以致用。⑤讲授要有系统性：教师的讲授应以逻辑性为前提，做到条理清晰、层次鲜明，把握重难点间内在逻辑关系，帮助学生构建完整的认知体系。

（二）谈话法

谈话法（conversation method）又称问答、提问法，是教师根据一定的教学内容和教学目的提出问题，引导学生在已经掌握的知识和经验的基础上主动思考回答问题，从而获取和巩固知识的一种教学方法。谈话法是一种教师与学生互动的"共同解决型教学方法"。中国古代教育家孔子和古希腊哲学家苏格拉底都善于运用谈话问答的方法传授知识和经验。谈话法的基本形式是学生在教师引导下通过独立思考进行学习，可用于护理学科的各门课程教学，同时也适用于临床参观、见习和实习等现场教学形式。

1. 谈话法的优缺点　优点：①能够激发学生的主动思维，引导学生独立思考。②能够迅速集中学生的注意力，调动学生学习的积极性、提高学习的参与感。③能够提供练习和反馈的机会，学生在回答中巩固和练习所学知识，同时通过学生的回答，教师获得反馈信息，了解学生对知识的接受能力和掌握程度，方便教师及时调整教学计划。缺点：谈话法与讲授法相比，需要更多的时间。如果学生较多，很难照顾到每一个学生。此外，教师提问如果缺乏科学性，不得要领，便不能起到促进或刺激学生思考的作用。

2. 运用的基本要求　①教师应精心设计问题：谈话是一种以问题引导学生获取知识的

教学方法，问题的设计是运用该法的关键。首先，提出的问题具有一定的目的性，能够帮助学生抓住重难点；其次，问题的内容要符合学生的知识水平，不宜过简也不宜过难；再次，问题的表述要简明扼要，突出主题，不能含混不清，不能范围过大；最后，多个问题之间应有一定的内在逻辑性，能够较好地引导学生思考。②教师提问应讲究艺术：首先，提问对象为全体学生，选择不同性质、不同难度的问题，设法调动每个学生回答问题的积极性；其次，谈话的节奏应适当，应根据问题的多少、难易和提问对象的学习层次来掌握时间；最后，教师在提问时注意表情和态度，提问时态度应和蔼真诚，鼓励学生大胆表达自己的观点和认识。③教师应采取合适的理答行为：对于回答正确的学生应作出积极的反应；对于回答错误的学生不要予以指责批评，可以进行转问（问另一个学生）或探问（换一种策略就同一内容重新提问该学生）。谈话结束后，教师应进行归纳小结，对学生的回答重新进行概括，澄清谈话中的模糊观点。

（三）讨论法

讨论法（discussion method）是指在教师的指导下，学生以集体（小组或全班）的组织形式，围绕某个中心问题，在独立钻研的基础上发表自己的看法，相互启发，以搞清问题或掌握知识的一种教学方法。讨论法常用于学习新知识，尤其是具有探讨性、争议性的问题。

1. 讨论法的优缺点 优点：①讨论法是通过学生独立学习和思考后，就某一问题用自己的语言进行归纳和表达看法，因此讨论法可培养学生独立思考的能力和语言表达能力。②讨论法能够给每位学生提供表达自我观点和意见的机会，最大限度地调动学生的主动性和积极性。③讨论法有助于师生、生生之间进行思想碰撞，互相启发，共同切磋，集思广益，增进师生间和同学间的相互了解。缺点：讨论法受到学生的知识水平和能力水平的限制，如果组织不当，可能偏离教学目标，容易出现讨论流于形式或脱离主题，低能力学生易处于被动地位。

2. 运用的基本要求 ①讨论前做好准备：根据教学目的，结合教学内容确定讨论主题，选题必须是重要的而且有讨论价值的，此外还要考虑学生的实际水平，题目要难易适中，使学生在自己能力范围内进行资料的收集、归纳整理和发言。此外，教师应告知讨论的要求，指导学生收集相关的资料，拟定讨论提纲，让学生做好讨论的准备。②讨论中做好组织引导：教师应该做好讨论主题中心的把握、讨论的深入、时间控制等工作。教师在讨论中应努力扮演好组织协调者的角色，在学生讨论时全面巡视，注意倾听，不过多地介入但也要参与讨论，把讨论不断地引向深入，当讨论内容偏离主题时要及时地扭转，确保学生围绕中心主题进行讨论。讨论中应注意给予每个学生平等发言的机会，要求每个学生的发言简明扼要，观点清晰。③讨论结束时做好小结：讨论完毕后，教师应做好归纳和总结。教师应归纳讨论得出的观点，阐明正确的概念、观念。同时还要对讨论过程中出现的问题和不足进行点评，以便在日后的讨论过程中持续改进。

（四）演示法

演示法（demonstration method）是指教师在课堂上通过向学生展示实物、直观教具或进行示范性实验等传授知识和技能的一种教学方法。演示法在护理教学中被广泛应用，往往与讲授法相结合。演示法按演示材料主要分为三大类。第一类是实物、模型、标本、图片等的演示，如解剖课上的大体标本演示、病理生理课上的切片图片的演示。第二类是录音、录像、教学电影的演示等，如在讲授呼吸音、心音、肠鸣音时，通过播放音频去刺激学生的听觉感受。第三类是示范性动作或操作的演示，如"基础护理学"课程中铺床、注射、输液等各项操作的示教。演示法按教学要求主要分为对某个事物和现象的演示、对事物或现象发生发展过程的演示、对有关现象或事物的演示实验。

1. 演示法的优缺点　演示法最大的优点是直观性强，通过形象、具体、直接的声像或动作使学生获得较丰富的感性认识，有助于认识过程的飞跃转化，有利于理论联系实际；演示法通过对学生的感官刺激，集中学生的注意力，激发学生的学习兴趣，使习得的知识易于理解和巩固。但如果演示法仅仅演示而不能引导学生观察和思考，那么演示法就会流于形式，不能达到它应有的效果。此外，演示法费时费力，对教师教学水平有一定的要求，尤其是示范性实验，如果教师不能将演示和讲授有机地结合起来就会影响学生的学习效果。

2. 运用的基本要求　①做好演示前的准备：演示前要有明确的演示目的和演示对象。演示前，教师要激活或提供相关的背景知识，使学生的感官处于一种开放接收的状态。②让学生明确观察的目的和要求：让学生有目的地去观察，教会学生如何观察，观察什么，指导学生对演示对象的重要特征或部位进行观察，而非"看热闹"。③演示要面向全体学生：演示要确保每个学生参与进来并能够仔细观察到演示材料或演示过程，若全体学生难以同时观察到演示材料或演示过程，应对学生进行合理分组或由教师适当转移位置，确保每位学生都能看到。同时，根据不同的教学内容尽可能地提供给学生互动参与的机会，如讲授戴脱无菌手套、生命体征的测量等简单易行的操作时，可以让学生自己演示或相互演示以增加学生的学习参与感。④演示法应与讲授法、谈话法结合使用：演示时应适时地配合讲授，要把握好演示的速度和节奏，通过语言的指导使学生获得感性知识的同时加深对相关原理的理解。此外，演示中或演示后通过提问引导学生主动思考，进一步地强化演示的教学效果，但需注意不要为了演示而演示，演示的目的是解决具体的教学问题。

（五）练习法

练习法（exercising method）是指学生在教师指导下运用知识去反复完成某些动作或活动方式，以巩固知识和形成技能、技巧的教学方法。该方法在护理教学中广泛应用。护理教学中常见的练习法：听说练习，如"护理专业英语"课程的听写、会话；计算练习，如"健康评估"等课程中 BMI、患者出入量的计算；绘图、制图练习，如"系统解剖学"课程中腰椎胸椎的绘制等；操作技能练习，如"基础护理学""内科护理学""外科护理学"中的技能操作练习。

1. 练习法的优缺点　练习法可以帮助学生更加牢固地掌握所学知识，并把知识转化为技能。但是由于学习同一种技能的速度因人而异，练习法不能很好地因材施教；如果练习法实施得不当，可能会使学生感到枯燥，从而削弱学生学习的积极性。

2. 运用的基本要求　①练习前应使学生明确练习的目的和要求：要让学生知道为什么进行练习，怎样才是达到了练习的要求，要指导学生掌握和运用与练习有关的基础知识和理论知识，避免练习的盲目性。②练习应引导学生掌握正确的练习方法，达到练习的效果：教师要先通过讲解和示范，让学生理解正确的练习方法。学生获得关于练习方法和实际动作的清晰表象后，再让学生自己练习。此外，教师应根据练习的难度和学生的能力和认知水平，正确和科学地安排练习的量，练习的方式要多样化，以保持学生练习的兴趣，减少疲劳。③练习过程中要巡视检查学生练习的质量：巡视检查学生的练习情况，及时了解学生练习过程中存在的问题，对共性的问题做统一的讲解和指导，对个性的问题做针对性的指导，必要时进行示范。对于多人共同使用实验设备进行练习时，应合理分组，控制好每组的人数，以免人数过多影响学生的练习效果。④教师要检查与讲评学生的练习情况：教师可以分组检查或抽查学生的练习情况，并对学生的练习效果作出评价，使学生得到反馈，对于不足之处进行加强练习。

（六）参观法

参观法（visiting method）是指教师根据教学要求，组织学生到校外的某些场所进行现场观察、接触客观事物或现象，以获得新知识或巩固验证已学知识的一种教学方法，主要包括准备性参观、并行性参观和总结性参观。准备性参观是指在某课题学习前，使学生为将要学习的新课题累积必要的感性经验，从而顺利获得新知识而进行的参观，目的是为学生学习新课前提供必要的感性经验，为学习新课打下基础。例如，在讲授"基础护理学"中的医院环境的内容前，先组织学生实地参观医院的门诊、急诊和病区，了解门诊和急诊的物理环境的设置以及护理工作的内容、了解病区的布局和病房的物理用具等，提高学生学习新课的兴趣并为之后系统地学习新课打下基础。并行性参观是指在某课题的学习过程中，为使学生能够将所学的理论知识与实际紧密结合而进行的参观。例如，在讲授给新生儿洗澡的内容时，可将学生带到产科，参观临床教师给新生儿洗澡的规范化操作，使学生既能够对新生儿洗澡间的设施有直观的认识，也能够对新生儿洗澡的顺序、方法及注意事项有更深刻的理解。总结性参观是指在某一课题完成之后，帮助学生验证、加深理解、巩固所学知识而进行的参观。

1. 参观法的优缺点　参观法能让学生身临其境地感知医疗事物和医疗环境，获得丰富的感性知识；能够将书本中所学的理论知识与临床实践相结合，提高学生对护理专业的兴趣，发展认知能力；能够帮助学生在接触临床护理实践中，了解最前沿的护理知识和技能，拓宽眼界和知识面，激发求知欲。但参观法费时费力，需要有计划、有步骤地组织学生进行参观，如果组织不当，学生会在参观场所"走马观花"地看热闹，而达不到参观应有的效果。

2. 运用的基本要求　①参观前做好准备工作：根据课程教学大纲的要求和教学任务的需要，提前做好准备工作。教师要确定参观的地点和内容，与参观单位或机构（医院、社区、养老院等）做好沟通和协调；参观前应制订出参观计划和步骤，明确参观的目的和要求，并使学生知晓。②引导学生有目的、有重点地进行观察：观察时，应适时地提出问题引导学生去观察和思考，将学生的注意力集中于观察事物或现象的重要部位，注意启发学生，引发学生思考后解决问题。此外，注意关注每个学生的行为举动，要确保每个学生的注意力集中到参观活动中，指导学生围绕参观的内容做简要的记录。③引导学生做好参观总结：要求学生整理参观笔记，把参观时获得的知识进行概括归纳，并指导他们写出参观报告。

（七）实习作业法

实习作业法（practical work method）又称"实习法"，是指教师根据教学任务的要求，组织和指导学生在校内外从事实际操作活动，将书本知识应用于实践的一种教学方法。这种方法在护理教学中占有重要地位，护理专业中很多技能操作和理论知识是必须经过实习作业，才能真正为学生所掌握运用。

1. 实习作业法的优点　实习作业法使理论与实际相结合、教学与临床相结合，对学生巩固和充实所学的理论知识，提高实践技能，培养从事实际工作的能力有重要的作用。

2. 运用的基本要求　①使学生明确实习作业的目的；实习作业前，教师应先告知学生实习的目的，使学生对实习有一个宏观的认识，为了更好地达到目的，学生应做好理论知识和实践知识的储备，为实习作业打下理论基础。②制订实习作业计划：包括实习要求、实习内容、实习分组、时间分配、实习考核方式、考核内容、实习注意事项等，并向学生明确说明。教师还应事先与实习病区联系协调，做好实习的安排组织工作。③实习作业过程中教师要作切实的指导：护理实践的对象是人，教师在学生实习过程中要给学生以具体的帮助，循序渐进，有步骤、有计划地让学生动手操作，对于特殊病例或复杂的操作应由临床教师完成或在教师的现场指导下完成，切不可由学生独自操作；教师应帮助学生在实习中树立爱伤观念，遵守工作纪律，避免操作不当引起的职业损伤。④实习结束后教师应进行检查和评价：教师应指导学生完成实习报告或实习小结，认真批阅学生的实习作业，评价实习的效果。

四、现代护理教学方法

（一）以问题为基础的教学法

以问题为基础的教学法（problem – based learning，PBL）是一种以学生为中心的教学方式，学生以小组讨论的形式，在教师的参与下，围绕某一临床问题进行讨论从而使其掌握学习内容的教学方法。PBL 由美国神经病学家巴罗斯（Barrows HS）于 1969 年创立，在国内外医学教育与护理教育领域得到广泛使用。

1. PBL 教学法的优缺点　优点：PBL 教学是基于临床问题和科研基础上的教学课程设计，因此从学生的认知结构上来看，学生能够更好地理解临床实践中涉及的医学知识；PBL 教学有效地培养了学生提出问题、解决问题的能力；PBL 教学偏重于小组合作学习，有利于培养学生的团队合作能力和协作技巧；PBL 教学能够激发学生的自主能动性，培养学生的自我学习能力。缺点：学生获得的知识是以解决某一问题为基础的，可导致知识结构难以体系化和系统化。此外，此教学方法对教师的综合素质、数量及教学条件等都有较高的要求。

2. 基本应用过程　①提出问题：教师要根据授课的内容查阅相关教材、参考文献、临床资料等，结合教学目标编写病案、问题和辅导材料，课前一周发给每位同学。②学生查找资料：学生根据材料中的病案、思考题等提出一系列问题，分析、归纳出解答这些问题所需的相关知识，并查找资料解决相关问题。③小组讨论：各小组将讨论结果带入课堂，进行信息的共享与讨论。④教师精讲和总结。

（二）案例教学法

案例教学法（case – based teaching，CBT）又称"以案例为基础的教学法"，是指一种以案例为基础，选择临床护理实践中真实的病例，为学生营造高度逼真的临床护理情境，引导学生运用所学的知识，针对案例讨论小组讨论，并制定最佳护理方案的教学方法。

1. 案例教学法的优缺点 优点：案例教学法缩短了教学情境与真实临床情境间的差距，真实生动的案例增强了学生的学习主动性和积极性；通过案例教学，分析案例并运用知识解决案例中的问题，有利于培养学生解决问题的能力和临床护理思维能力；案例教学使学生获得的知识是内化了的知识，可使学生更好地理解知识并运用知识。缺点：案例教学法的关键在于案例的设计，如果案例设计不当，不能很好地引导学生学习，学生会没有方向感，不能有效地掌握重点知识从而增加授课难度。此外，该教学法对教师的教学水平和课堂把控能力有一定的要求，在护理教学中，案例的有效应用需要建立在扎实的护理理论知识基础上，片面强调案例教学法而忽略与其他教学方法的有效结合，难以达到预期的教学目标。

2. 基本应用过程 ①设计护理案例：根据教学内容和目标，合理科学地设计案例。②实施案例教学：以护理程序"评估—诊断—计划—实施—评价"为基本框架实施教学。第1步，理解案例情境并找出可能存在的多个问题；第2步，考虑分析问题；第3步，列出可能的解决方案；第4步，选择合适的解决方案并阐述理由；第5步，实施并评价解决方案。

 知识拓展

护理学案例库网络教学平台

传统案例教学面临教学资源信息化水平低、学习过程缺乏有效监督、教学动态评价不足及课程管理工作量大等挑战。护理学案例库网络教学平台是建立在互联网基础上，以案例库为载体，供护理专业师生使用的学习环境智能化、学习资源数字化、教学过程个性化、教学评价基于大数据的案例库网络教学平台。该平台由"案例教学、案例管理、案例学习、案例测试、诊断性评价、形成性评价、达成度评价、案例评价、角色进阶、反思"十大模块组成，能完整记录学生自主学习、小组合作学习的全过程。此外，通过对平台数据的挖掘与分析，教师可探索教学评价、学习内容、学习方法等变量与学生学习效果的相关关系，使教学评价更加全面、客观。教师和学生对案例的使用评价，也可助于案例的修订，促进案例的动态生长。故基于网络教学平台的案例教学方法，为互联网时代背景下开展护理专业案例教学提供了新的思路。

资料来源：肖惠敏，刘莺，张旋等. 护理学案例库网络教学平台的开发与应用 [J]. 中华护理教育，2020，17（4）：350-353.

（三）研讨式教学法

研讨式教学法（seminar method）是以教师和学生为共同的教学主体，为探究某一问题，师生共同参与讨论、探讨的一种交互式学习路径。该方法常与案例教学法结合使用。

1. 研讨式教学法的优缺点 优点：通过师生围绕某一问题进行探讨，能够启发学生思维和扩展知识面；有助于培养学生的自我学习能力；提高学生的评判性思维能力，同时教学过程也促进了教师不断提高专业知识、教学能力、人文知识等综合素质。缺点：研讨式教学是以小组为主体的教学，教师针对小组提交的材料及发言内容进行评价，因此教师无法进行个性化的指导，对每个学生的学习效果无法进行评价。

2. 基本应用过程 ①课前准备阶段：研讨式教学一般为小班教学，将学生分成 5~7 人的学习小组，并选出小组组长。提前 1~2 周将讨论主题和相关材料布置给学生，学生利用课余时间查阅文献，进行小组讨论合作，形成发言内容。②课程实施阶段：教师讲授本课程的主题、要求；小组代表发言；针对各组发言内容进行讨论；教师对此次教学活动做总结和点评；教师针对各组学生的发言情况、上交的材料、课堂表现等计入成绩。

（四）情境教学法

情境教学法（situational teaching method）是指为达到提高教学质量的目的，根据课程的教学大纲和教学内容，设置一定的情境，以直观、形象、生动的方式，让学生融入特定的情境中去，加深学生对理论知识的理解和对实际操作的感性认识，设身处地地思考问题、解决问题的教学方法。从护理学专业的角度来看，情境教学法是由师生共同参与的，根据书本理论知识设计的一种临床常见病例情境，采用角色扮演或仿真系统共同模拟情境，使学生仿佛身临其境，师生就在此情此景中进行教学的一种情景交融的教学活动。

1. 情境教学法的优缺点 优点：情境教学法有利于激发学生兴趣，增强了学生自主学习的意识和能力；学生以护士的角色在模拟的情境中进行各项护理活动，可使学生对护士职业有更深的体会，增强职业认同感，提高专业素养；为应对模拟情境中的突发事件，学生必须将所学知识迁移并运用到模拟情境中，有助于提高学生解决实际问题的能力；学生参与到模拟情境中，其中涉及的护理知识与技能能使学生记忆时间长久。缺点：由于情境教学并非真实环境再现，而是简单的模拟，因此模拟演练与实际情况有一定的差距，实际环境中所需要的能力（如紧急处理临床事件的能力、临床决策力等）无法在模拟情境中得到锻炼。

2. 应用形式 护理教学中的情境教学法主要包括案例式情境教学法、仿真模拟人模拟教学法、标准化患者情境教学法、计算机辅助教学情景模拟法四种形式。

3. 基本应用过程 ①准备阶段：根据教学目标及实训基地建设情况（如模拟病房、综合情境教学平台）编制情境教学案例、设计情境，教师要分析教学环节、建立评价体系，提前向学生解释情境教学的目的、内容、实施路径和方法。②实施阶段：利用案例、模拟系统或仿真系统（借助计算机的模拟系统或仿真模拟人）、角色扮演等进行情境再现，在模拟情境中进行模拟演练。③评价反馈阶段：结束后进行讨论、总结，对是否达到教学目标进行评价与反馈，并指导学生撰写情境演练报告。

（五）自学指导法

自学指导法（guided self - study method）是指教师在传授知识和技能的过程中，引导学生掌握学习方法，提高自学能力，养成良好自学习惯的一种教学方法。这一方法最突出的特点是指导学生独立学习。

1. 自学指导法的优缺点 优点：该法赋予学生较大的学习自主性，学生可以根据自己的学习需求进行个别化学习；有利于调动学生的主动性，培养学生自主学习、独立思考的能力；学生将知识系统化、结构化，有利于知识的内化。缺点：该法缺乏课堂气氛及教师的熏陶感染作用；自学指导法的主要特点是引导学生独立学习，而学生的学习能力和水平有差异性，因此该法不适合用于大班教学，无法兼顾和评价每个学生的学习效果。

2. 基本应用过程 ①引学导探：教师根据教学内容提出探讨的问题，问题的设置由浅至深，引导学生探究。②学生解疑：学生通过自学教材或课外读物，解答问题。③尝试探究：学生间、师生间就有疑问的内容相互探讨，必要时教师予以辅导。④自我构建：相互探讨及教师辅导后，将知识内化成为自己的知识。

（六）发现教学法

发现教学法（discovery teaching method）是由美国著名心理学家布鲁纳提出的，是指在学生学习概念和原理时，教师不直接将学习内容提供给学生，而是向学生提供一种问题情境，给学生传达一些事实例及问题，让学生积极思考，独立探究，自行发现并掌握相应的原理和结论的一种教学方法。

1. 发现教学法的优缺点 优点：发现教学法能使学生产生兴奋感、自信心，能充分发挥学生的内部动机，激发学生的学习潜能；能使学生掌握发现的方法，培养学生发现问题、提出问题、解决问题的能力，有助于开发学生智力潜能；学生通过自己发现问题并解决问题，有利于学生对知识记忆的保持。缺点：发现教学法对学生的能力有一定要求，学生要具备一定的知识经验和思维能力，如果没有进行知识的系统讲授，单纯依靠学生发现学习，则夸大了学生的学习能力，反而得不到应有的效果；发现教学法比较灵活，对教师的知识素养和教学水平要求很高，一般教师很难掌握，容易弄巧成拙；发现教学法费时费力，不宜用于在短时间内向学生传授一定数量的知识和技能的集体教学活动。

2. 基本应用过程 ①创设问题情境，使学生在这种情境中产生矛盾，提出要求解决或必须解决的问题。②引导学生利用教师所提供的某些资料、所提出的问题，提出解答的假设。③从理论上或实践上检验自己的假设。④根据实验得到的材料或结果，在仔细评价的基础上得出结论。

（七）计算机辅助教学法

计算机辅助教学法（computer assisted instruction，CAI）是指以计算机为核心的教学媒体协助教师进行教学或通过以计算机为主体的教学媒体开展教学，为学生提供个别化学习环境，学生通过与计算机的交互作用进行学习的一种教学方法。CAI教学模式如下。

（1）多媒体教学：以教师为主导，教师利用计算机和各种视频音频设备作为呈现教学信息的媒体向学生传授知识，是目前护理教学中最常用的教学形式。

（2）网络协同教学：是在教师的组织和指导下，以学生为主体，在教学过程中借助网络计算机进行集中学习的一种教学方法。在教学过程中，教师充当一个组织者、指导者和帮助者，学生以计算机作为认知工具，进行积极主动和协作式学习。教师来进行教学设计，组织教学活动，引导和控制学生的学习活动。

（3）网络教学：是在一定教学理论和思想指导下，应用多媒体和网络技术，通过师、生、媒体等多边、多向互动和对多种媒体教学信息的收集、传输、处理、共享，来实现教学目标的一种教学模式。网络教学具有开放性、交互性、共享性的特点。在线课程、微课、慕课都属于网络教学的范畴。网络教学实现了课堂教学与课下在线教学融于一体的远距离交互教学模式，促使了由传统教学模式转变为网络协同教学，增强了学生的学习自主性，也有利于学习资源的共享。

（4）虚拟现实教学：是在教师指导下，以学生为中心，利用计算机和其他专用硬件和软件来模拟现实情境，通过学生与计算机的交互作用完成某一特定任务的一种学习形式。护理教学中常采用高仿真模拟人构建虚拟情境，通过计算机控制对高仿真模拟人进行设置，使其表现出各种症状和体征，结合模拟的临床环境，学生以护士的角色对患者进行各项护理，从而获得护理技能。如"内科护理学"中将高仿真模拟人应用于呼吸系统案例中，促进学生参与，提高学生学习兴趣。此外，虚拟实验室也被应用于护理教学中，如在"急救护理学"中采用虚拟实验室，呈现虚拟的急救现场，学生通过计算机进行一系列的急救操作，使学生掌握急救的流程。虽然虚拟现实教学呈现激发学生的学习兴趣、提高学生的临床综合能力等优点，但是该教学法需要高仿真模拟人或虚拟实验教学系统的支持，造价昂贵且需要专业人员维护和管理，此外，虚拟现实的情境与真实情境有一定的差距，因此该教学形式并没有广泛应用于护理教学。

 知识拓展　　●●●

创新教学报告 2023

英国开放大学（The Open University）于 2023 年 7 月正式发布《创新教学报告2023》（*Innovating Pedagogy Report 2023*），该报告旨在向全球教育界介绍教育教学领域的创新趋势。

2023 年度，该报告共遴选出 10 种创新教学法，分别是使用人工智能工具教学（pedagogies using AI tools）、元宇宙教育（metaverse for education）、多模态教学（multimodal pedagogy）、本土化教学（seeing yourself in the curriculum）、数字媒体场景中的关怀教学法（pedagogy of care in digitally mediated settings）、播客教学法（podcasts as pedagogy）、挑战式学习（challenge–based learning）、创业教育（entrepreneurial education）、关系型教学法（relational pedagogies）、交织的学习空间教学法（entangled pedagogies of learning spaces）。这些创新教学法不仅可能引领未来教育的潮流，还对我国在数字教育领域的教学研究具有较好的借鉴价值，对教育技术理论在中国的运用也具有积极的启发意义。

资料来源：李青. 从技术创新到人文关怀——英国开放大学《创新教学报告》2023 版解读［J］. 远程教育杂志，2023，41（6）：10–19.

五、护理教学方法的选择与运用

选择教学方法的主要依据有教学目标、教学内容、学生特点、教师教学特点、教学条件。护理教师要能够根据各种教学方法的特性，综合地考虑影响教学效果的各种要素，科学、合理地选择适宜的教学方法并能进行优化组合，以达到最佳的教学效果。

（一）护理教学方法的选择

1. 依据教学目标选择教学方法　每节课程的教学目标都不尽相同，教师应依据具体的可操作性目标来选择教学方法。如教学目标主要是让学生获取新知识，教师可选用以讲授法为主的教学方法，以利于学生在短时间内接受大量的新信息；如果教学目标主要是培养学生的技能，教师应选择练习法、演示法为主的教学方法；如果教学目标是让学生复习旧知识，教师可选择以谈话法、读书指导法为主的教学方法。如果教学目标不是单一的，教师可选择以一种教学方法为主，配合运用其他教学方法。

2. 依据教学内容选择教学方法　教学方法与教学内容有着密切联系，不同课程的知识内容与学习要求不同，如"医学细胞生物学""人体解剖学"等课程常选用实验法、演示法；"基础护理学""健康评估"等课程常选用演示法、练习法、实习作业法；"精神科护理学""社区护理学"等课程常采用讨论法、参观法。不同阶段、不同章节、不同课时的内容与要求也不尽相同，这些要求教师能够多样、灵活地选用教学方法，如"基础护理学"中理论课时部分常用讲授法，而实训课时部分更注重采用演示法和练习法。

3. 根据学生实际特点选择教学方法　学生个体的特点直接影响教师对教学方法的选择。教师在选择教学方法时，应全面分析和了解学生的年龄层次、个性特征、知识水平、思维能力、学习能力等特点，有针对性地选择和运用相应的教学方法。护理教育涉及中专、大专、本科、研究生等多个层次，教学方法的选择也有所不同。对低年级的学生，教师可采用讲授法、演示法、练习法；而高年级的学生自学能力较强，教师应以学生为主体地位，更多地采用以问题为基础的教学法、案例教学法、情境教学法、自学指导法等。

4. 依据教师教学特色选择教学方法　任何一种教学方法，只有适应教师的教学风格，并能为教师充分理解和把握，才有可能在实际教学活动中有效地发挥其功能和作用。因此，教师在选择教学方法时，还应当结合自己的特点和优势，扬长避短，选择与自己最相适应的教学方法。

5. 依据教学环境条件选择教学方法　教师在选择教学方法时，必须考虑教学资源和条件的限制，包括教学的时间、物资设备、伦理道德等。例如，讨论法、谈话法耗时较多，不适合大班教学；以问题为基础的教学方法需要较高的师资水平和较丰富的辅助教学资料；计算机辅助教学需要一定的教学设备。因此，教师在选择教学方法时应根据教学条件和资源选择具有可行性的教学方法。

（二）护理教学方法的运用

教师选择教学方法的目的是要在实际教学活动中有效地运用。即使是一种很好的教学方法，由于教师运用的不同，其效果也会有差异。护理教师在运用各种教学方法时应注意以下几个方面。

（1）护理教师应当根据具体教学的实际，对所选择的教学方法进行优化组合，创造性地运用教学方法。教学因素的多重性、复杂性、可变性需要护理教师根据具体情况灵活变通地运用各种教学方法，并不断地在实践中完善、探索新的教学方法。

（2）无论选择或采用哪种教学方法，护理教师都要以启发式教学思想作为运用各种教学方法的指导思想。

（3）护理教师在运用各种教学方法的过程中，还应重视情感因素的作用，注意和学生进行情感交流，达到教学中知与情的结合。同时要加强教法与学法的有机结合，让教师的教法积极影响学生的学法，并促进学法的不断完善，才能真正有效地运用教学方法。

第二节　护理教学媒体

一、护理教学媒体概述

教学媒体在护理教学中扮演着重要的角色，它是教育技术的重要组成元素，也是联系教师和学生的纽带，在很大程度上影响着教学效果。因此，护理教师要形成正确的媒体观念，进而使之有效地应用于护理教学中，以达到优化教学效果的目的。

（一）护理教学媒体的概念

媒体（media）是指信息传播过程中，从信息源到接受者之间携带和传递信息的载体和物质工具。媒体有两重含义：一是载体，承载信息，如符号、图形、声音、语言、文字等；二是物质工具，储存信息和传递信息，如报纸、书刊、广播、电影及电视等。护理教学媒体（nursing teaching media）是指在护理教学中以传递教育信息为最终目的的媒体。

（二）护理教学媒体的分类

根据是否运用现代科技成果，将护理教学媒体分为传统教学媒体和现代教学媒体。

1. 传统教学媒体　又称普通教学媒体，包括护理教学中常用的教科书、标本、模型、黑板和图表等。

2. 现代教学媒体　又称电化教学媒体，包括幻灯机及幻灯片、投影仪及投影片、录音机与录音带、扩音机、无线电收音机、电视机、录像机及录像带、电影放映机及影片、语音实验室、多媒体实验室、计算机教学系统等。

（三）护理教学媒体的特点

教学媒体具有形声性、再现性、先进性、高效性和普遍适用性的特点。在教学中，护理教学媒体能够提供感性材料，增加护理教学活动的趣味性，并使护理教学标准化，提高教学效率和学习质量。

二、传统教学媒体

（一）语言媒体

语言在人类交际活动中是最重要的一种传播媒体，即使在有多种多样现代化媒体的今天仍具有其他媒体不能替代的优点。语言媒体具有符号的特点，有促进思维、表达思想、交流传播的功能。但是语言媒体的不足之处也很明显，如语言媒体比较抽象，而且转瞬即逝，也只能在有限的距离内实现交流。

（二）印刷媒体

印刷媒体在护理教学中使用非常普遍，主要有各种教科书、参考资料、报纸、杂志、挂图等。

1. 文字印刷媒体　文字印刷媒体是护理教学的主要媒体，最常见的是教科书，实际上几乎所有的课程都使用了文字印刷媒体，其应用于护理教学的主要优点如下。①易于携带，使用方便，不需要特殊的使用环境。②制作成本低，易于分类保存、修改和分发。③教科书、学术著作的出版，通常经过严格的审定，一般具有较高的水平，能较可靠地传递给学生，并且容易检验、评定和修改。④具有稳定性和持久性，相对来说信息呈现比音响、声像类媒体长久。⑤学生可以按照自定步调组织学习，利于学生自己控制信息呈现速度。文字印刷媒体在护理教学中使用的局限性主要如下。①文字印刷媒体提供的是抽象的经验，简化了客观事物的现象和过程，要求阅读者具有一定的教育水平。②制作周期长，不能及时迅速得以传播。③不能与学生互动，学生阅读教科书时不能随时发问，得到反馈。

2. 挂图、图片、表格　挂图、图片是指表示人、物、地点的照片，或与照片类似的线条画和绘画，二者在教学中可以把抽象的信息转化成为更现实的形式，增强学生的感性认识，且简单、方便、成本较低，但是它是平面的，不具备立体感，不能表现运动；表格可使学生对学习的内容一目了然，可以将知识化繁为简，化抽象为具体，在护理学专业各门课程的教学中都具有重要的价值。教师在制作和运用时应注意：①设计要目的明确，尽可能体现知识的内在联系，做到条理清楚。②制作应规范、文字应清晰、内容应严谨。

（三）黑板及板书

板书（writing on blackboard）是通过黑板呈示的教学信息，是护理课堂教学中传递信息的有效手段。板书具有简单、方便、成本低的优点，而且黑板上的板书可以帮助学生形成学习思路，方便教师直观地表达教学内容，有利于帮助学生掌握知识的系统和重点，让学生对学习的基本内容形成清晰的印象，方便学生记笔记和复习。但是黑板受版面面积的限制，传播的信息量有限，而且在教学过程中还要借助教师语言符号来表达信息，否则教学效果将大打折扣。教师可以采用板书呈现以下内容：授课内容的简要提纲、讲授中出现的名词术语、重要概念、重要结论等。在板书的安排上，可将简要提纲和重要结论写在黑板的一侧，解释性内容中的名词术语、重要概念等写在黑板的另一侧，并根据教学内容不断更换，而左侧的板书内容应保留至授课小结完毕后再擦去。教师在运用板书时应注意简明扼要和突出重点。

（四）模型和标本

标本是经过一定方法处理后的实物原型，模型和标本都是直观具体的教学媒体，可以给学生提供直观具体的学习经验，二者具有三维立体特性，尤其是能够为那些纯粹的抽象概念提供具体的形象表达。模型、标本在护理教学中应用广泛，如人体解剖课上的人体器官标本、人体复苏训练模型、护理人模型等。模型能够帮助学生认识事物的外部形态和内部结构，学生通过观察、使用模型，可获得与实际经验相一致的知识。除模型与标本外，护理教学中还经常直接采用实物进行教学，如护理实验室中的各种护理器械、抢救仪器、床单位等。但是，无论是实物还是模型都容易分散学生的注意力，护理教师在教学中要注意加以引导。

三、现代教学媒体

（一）听觉类教学媒体

听觉类教学媒体是指承载声音信息的媒体，如教学中使用的录音带、CD等都属于听觉媒体。听觉媒体在护理教学中运用较多，如利用录音进行"健康评估""护理内科学"课程的学习，帮助学生感知和辨别不同类型的心脏杂音和呼吸音。CD 机、DVD 机及 CD 光盘在教学中也被广泛使用，往往同电视、监视器、电子屏幕等结合使用，以音图并茂的形式展示给学生学习材料。就单纯的声音而言，在很大程度上，它们代替了录音机的功能，存储在光盘上的数字信号比存储在磁带上的物理模拟信号清晰，且光盘的容量大、易于携带和保存。作用特点：①重现性强，可长期保存，随时调用和重复播放，还可根据需要自行录制磁带或刻录 CD 盘。②具有一定的编辑能力，可根据教学的需要对磁带录音进行剪辑，自行删除或增添信息。

（二）视听类教学媒体

视听类教学媒体是将视、听结合，将静止或活动的图像转化为视频信号和磁信号，并予以记录、传输、放大和播放的一种教学媒体，如电视、录像。视听类教学媒体能同时呈现视觉信息和听觉信息，是一类形象化的综合性教学媒体，目前应用较多的主要有电视和录像。电视和录像能表现图像、文字、图表、符号等视觉信息，同时又能表达音乐、言语和其他音响等听觉信息，有极强的现场感和感染力，可用于表现宏观与微观世界，展现正常情况下难以观察的事物变化过程。录像还可以保存重放，利于学生重复学习，巩固学习效果，还可以反复重录，使教学内容适应教学需要。

视听类教学媒体的主要教学功能：①表现运动状态和过程的教学内容，如展示疾病的机制，再现各种护理操作技术的方法、过程和步骤。②表现与时间有关的内容，可以让学生在短时间内看到整个过程。③表现与空间有关的教学内容，如院前急救措施。④以形象化的形式表现抽象的教学内容，如免疫学教学中模拟抗原与抗体相结合的过程。⑤演示试验或实验情景。⑥代替部分教学，如放映事先录制好的教学片。⑦利用视听类教学媒体进行教学可以提高教学质量、扩大教学规模、提高教学效率。

（三）投影类教学媒体

投影类教学媒体是采用光学原理在光线较暗的场合下将视觉材料展示在亮度较高的屏幕上，如幻灯和幻灯片、投影、实物投影等。使用幻灯机（slide projector）和投影仪（overhead projector）二者的基本原理相似，不同之处在于幻灯只能通过照相或其他方法预先做好幻灯片后才能放映，而投影仪用直接书写胶片薄膜的方式即可，也可以直接实物投影。

投影类教学媒体在护理教学中的主要优点：①展示和放大功能，经展示和放大后的图形图像利于教学。②可以提供感性的观察材料，可将临床病历资料、典型或罕见的临床体征制成幻灯或投影，加深学生对教学内容的认识和理解。③可以弥补教学材料中插图的不足。④可以代替部分的板书功能，教师直接面对学生，边写边讲，用彩笔标示重点或添加细节，方便教学。

与传统教学媒体相比，尽管投影类教学媒体包含了更为先进的科学技术手段，但在教育教学中仍然具有一定的局限性：①使用投影型视觉媒体需要对教师进行适当的技术培训，教师必须掌握放映的技巧和放映的物理环境。②投影画面的光、形、色等要素在制作过程中要求比较严格，应该符合学生的认知心理特征。③难以展示连续性的画面。④长时间的高亮度照射易使学生产生视觉疲劳。

（四）计算机类教学媒体

随着计算机多媒体技术和网络技术的发展，以计算机技术为核心的现代教学媒体已引起教育界广泛的关注，计算机显示出越来越强大的智能化特征，这使计算机类教学媒体成为护理教学中重要的现代教学媒体。计算机类教学媒体是现代教学与计算机多媒体技术、网络技术相结合的产物。

1. 计算机辅助教学　是利用计算机的人机对话进行教学，直接为学生服务。计算机辅助教学可综合调用各种媒体手段，提供更形象、直观、生动的教学手法，给学生多种感官刺激，有利于激发学生的学习兴趣。也可创造出交互作用的教学环境，形成智能化人机对话，增强学生的真实感和参与感。

（1）多媒体计算机技术：是指用计算机综合处理文体、图形、图像、动画、音频、视频等多种媒体信息，并在它们之间建立逻辑连接，集成一个具有交互性系统的技术。近年来多媒体课件已广泛应用于护理教学中，多媒体课件的制作是运用 PowerPoint 软件进行文本编辑，也可利用 Flash 技术加入动画，还可调入相关音频和视频资料进行播放，将教学内容形象、生动、直观地展现给学生。多媒体计算机辅助教学能显著提高教学效果。

（2）计算机虚拟仿真教学：是结合计算机虚拟现实技术而设计出的一种能用来存储、传递和处理教学信息的虚拟现实教学系统，学生通过该系统能进行交互式模拟操作，如 ETC 高端模拟人系统，可通过显示屏、语言模仿人体多种病患的体征，显示教师或学生对患者治疗操作过程的病情变化，对治疗操作的正确与否作出判断，最终反馈显示治疗的效果。

2. 计算机管理教学　是利用计算机进行教学管理，直接为教育行政人员和教师服务，如教室信息处理、自动测试、学习监控。利用计算机可以建立题库，还能对自动测试的结果进行评分、统计、分析并及时反馈结论。

3. 计算机网络教学　是通过计算机与计算机之间的数据传送和共享硬件资源、软件资源和数据资源来实现的。能高速度、大容量地向广域传播。近年来，微课程、在线课程、网络课程得到了快速发展。慕课是大规模开放的在线课程，是新近涌现出来的一种在线课程的开发模式。通过互联网提供的教育服务，旨在向全球范围内的学生提供免费或低成本的高质量教育资源。慕课借助其教学管理、教学辅导团队的后台配合，已成为现代教育的一股清流。

计算机网络教学的运用给全球教育带来了深远的影响。但是，作为教师要清醒地认识到，计算机与网络都是教学工具，既是教师"教"的工具，也是学生"学"的工具，在护理教学中只有教师使用时目的明确和学生使用时自觉自控，才能真正发挥好计算机和网络的作用。

 知识拓展　　　　　　　　　　　　　　●●●

国家智慧教育公共服务平台

随着数字化技术的发展，教育开始进入智慧教育阶段。2022 年年初，我国启动实施国家教育数字化战略行动，建成国家智慧教育公共服务平台（Smart Education of China）。截至 2023 年年底，国家智慧教育平台累计注册用户突破 1 亿，浏览量超过 367 亿次，访客量达 25 亿人次。

　　该平台是国家教育公共服务的综合集成平台，通过整合各级各类教育平台入口，汇聚政府、学校和社会的优质资源、服务和应用，聚焦学生学习、教师教学、学校治理、赋能社会、教育创新五大核心功能，一体谋划基础教育、职业教育、高等教育三大基础板块，全面覆盖德育、智育、体育、美育、劳育，为师生、家长和社会学习者提供"一站式"服务。

　　截至 2024 年 1 月，国家智慧教育公共服务平台包括 8.8 万条基础教育资源、100余万条终身教育资源、7.68 万门中国慕课以及 341 门全球融合式课程等各类学习资料。其中，护理学类课程 200 余门，一流课程 18 门，虚仿实验 7 项。为满足学生个性化学习、提高教师教学能力和教学质量提供了借鉴和参考。

四、教学媒体的选择与运用

　　护理教师在选择教学媒体时要树立正确的媒体观，要认识到没有一种处处适用的全能媒体，各种媒体都有自己的长处和局限性，都有其适用和不适用之处，只是在某一特定的教学情境中，一种教学媒体才会比另一种教学媒体更有效。每一种教学媒体有各自的特点和功能，在教学中它们是相互补充、取长补短的关系，而不是互相完全取代的关系。新教学媒体的出现不会完全取代旧教学媒体，传统教学媒体如黑板和板书在今天的教学中仍然发挥着重要的作用。

（一）教学媒体选择的基本原则

　　1. 目标控制原则　教学媒体的选择要有利于教学目标的实现。使用不同的教学媒体去传输信息来达到不同的教学目标，同一教学目标，选择不同的教学媒体，实现目标的程度也会有差异，教师应选择最能促进目标实现的教学媒体。

　　2. 优势互补原则　各种教学媒体都有各自的优势和局限性，在使用多种媒体时应遵循优势互补的原则，有机结合并发挥它们各自的优势。

　　3. 对象适应原则　不同年龄阶段的学生对事物的接受能力不一样，教学媒体的选择必须适应学生的学习特征和教学情境要求。

（二）教学媒体选择的方法

　　在教学中，护理教师应依据教学媒体选择的原则，以及资源环境条件和教学媒体使用成本，整体协调教学目标、学习内容、教学活动、教学媒体的特性和功能、经济性与适用性等，最优化、适当地选择教学媒体。

（三）教学媒体的运用

　　（1）在确定教学目标和知识点的基础上，首先确定教学媒体的使用目标，如创设情境，引发动机；反映事实，显示过程；示范演示，验证原理；提供练习，训练技能等。

　　（2）教学媒体对教学的作用是通过其教学功能实现的，由于媒体的特性不同，在教学中所表现出的功能也有所不同。教师必须考虑各种媒体的教育功能，作出合理选择，才能充分发挥教学媒体对教学的促进作用。教学媒体类型的选择，可借助前述教学媒体选择的原则和方法进行。

（3）每一种教学媒体都有其发挥功能的一套固定法则。在教学中，教学媒体只有被正确运用，才能发挥其应有的作用，选择教学媒体应考虑到教师和学生使用时操作控制的难易程度、学生对媒体使用时的参与程度。

本章小结

思考题

1. 试述以问题为基础的教学方法在护理教学中的意义。

2. 在选择教学媒体时，应遵循哪些原则？

3. 观摩一堂课，分析教师运用了哪些教学方法和教学媒体，有何优点和不足，应如何改进。

4. 2013 年 5 月，清华大学宣布加入 MOOC 三大组织之一的 edX。5 个月之后，"学堂在线"（www. xuetangx. com）正式发布，面向全球提供在线课程。同年 4 月，在京举办的"教育精神与互联网思维"论坛上，大部分与会专家也对在线教育的前景表示乐观，并认为互联网技术对学习知识带来的"革命性"影响。请从教学媒体的选择角度，运用所学知识，探讨网络课程是否能够代替传统课堂。

更多练习

（贲亚琍　冉秦琴）

第九章 护理教学评价

教学课件

学习目标

1. 素质目标

树立正确的教育评价观，认识到教学评价对护理教育发展的重要意义，发展科学思维和评判性思维。

2. 知识目标

(1) 掌握：护理教学评价的概念及功能。

(2) 熟悉：各类试题的编制原则及优缺点，教师教学评价的基本内容及方法。

(3) 了解：护理教学管理评价的主要内容。

3. 能力目标

(1) 能采用正确的方法对学生的学业成绩进行评价。

(2) 能采用正确的方法对教师的教学能力进行评价。

(3) 能根据试题及试卷编制原则，编制一份科学合理的试卷。

案例

【案例导入】

　　某高校护理学专业学生小李本学期开始学习"外科护理学"，课堂上小李积极参与互动，主动回答问题，课后认真完成课后作业；操作课上能与小组成员很好地开展团队配合，见习课程中能主动思考并认真观察临床中常见护理操作项目，课程投入度较高。但在期末的理论考试中她仅考了66分，最终该课程成绩为66分。

【请思考】

　　小李认为不能仅靠一次考核就决定本门课程的成绩，你认为她的想法正确吗？理由是什么？

【案例分析】

护理教学评价是护理教育教学过程中检验护理教育活动效果的重要环节，主要目的是落实教学中心地位，激发和调动护理教育工作者的积极性、主动性和创造性，提高教学质量。本章将从教学评价的相关概念入手，系统介绍教学评价的类型、功能、原则、一般过程、常见模式，以及学生学业评价和教师教学能力评价的相关内容，以便高效、科学地开展护理教学评价，不断提高教育教学质量。

第一节　教学评价概述

一、相关概念

1. 教育测量（education measurement）　是根据教育目标的要求，按照明确的结构或规划对学生的知识、能力、态度及情感等方面的发展状况进行赋值的活动。教育测量是一个量化研究过程，测量内容主要包括学生的学业成绩、智力水平、技能水平、品德素质、人格特征等，因主要测量的是学生的内在精神属性，因而具有一定的间接性和误差。

2. 教育评价（educational evaluation）　是按照一定的价值和标准，对各种教育活动的质量和水平及其满足社会与个体需要的程度作出科学判断，以提高教育质量的过程。教育评价涵盖学生、教师、课程和学校等教育领域的诸多方面，也包括教育目标、教育内容与方法等。

3. 教学评价（teaching evaluation）　是根据一定标准，收集有关教学事实信息，对教学过程及其结果进行客观衡量和价值判断的过程。教学评价是教育评价的重要组成部分，通过开展教学评价，可以帮助被评价者自我完善，为有关部门进行科学决策提供依据。教学评价的对象涵盖课程方案、教师教育质量和学生学业成绩等，其评价方式多样，评价范围较教育评价而言更为聚焦。

4. 护理教学评价（nursing teaching evaluation）　目前尚无统一标准，但普遍认为护理教学评价是依据护理教学目标，通过多种方法收集教学相关信息，对人才培养、教学过程和教学效果进行价值判断的过程，其目的是保证最大限度地实现护理教学目标，提高护理教学质量。护理教学评价可通过课程考核、问卷调查、座谈、实地考察等途径收集量性和质性资料，进而对护理教师、学生、教学内容、教学方法和教学手段等开展评价，以全面了解护理教学质量。

二、教学评价类型

教学评价方法很多，根据不同角度、不同方法可有多种分类方式，在实际操作中可根据不同评价类型的特点及用途进行合理选择，也可采用多种评价方法开展综合评价。

（一）按评价性质分类

1. 定性经验评价法　根据评价者的认知和经验对被评价对象的成就或特征作出非数量的分析和评定，即评价者根据经验出发对被评价者作定性的评估，如等级法、评语法、分析法等。

2. 定量分析评价法　评价者将评价目标分解成能达成目标实现的重要因素，对这些重要因素逐一转化成评价指标，并构成指标体系，根据指标和指标体系对被评价对象进行统计分析评价。该方法多涉及统计学相关知识，如相关分析法、回归分析法、多元分析法等。

定性经验评价和定量分析评价是相互联系的，定量分析评价以定性经验评价为基础，定量分析评价又是定性经验评价的深入、集中、全面的反映。实际应用中可将两者结合进行综合评价。

（二）按评价标准分类

1. 绝对评价（absolute evaluation）　又称目标参照性评价，是在评价对象之外确定一个客观标准，将评价对象与该客观标准比较，对被评价者是否达到目标要求及达到的程度作出评定。绝对评价的特点是可使被评价对象明确自身与评价标准的差距，激励其积极进取。如各类资格考试、期末考试合格线定为60分等。

2. 相对评价（relative evaluation）　又称常模参照性评价，是以评价对象群体的平均水平（即常模）作为参照点，将评价对象与该常模进行比较，以明确评价对象在群体中的相对位置的评价。相对评价主要目的在于比较学生个体之间的差异，常被用来选拔优秀人才。如研究生入学考试、招聘考试等，用来"择优录取"。

3. 个体内差异评价（individual referenced evaluation）　是以评价对象自身状况为基准，将过去和现在的情况进行比较，或者比较个体的不同侧面。该种评价的主要目的是帮助被评价者了解自身不同阶段的学业发展情况，适时进行调整，体现了因材施教原则，同时在一定程度上减轻了被评价者的压力，有利于发现自身差距。如某一学生将自己某门课程的期中成绩和期末成绩进行比较，了解学业进展情况。但因评价方法缺乏外部客观标准，因此不利于个体明确与总体的差距。

绝对评价、相对评价和个体内差异评价各有利弊和适用范围，故应结合起来使用，以督促个体明确不足，调整改进。

（三）按评价时间分类（图9-1）

1. 诊断性评价（diagnostic evaluation）　又称教学前评价或准备性评价，是在教学活动开始之前进行的摸底性评价，目的是了解学生的学习基础，明确存在的问题并分析原因，为后续护理教学计划的制订和护理教学方法的选择奠定基础。

2. 形成性评价（formative evaluation）　是在教学过程中进行的评价，目的在于了解教师是否按照预先设计的教学方案开展教学，以及是否存在问题、有哪些问题等。形成性评价多用于获得反馈信息、改进教学、促进学生达成学习目标。如在教学实施过程中开展的阶段性测验、师生座谈会等，找出这一阶段存在的问题，进行持续改进。值得注意的是，形成性评价不等同于过程性评价。

3. 总结性评价（summative evaluation）　又称终结性评价，是在某一阶段教学活动完成后，根据既定的教学目标，评价目标达成度。总结性评价注重考查学生对知识掌握的整体程度。通过总结性评价，可以获得反馈信息，为下一轮教学质量提高提供依据。如护理专业的毕业考试、课程结束后的期末考试等。

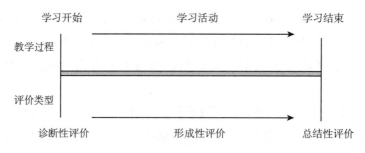

图 9 – 1　按时间划分的教学评价类型

（四）其他

根据评价的内容可以分为教学评价、学习评价和课程评价。根据评价主体可以分为内部评价和外部评价。根据评价对象可以分为学生学习成效评价、教师教学质量评价和教学管理质量评价。

三、教学评价功能

1. 导向功能　指教学评价就像"指挥棒"一样，引导评价对象向理想的目标贴近。合理的评价活动应具有明确的评价目的、预设的评价标准及严格的评价程序，进而引导教学工作向着预期目标实现。例如，教学中发现护理学专业的学生重操作、轻思维，在面对临床问题时不能快速反应、正确处理，因此可以在考核中增加案例分析、应急处理等环节，使学生在学习中重视思维的训练，以达到预期培养目标。

2. 诊断功能　指通过评价活动，可以了解评价对象教学活动的真实状态、过程及效果，发现积极因素及优点；同时通过教学评价可以诊断出消极因素及不足。通过准确地诊断，为评价对象提供改进、改善的建议和要求。诊断功能要求评价者不仅熟悉教学活动，而且要具有创新思维，在熟练应用高等教育科学发展观和理论的同时，能够准确发现现场教学中存在的问题，对具体、特定的教学活动作出切合实际的诊断。因此，科学的教学评价能为学校或教师的决策提供诊断性的咨询服务。

3. 鉴定功能　指通过评价活动认定评价对象是否合格及其优劣程度。该功能有利于筛选和选拔优秀被评价者；根据评价结论，被评价者也可以找到自身努力的方向。针对护理学生的学业评价可以对学生在知识、能力和素质发展上的程度不同作出区分，便于分出等级，进行各种选拔。开展护理教师教学质量评价可以了解教师的教学水平、教育效果、优点和不足，以便对护理教师进行考察和鉴别，为护理教师晋升、培训等工作提供依据。

4. 改进功能　指通过教学评价发现教学中存在的问题，并及时向有关个人和部门反馈信息，促使评价对象不断完善与优化教育教学。著名教育评价学专家斯塔弗宾曾说评价的目的不在证明，而在改进。通过教学评价可以发现并分析问题，找出原因，作出选择，为下一步的教育实践活动提供指导，从而达到全面提高护理教育质量的目的。

5. 激励功能　指正确应用教学评价，可以激发评价对象的内在动力，挖掘其潜能，提高工作积极性和创造性等。教学对象为了达到评价标准的有关要求，获得较为理想的学业成绩或评价结果，也会更加刻苦努力。此外，通过适当的教学评价，可以激发教学管理部门保持认真负责的工作态度，调动护理教师工作的积极性和有效性，激发护理学生主动学习的内部动机。

6. 反馈功能　指评价者将收集到的有关评价对象的信息及其意义，通过科学、恰当、合理的方式传递给评价对象，并收集分析评价对象的反馈信息，不断优化评价对象和/或评价者的行为，形成教学活动的良性循环。

总之，科学的护理教学评价，可以为护理教育定标导航。通过发挥评价的导向功能，转变专业教学理念；通过评价的诊断功能，发现教学活动的优点及不足；通过评价的鉴定功能，确保护理教育的顺利进行；通过评价的改进功能，不断提高护理教育教学质量；通过评价的激励功能，调动护理师生和护理管理者的积极性和主动性；通过评价的反馈功能，探索护理教育的有效途径。

四、教学评价遵循的原则

1. 正向引导原则　指护理教学评价要以党的教育方针和教育教学目标为导向，进一步帮助学校和专业明确自身的育人使命和任务，规范教学行为，避免教学目标偏离预期，早日实现护理教育教学目标，促进护理学生的全面健康发展。

2. 科学性原则　指在教学评价中要遵循护理学专业学生认知发展的规律和教育教学规律，坚持实事求是的科学态度，采用科学的评价方式和方法，从客观实际出发，全面考虑影响评价的因素，根据教学过程的实际情况开展教学评价。

3. 可行性原则　指制订的教学评价计划必须切实可行，既要坚持实事求是，又要便于操作和施行。操作的各个环节能为评价者和被评价者接受，特别是教学评价的指标或指标体系，应明确、简单、具体，并且符合教学过程实际，使教学评价与教学过程有机融合，保持一致，才能达到教学评价的最终目的。

4. 全面性原则　指要全面地考察和评价一个教育对象或教育事件。比如，在评价某位护理教师的教学水平时，不应只单纯地考察他所教学生的期末考试成绩，还应评价学生对教师的满意度等方面。如果这位老师的学生考试成绩排名靠前就认为他的教学水平高，相反就认为水平低，这显然违反了全面性原则。

 知识拓展

深化新时代教育评价改革总体方案

2020 年 10 月 13 日，中共中央、国务院印发了《深化新时代教育评价改革总体方案》，文中提出"改进结果评价，强化过程评价，探索增值评价，健全综合评价"。"四个评价"体现了对教育规律和人才成长规律的尊重，强调了评价的动态性、诊断性、多元性，有利于打破"一考定终身"的固化评价方式，促进评价对象的多样、全面发展，有利于更加系统地考察立德树人成效，充分发挥评价的导向、鉴定、调控等作用，有利于提高教育评价的科学性、专业性、客观性，对于构建符合中国实际、具有世界水平的评价体系，加快推进教育现代化、建设教育强国、办好人民满意教育，具有重要而深远的意义。

五、教学评价的一般过程

教学评价的过程是根据评价目标和标准，对教学评价对象及其教学行为进行价值判断的过程。教学评价具有很强的技术性和专业性，因此能否科学地组织、实施评价，直接影响着评价质量和结果的可靠性、有效性。教学评价的一般过程主要包括准备阶段、实施阶段、评价结果的处理与反馈阶段。

（一）准备阶段

准备阶段是保证评价工作取得成效的前提和基础，具体包括组织准备、人员准备、评价方案准备及参与者的心理准备。

1. 组织准备　包括成立专门的评价领导小组和工作小组，一般而言，由评价对象所在部门的上一级机构承担。例如，学校进行的校内专业评价和课程评价，由学校组建评价领导小组和专家组；对高等院校教学工作的评价，则由上一级教育行政部门建立评价组织。

2. 人员准备　包括组织有关人员学习相关评价理论、评价方案及其他评价文件，明确评价的目的、意义，提高评价人员的责任感和实事求是的科学态度，认真负责地完成评价工作。此外，还需要遴选和组织多位评价专家，包括评价理论专家、评价技术专家、学科行业专家、项目专家和教学管理专家等。

3. 评价方案准备　在评价活动开始前，必须对教学评价进行周密翔实的谋划、设计，作出切实可行、科学合理、全方位、全过程的评价方案设计，以确保评价方案高效有序、平稳顺利、保质保量地完成。教学评价方案的主要内容包括评价目的、对象、标准、方法、组织实施、实施期限和完成报告的时间、评价报告接受者和评价预算。

4. 参与者的心理准备　教学评价活动和人类一切活动一样，会产生一些心理活动，出现不同心理现象，包括积极的和消极的。针对不同的心理现象，需要进行不同的调控。对评价者的心理调控包括把好评价人员的选择关、做好评价人员的培训工作等，及时发现评价人员非正常的心理现象，及时进行针对性调控。对评价对象的心理调控包括如下几点。①调节评价对象接受评价的心态，认真做好宣传沟通工作。②在制定评价方案时要充分听取评价对象的意见和建议，令其积极主动地参与评价工作。③提高评价工作的透明度。④引导评价对象正确评价自己，树立积极的价值观，提高教学效果和质量。

（二）实施阶段

实施阶段是整个教学评价活动的中心环节，是评价组织管理工作的重心。主要内容包括运用各种评价方法和技术，精心地收集并处理各种评价信息，在整理分析评价信息的基础上，作出价值判断。

1. 预评价　在正式评价之前，先选择试点单位进行试评价，以取得经验，并修订、完善评价方案。预评价可以由评价机构直接进行评价，也可以把评价对象的自评作为与评价结果。

2. 正式评价　是实施阶段的一个重要步骤。该阶段工作的关键在于评价者与评价对象的密切配合。评价对象应当以积极的态度、实事求是且全面地提供各种信息材料，为评价者的工作提供有利条件；评价者则应注意监督、检查，防止和杜绝各种虚假和不良行为的发生。正式评价阶段主要包括搜集、整理和处理评价信息，最终作出综合评价。

（1）搜集评价信息：评价信息搜集得越全面、越充分、越真实，就越能使评价结论准确合理，越具有客观性、科学性。因此，搜集评价信息应注意信息的全面性、完整性、真实性和准确性。需要从不同的视角、不同的渠道获取有关信息，进行归纳汇总、梳理整合。搜集评价信息的方法有很多种，如测验法、问卷法、观察法、访谈法、文献法、现场操作检查法等。

（2）整理评价信息：主要对搜集到的评价信息进行全面性、完整性、真实性及准确性的检查、核实、分类和保存，以便于做评价结论和再评价时使用。信息整理可以通过归类法、核实法和建档法等完成。

（3）处理评价信息：是实施阶段的重要工作。前两个阶段均是为处理评价信息作铺垫的。常用的处理评价信息的方法有定量分析法和定性分析法。定量分析法是用数值形式及数学、统计学方法反映被评价者特征的信息分析、处理方法。通过对评价对象的状态进行综述、评比与选拔，进而进行精确而客观的描述。定性分析法是采用归纳逻辑分析和哲学思辨方法，对评价对象的访谈、观察记录和文献等资料进行质性描述分析的方法。主要用于探讨发展过程的原因，详细描述评价对象的优缺点，对典型案例开展深入研究，分析评价对象的内隐观点、态度和意识，也包括对文献档案材料的汇总和归纳等。

（4）作出综合评价：是实施阶段的最后一项工作。通过综合应用评价理论和方法，对教学评价的信息进行可靠性和有效性检验，汇总成综合评价结果。评价的组织者根据最终的评价结果，对评价对象作出准确、客观、科学的评价结论，形成评价意见。

（三）评价结果的处理与反馈阶段

该阶段的主要工作包括检验评价结果、分析诊断问题、撰写评价报告、反馈评价结果、总结评价工作和建立评价档案。

1. 检验评价结果　对评价结果的检验可以从两个方面进行：一是从统计测量技术的角度对整个评价过程的信度、效度及数据误差等方面进行分析，同时要对评价的程序及操作方法是否规范进行检查；二是全方位了解各方对评价的看法，从而更全面地了解评价是否实现了初衷。

2. 分析诊断问题　对评价对象存在的问题及其原因进行反复、认真的分析，提出切实可行的整改建议。

3. 撰写评价报告　在评价总结的基础上完成。通过撰写评价报告可以尽早发现评价工作中存在的问题，为今后的评价工作提供宝贵的资料，便于及时而有效地反馈评价结果。评价报告一般包括三个部分，即封面、正文和附件。封面包括评价方案的名称、评价目的、评价对象、评价主体、评价报告的接受单位或个人、评价方案实施与完成的时间及地点、呈送报告的日期。正文主要包括评价报告的摘要、评价方案的背景信息、评价的主要内容及应用的主要方法、评价方案实施的主要过程、结果与分析、结论与建议。附件通常指随正文附加的额外信息或文件，可以是文档、表格、图片等各种格式的文件。

4. 反馈评价结果　是将评价报告传递给评价报告的接受者，通过反馈来促进学习或工作的改进。常用的反馈形式有三种：一是反馈给领导者或决策者，为决策提供信息；二是反馈给评价单位或个人，以引导、激励被评价对象与时俱进、不断改进、完善教学，提高教学质量；三是将评价结果在一定范围内进行公开，促进同行之间的横向比较和相互借鉴。反馈方式多样，如个别交谈、开汇报会或座谈会、书面报告等。

5. 总结评价工作　这是提高评价工作水平和质量不可缺少的环节，又可称为对教学评价的再评价。它是按照一定标准，对评价方案、评价过程和评价结果进行分析，从而对教学评价工作作出价值判断，是对教学评价的科学性、有效性和真实性等进行评价，以促进教学评价的科学化、规范化，为提高教学质量积累经验，总结规律。

6. 建立评价档案　将教学评价过程中产生的各项文件、计划、方案、数据、总结等材料进行立卷归档，形成教学评价档案管理制度，可以使教学评价、改革和建设工作有序进行。

六、教学评价的常见模式

教学评价模式（educational evaluation models）指在一定理论指导下，由评价结构、功能、过程和方法等各要素相互作用而构成的一种教学评价范式，是教学评估基本理论与方法的总体概括，是教学评价类型的总构思。近代著名的教学评价类型有以下几种。

1. 泰勒的行为目标模式　泰勒将教学方案、计划的目标用学生的特殊成就来表示，并将这一行为目标当作教育过程和教育评价的主要依据。该模式认为，教育评价就是判断实际教学活动达到目标的程度。因此，制定的评价方案应该包括一系列期望达到的目标，每一个目标需要由可以测量的行为目标来表示，通过测量实际教学活动与目标的偏离程度，进而判断方案是否成功。

2. 斯塔弗尔比姆的 CIPP 模式　该模式是在泰勒模式的基础上直接衍生出来的，斯塔弗尔比姆认为评价不能局限于关注目标是否达成，更应是提供有用的信息以使改进方案更具功效的过程。该模式包括背景（context）、输入（input）、过程（process）和成果（product）四部分组成的综合评价系列，取各部分首字母组成 CIPP。该模式重视形成性评价，认为评价是教育活动的一部分，也是改进工作、提高教育质量的有效工具。但因 CIPP 模式只是为决策者提供和描述信息，评价者不直接与方案产生关系，因此易导致评价缺乏完全意义上的价值判断。同时因评价步骤繁多，技术复杂，需要耗费大量的人力、物力和财力，在使用中受到较大限制。

3. 斯克里芬的目标游离模式　该模式认为实际的教育活动除收到预期的效应外，还会产生各种"非预期效应"。这种非预期效应会对教育活动的社会价值产生重要影响。此模式认为，为了让人们对方案作出正确的判断，便于评价者收集有关方案的全部成果和信息，在评价开始前不应将方案的教育目的、目标告诉评价者。因该模式将教育目标与评价活动分开了，故称为目标游离模式。该模式优势在于突破了目标的限制，评价的依据、标准是活动参与者的实际成效而非方案制定者的预定目标。但不足之处在于如果每位评价者具有不同的价值观和价值标准，则会导致评价的操作出现很大困难。

4. CSE 评价模式　该模式是以美国洛杉矶加利福尼亚大学评价研究中心（Center for Study of Evaluation）命名的一种评价模式。CSE 模式分为 4 个阶段：①需求评估阶段，核心是确定教育目标；②计划选择阶段，目的是对各种备选计划进行评价以确定满足教育需求的计划；③形成性评价阶段，关注于教育实施过程与计划是否一致，了解计划在教育过程中的成功与不足，以便于进一步优化；④总结评价阶段，着重对教育质量进行全面评价并作相应判断。CSE 模式侧重于对教师和教学过程的评价。

除上述介绍的评价模式外，还有斯塔克的应答评价模式、欧文斯和沃尔夫的对手评价模式、发展性评价模式、决策定向模式等。

第二节　护理学专业学生的学业评价

一、学业评价的概念

学生学业评价是教学评价的重要环节，是根据一定标准，运用恰当、有效的工具和方法对学生接受一个阶段的教育之后所获得的成就进行价值判断的过程。开展学生的学业评价，能直接反映出教学效果，为教师改进教学工作、学校完善教学管理提供重要依据，同时为学生进行自我评价和自我调整提供基础。

二、学业评价的依据

1. 培养目标　不同学校不同层级的护理专业培养目标也不尽相同，教师需要熟知培养目标中的详细内容，并将这些目标进行层层分解，转变为具体且可测量的试卷或指标体系，从认知、技能和情感态度 3 个方面对学生作出综合判断。

2. 评价目的　学业评价的方式和内容会因评价目的不同而有所差异。如在教学活动开始前，为了解学生的学习准备度，可以采取诊断性评价；在教学过程中，为了解学生的学习情况，可以采取形成性评价；在学期中或学期末，为考查学生掌握某门课程的整体水平，则可采用总结性评价。针对学生认知方面的评价，最好采用笔试的方法；对学生情感态度方面的评价，采用观察法、问卷法等较为合适；对学生操作技能方面的评价，可运用操作考核等方法。

三、学业评价的主体

学业评价的主体可以分为教师和学生，根据主体不同，评价的内容及方式也有所不同。

1. 教师　教师评价是学生学业评价的重要组成部分。教师可以借助教育者和评价者的双重身份，将培养目标、教学目标和评价目标有机统一。教师通过对学生学习中的认知、技能和态度进行科学、客观的评价，可以进一步提高教学质量，激励学生高效学习。从教师角度进行评价时，要量性评价和质性评价相结合，通过多种评价方式，对学生的知识、技能和情感态度等方面进行综合测评。护理学业成绩一般由课堂出勤及表现、作业完成情况、操作技能考核、期中期末考核等部分组成。

2. 学生　包括学生的自我评价和学习小组间的相互评价。学生的自我评价有利于激发学生的积极性和主观能动性，通过有效的自我评价，学生可以充分认识到自己是学习的主体，进而促进自我管理能力和学习欲望的提升，形成良性循环。自我评价的方法包括反思日记法、书写学习总结、建立学习记录手册等。学习小组间的相互评价是以小组为单位，了解和判断组内成员学习情况。学习小组评价有利于同伴之间的共同提高，培养团队协作能力。

学习小组评价的主要方法：根据预设的学习目标和标准互相打分，通过讨论对每位组员进行总结并写出评语。

四、学业评价的方法

评价目的不同，采用的评价方法也不同，常用的方法有考核法、观察法、调查法、综合评定法等。

（一）考核法

考核法（assessment method）是以某种形式提出问题，由学生通过文字（笔试）或语言（口试）进行解答，据此作出质量判断的方法。因考核法能按照评价目的有计划地实施预定的测量，故针对性强，应用普遍。考核法常可分为考查、考试和答辩 3 种方法。

1. 考查　是对学生所学知识和技能进行经常性考核的方式，具体包括课堂提问、课后作业、论文、实验报告等，可以采用通过或不通过、及格或不及格表示。需要根据课程的性质及学生学业总体负担情况决定是否采用考查进行考核。

2. 考试　是对学生学习成效的定量分析，是院校评定学生学业成效的主要考核形式，一般以百分制表示，也可通过等级方式进行评定。根据形式可分为口试、笔试及操作考试等；根据答卷要求可分为闭卷考试和开卷考试；根据考试周期可分为期中考试和期末考试等。

3. 答辩　是高等院校常采用的毕业考试形式，要求学生具备一定的学术研究和探讨解决能力。答辩时要求学生首先汇报研究论文，阐述自己的学生观点。汇报后由教师或专家针对内容进行提问或质疑，学生针对性地为自己的学术观点进行辩护。专家组讨论答辩情况，给予学生相应等级评定。

除上述三种常见方法外，针对护理学生的实践技能考核还包括床边考核法、模拟考核法。床边考核法主要用于临床出科考试，是应用临床实际病例的考核方法。一般要求学生完成一个临床真实案例的分析和规定的护理项目，然后由考官结合病例进行适当提问，以此对学生的临床护理能力、操作技能、沟通能力、评判性思维能力、爱伤观念、伦理道德等方面进行综合评价。但由于缺乏标准化考试环境，受病种、患者、时间和地点等因素影响，难以做到学生间绝对统一，不适用于大批学生考核。模拟考核法是应用模拟患者和模拟临床情境对学生进行操作考核的一种方式。模拟患者包括标准化患者（SP）和学生自己扮演的患者，也可以选择人体模型或高仿真模拟人。考官事先根据考核目的创设贴近临床实际的临床模拟情境或案例，尽可能保证考核标准化。为确保考核相对客观，应对考核项目、要求和评分等进行统一规定。

（二）观察法

观察法（observation method）是在一段时间内，对评价对象在自然状态下的特定行为、活动、表现进行观察和分析，以获取评价信息的一种方法。观察法是护理专业开展操作技能、临床见习和实习考核的基础，一般由带教教师、护士长及临床护士负责。运用观察法可以观察学生在临床实践中的表现，监督和指导学生的护理实践行为，判断学生的临床实践能力，确保教学目标的完成，同时可以观察学生的情感反应、人际关系、态度和个性等。可采用检核表、行为描写和实事记录的方式记录观察结果。

（三）调查法

在护理教育中常用的调查法有问卷法和访谈法。问卷法（questionnaire method）是通过事先设计好的问题向调查对象进行提问，进行信息收集的方法。问题设计是问卷法的关键，包括封闭式问题和开放式问题两种，各有优缺点。封闭式问题因提供了备选答案，便于回答、统计；开放式问题因需要被调查者写出自己的真实观点和感受，因此能获得更完整的资料。在实际中可以将两种问题结合起来应用。访谈法（interviewing method）是根据设计好的问题对评价对象进行口头交谈并收集信息的方法，适用于对学生态度、需求、观点等方面的资料进行收集，具有良好的灵活性和适应性。但访谈法对访谈者要求较高，另外对访谈结果的处理与分析也较为复杂。

（四）综合评定法

综合评定法通常用于护理学生毕业考核。考官首先要根据护理学专业培养目标和总体要求，拟定评价指标体系。由教师、临床护理专家组成评价小组，依据评价体系，综合采用定量和定性的方法，对学生的临床护理能力作出综合判断，以此确定学生是否达到培养目标要求，是否准予毕业。

五、试卷编制

笔试测验是学生学业成绩评价方法中最常用的评价方法，而试卷编制是笔试测验中的关键环节。试卷的质量直接关系到考试水平的高低，甚至笔试测验的成败。

（一）常见题型

考试与测验的题型一般分为两大类：一类是客观性试题，也称固定应答型试题，这类试题一般由命题者规定固定的答题格式和固定的标准答案，评分时完全根据学生的作答是否符合规定的标准答案；二类是主观性试题，这类试题答题的格式和答案不固定，学生可以在一定范围内自由作答，评分时除了以标准答案（或参考答案，或没有标准答案、参考答案）为部分根据之外，还需要借助主观判断。这两类试题各自都包含多种题型（图9-2）。

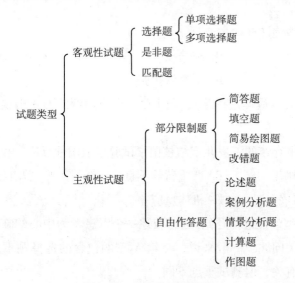

图9-2　常见的试题类型

（二）客观性试题的编制

客观性试题（objective item）是表达形式及正确答案简短且唯一、可以进行客观性评分的试题，适用于对识记、理解、应用、分析层次的认知目标测量。在规定的测验时间内，可包含一定数量的客观题，保证教学大纲中要求的考试内容高覆盖率，提高试卷内容的真实性。客观题因评分客观、准确，可采用计算机阅卷，以节省阅卷时间和人力；也可以借助计算机建立试题库，供反复出题使用。值得注意的是，客观题的题目不宜过长，以免考生产生疲倦感。此外，试题编制需要专门的技巧，试题编制困难；考生答题时会存在猜答的可能，还易于抄袭，导致评价结果的偏差；客观题主要对低认知层次进行考查，长期应用会造成考生的机械性记忆。常用的客观性试题有以下几种。

1. 选择题（multiple-choice item）　由题干和供选择的 4~5 个备选答案组成。题干多为一段叙述、一个问题或一份简短病例等。备选答案是对题干的回答或使题干完整的含义，考生要排除干扰选项，从中选择正确或最佳答案。根据正确答案的个数，可分为单项选择题（答案仅一个）和多项选择题（答案至少两个）。

（1）题干的编制原则：题干应明确规定题意，措辞清楚明了，没有歧义；题干中否定词表达应醒目，以引起考生注意；重复性的短语应该统一在题干中表述，避免在每个选项中重复出现。

（2）备选答案的编制原则：备选答案至少 4 个，减少考生猜对的可能；备选答案中文字表述应简短精练，力求详简一致；不能对正确答案有任何暗示；干扰答案与题干之间应有一定的逻辑性，起到真正的干扰作用；正确答案的位置不应固定，最好随机排列；避免各备选答案的内容出现重叠或意义相同；避免出现"以上皆对"或"以上均不正确"等选项。

（3）典型试题：目前国内护理教育测量常用的选择题有 3 种，即最佳选择题、配伍题和多项选择题。

1）最佳选择题：简称 A 题型，是目前最常用的选择题类型，包括 A_1、A_2、A_3、A_4 四种类型。

A_1 型题（单句型最佳选择题），即知识点题型选择题，考查考生对单个知识点的掌握情况。

例题：粉红色浆液泡沫样痰主要见于（　　）

A. 肺炎　　　　　　　B. 肺结核　　　　　　　C. 肺脓肿

D. 肺水肿　　　　　　E. 支气管扩张

A_2 型题（病例摘要型最佳选择题），题干以 1 个小病例的形式出现，考查考生的分析判断能力。

例题：未曾接种卡介苗的 1 岁儿童结核菌素试验呈强阳性反应，提示（　　）

A. 需要接种卡介菌　　B. 严重营养不良　　　　C. 曾有结核菌感染

D. 有活动性肺结核　　E. 机体反应差

A_3 型题（病例组型最佳选择题），通过叙述一个以患者为中心的临床情景为开始，针对相关情景提出多个相关问题，一般来说，一组 A_3 型题包含的选择题不超过 3 个，每个问题都与开始的临床情景有关，但测试重点不同。

例题：胡某某，男，15 岁。近 2 年来经常头痛，伴有恶心、呕吐，血压 190/150mmHg，近一周突然视物模糊，腹部 CT 检查发现左肾上腺区有一肿块并向内侧生长与大血管相粘连。

该患者最有可能的诊断是（　　）

A. 高血压综合征　　　　　B. 原发性高血压　　　　　C. 继发性肾上腺皮质功能减退

D. 嗜铬细胞瘤　　　　　　E. 库欣综合征

该患者目前最主要的护理诊断是（　　）

A. 疼痛　　　　　　　　　B. 组织灌注无效　　　　　C. 有受伤的危险

D. 电解质紊乱　　　　　　E. 焦虑

患者突然出现剧烈头痛、面色苍白，大汗淋漓，伴有恶心、呕吐、视物模糊，考虑患者最有可能发生了（　　）

A. 高血压脑病　　　　　　B. 腺垂体功能减退症危象　C. 甲亢危象

D. 高血压危象　　　　　　E. 肾上腺危象

A_4 型题（病例串最佳选择题），通过叙述一个以单一患者或家庭为中心的临床情景，拟出 4~6 个相互独立的问题，问题可随病情的发展逐步增加部分新信息，以考查考生的临床综合能力。

例题：患者，男，60 岁，退休。吸烟史 42 年。刺激性咳嗽、痰中带血丝 4 周。胸片显示右肺门处阴影增大，纵隔增宽，上叶不张。

为确诊，进一步检查是（　　）

A. 痰细胞学检查　　　　　B. 结核菌素试验　　　　　C. 支气管镜检查

D. 痰培养加药敏试验　　　E. 经胸壁穿刺活组织检查

患者 1 个月后出现右面部无汗，瞳孔缩小，上睑下垂及眼球内陷。复查胸片显示右肺尖部致密影。诊断最可能是（　　）

A. 原发性肺结核　　　　　B. 肺癌　　　　　　　　　C. 粟粒性肺结核

D. 纵隔淋巴肉瘤　　　　　E. 肺部良性肿瘤

确诊后首选的治疗方式是（　　）

A. 抗感染治疗　　　　　　B. 抗结核治疗　　　　　　C. 手术治疗

D. 放疗　　　　　　　　　E. 化疗

2）配伍题：即 B 型题，适用于测量概念和事物之间的关系，难度较高。其基本结构是先列出一组用字母表明的备选答案，一般为 5 个。然后提出一组问题，要求考生给每个问题选择一个最合适的答案。问题数量最好与备选答案数量不等，一般规定每个备选答案可以选用一次、多次，或者一次也不选用。

例题：

A. 奇脉　　　　　　　　　B. 交替脉　　　　　　　　C. 水冲脉

D. 双峰脉　　　　　　　　E. 短绌脉

提示左心衰竭

提示脉压增大

提示心脏压塞

提示房颤

提示肥厚型梗阻性心肌病

3）多项选择题：即 X 型题，正确答案数目通常多于 1 个。一般可以规定多选、少选、错选均不得分；也可规定没有选出全部正确答案，可得部分分数；若多选 1 个干扰答案，则不给分。

例题：下列哪些因素影响问题解决（　　　）

A. 定式　　　　　　　B. 动机　　　　　　　C. 功能固着

D. 认知结构　　　　　E. 问题性质

2. 是非题（true – false item）　要求考生对提供的一个陈述句进行正确或错误的判断的试题。重点考查考生对基本概念、性质、原则等的理解和判断，区别事实与观点，明确事物因果关系，进行简单的逻辑关系推理。

（1）是非题的编制原则：题目语言应简洁明了，避免句子冗长；不适用于容易引起争议的问题；一个句子只包含一个知识点，应避免两个或多个知识点；考核的内容应是重要的知识；题目应以正面描述为主，避免使用否定甚至双重否定词；避免暗示性词语，如"偶尔""经常"等；题意正确与错误的数量应大致相等，并随机排列。

（2）例题：侧卧位时，上面一腿屈曲成 60°~70°，下腿伸直。（错误）

（三）主观性试题的编制

主观性试题（subject item）即自由应答型题。这类试题用于测量较高层次的认知目标，如应用、分析、综合等。主观题考查考生对试题内容的理解和看法，考生应根据自己的思考结果作答，对考生的思维逻辑与条理性、文字表达能力、分析问题与解决问题的能力有较高的要求和较好的检查效果。主观题易于编制，但受一次考试试题量限制，知识覆盖面不大，且评分受主观因素的影响较大。

1. 填空题（completion item）　是在一个不完整的句子中，要求考生用数字、词组、短语或符号将空缺的部分填补完整，主要考查考生对检测知识的记忆和理解程度。

（1）填空题的编制原则：空缺部分应是重要的内容和关键词；每个空缺处应只有 1 个答案；题目中空白处不能太多，以免题目过于破碎，难以理解；空白处线段或括号应长度一致，避免暗示；空缺处不宜放在开头，应放在句中或句尾；若要求填写数值类答案，则应规定相应的单位和精确度。

（2）例题：一般情况下，病室的温度应保持在_____℃较为适宜。

2. 简答题（short answer item）　要求考生用简短的表述回答提出的问题，适用于对考生基本知识、概念、原理等记忆情况的考核。常见题型包括名词解释、计算题、简述题等。

（1）简答题的编制原则：试题陈述应清晰准确，易于考生理解；明确规定答题要求；试题中避免提供正确答案的线索。

（2）例题：简述特级护理的适用对象及护理内容？

3. 论述题（essay item）　要求考生用自己的语言对提出的一些问题进行自由作答，通常用于测量考生高层次的认知水平，可以体现考生的思维过程。

（1）论述题的编制原则：题意清晰明确，避免陈述过于笼统、空洞，影响考生理解题意造成错误作答；试题应选择恰当的行为动词进行阐述，如评价、论述等高层次行为动词；不宜选择教材中有系统陈述的论题，避免考生死记硬背；每题给出答题时间和字数参考值，便于考生合理安排；不允许考生自由选择试题作答，以免成绩缺乏可比性；题目评分要点与标准应明确，确保评分的客观性。

（2）例题：李某，男，19 岁。因发热、咳嗽、咳铁锈色痰，伴左侧胸痛 2 天就诊。患者既往体健，起病前曾遭雨淋。查体：T 39℃，P 90 次/分，R 27 次/分，BP 100/70mmHg，神清，急性面容，口角有单纯疱疹；左下肺呼吸运动减弱，叩诊浊音，可闻及少量湿啰音。血常规检查：白细胞 $20 \times 10^9/L$，中性粒细胞 85%。胸部 X 线检查：左下肺大片浸润阴影。入院诊断：左下肺炎，肺炎球菌感染可能性大。

请讨论：①目前患者主要存在哪些护理问题？②应采取哪些护理措施？

六、考核组织

考核是护理教学中的重要环节，是检验教师教学质量和学生学业的有效手段。考核是一项严肃而复杂的工作，需要遵循一定的程序和原则，以保证考核结果真实、科学地反映学生学业成效。

（一）编制考核大纲

考核大纲是指导考核的纲领性文件，是教学大纲在教学评价中的具体体现。考核大纲应该包含以下内容。

1. 明确考核目的　指考核要解决的问题，即本次考核结果的用途。考核目的能够决定考核计划的编制。在编制考核大纲前，必须首先明确本次考核是学习开始前的摸底考核、学习过程中的平时考核还是课程结束后的期末考试。要根据考核的目的，选择合适的考核内容、方法及工作程序。

2. 确定考核目标　指要确定考查的考生的能力层次和水平。在不同性质的考核中，认知领域各层次所占比例有所不同，通常考核目标的层次设定应与教学大纲保持一致，不能低于也不能高于教学大纲的要求。有时为发掘学生的学习潜力，可设置一些超纲内容，但比例不宜过高，亦可作为加分项。

3. 确定考核内容　为便于考生进行准备，应确定考核的内容范围，如期中考试考核范围，毕业考试理论及操作考核范围等。同时，根据教学时数和教学内容的重要性确定考核中各部分所占的比例。认知领域的低层次目标的考核宜采用选择题、填空题和简答题等，高层次认知目标的考核应以论述题等主观题为主。

（二）编制试卷

试卷（test paper）是最常用的教学测量工具，是包含一定问题的纸张或电子版的问卷。编制试卷应遵循一定的原则和程序进行精心设计、反复推敲。

1. 编制试卷的原则　应严格遵守保密制度，严禁以任何方式、任何理由向考生泄题；根据考核大纲设计目标层次、内容、题型等，确保达到一定覆盖率；根据考试的时间、内容、题型、试题难易度等来确定题量；题型以五种为宜，不宜过少也不宜过多；题意应清晰明确，避免歧义；试题间应彼此独立，避免重复或隐含其他试题的答案；清晰标明答题要求及相应的分数；由易到难，合理安排答题顺序；同时编制两套难易水平、题目数量、分值等相当的试卷，以备考试时随机抽取。

2. 编制双向细目表　双向细目表是设计和编制试题的框架。细目表的横标目可为认知领域教学目标的各个层次、题型及数量，纵标目为以章节划分的教学内容，单元格内为考核内容所占比例（图9-3）。

教学内容	目标层次						题型及数量					
	识记	领会	应用	分析	综合	评价	单选题	多选题	简答题	论述题	……	合计
第一章	√		√				5		1			6
第二章		√						2		1		3
第三章				√					1			1
第四章			√							1		2
……												
合计							30	20	5	2		57

图9-3　某课程双向细目表范例

3. 命题　根据试卷的设计进行命题，命题质量好坏直接影响到整个试卷的质量。命题分为手工命题和计算机命题两种形式。目前，越来越多的高校建立试题库，采用计算机命题。编制试题的教师应具有丰富的教学经验，了解学生的学习情况，熟知教学大纲的要求并对教学内容有准确且深入把握，同时要掌握试题编制技术，以确保试题质量。

（三）考核管理

考核实施管理的根本任务，就是保证考核过程顺利开展及考核结果的真实客观。

1. 试卷管理　做好试卷保密，是对考核实施管理的首要要求。必须采取一定措施，明确命题纪律，要求每位命题人员严格保密，避免试题泄露。

2. 考场管理　分为监考人员和考生管理两方面。监考人员要求应在规定时间内达到考场，监考期间不得离开考场；严格遵守考核规则，不解释、不暗示；严格掌握考核时间，不得随意延长和缩短；防止和制止考生的作弊行为并做好记录。考生在考试期间应遵守考试要求，按规定时间进入考场，否则不允许进入考场；不得将有关书籍和笔记带入考场；如遇试卷印刷问题，可举手向监考人员询问；考核时间到后，应立即停止答卷，不得将试卷带离考场；不得以任何形式作弊。

（四）阅卷

考试结束后，由教师根据试题的标准答案及评分标准，进行分题阅卷。客观性试题可由计算机进行阅卷，主观性试题应指定专人批改，如试卷量较大，安排多人共同批阅同一道主观题时，应统一评分标准，必要时应进行试判。成绩评定的方法可分为绝对评分法和相对评分法。

1. 绝对评分法　是以培养目标或课程目标作为评分依据，对学生成绩进行评定的评分方法。有两级制、五级制、百分制三种形式。考查课可采用两级制（通过、不通过或及格、不及格），考试课可采用百分制或五级制（90～100分为优秀，80～89分为良好，70～79分为中等，60～69分为及格，60分以下为不及格）。

还可以采用检查表或评定表对难以量化的操作技能考核及情感态度等方面进行评定。

2. 相对评分法　是以同一群体参与该考核的平均成绩（常模）作为评分依据来判断每位考生在该群体中所处的相对位置，又称标准化分数，常用标准分数 Z 或 T 表示。标准分数无单位。

Z 分数的公式如下：

$$Z = \frac{X - \overline{X}}{\sigma}$$

其中，X 为学生的原始分数，$\overline{X}$ 为该集体的平均分，σ 为总体标准差。

例如：某课程中某年级平均分为 73 分，标准差为 10 分，A 考生为 88 分，B 考生为 68 分，则两位考生的 Z 分数为：

$$Z_B = \frac{68 - 73}{10} = -0.5 \qquad Z_A = \frac{88 - 73}{10} = 1.5$$

可以将 Z 分数转换为 T 分数，以使标准分数 Z 减少一位小数且变成正数。

T 分数的公式如下：

$$T = 10Z + 50$$

上例中两位考生的 Z 分数分别为：

$$T_A = 1.5 \times 10 + 50 = 65 \qquad T_B = -0.5 \times 10 + 50 = 45$$

因此，标准分数 Z 值和 T 值的大小可反映某一考生在该群体中所处的位置。例如，Z 值为正，说明该考生超过群体平均水平，正值越大，成绩越好。

七、考核结果分析与评价

考核结束后对成绩、试卷、试题等进行结果和质量分析是发现教学问题、不断提高考核质量及教学质量的重要手段。

（一）成绩分析

试卷的卷面成绩分析是考试结束后必须做的一项工作，主要是了解该阶段教学的总体成效、学生对教学目标的掌握情况、教学及考核设计中存在的问题等。具体内容如下。

1. 计算本次考核的平均成绩和标准差

（1）平均成绩用 $\overline{X}$ 表示：

$$\overline{X} = \frac{\sum\limits_{i=1}^{n} X_i}{n}$$

其中，$\sum$ 表示分数之和，X_i 表示一位考生的分数，n 表示考生总人数。

（2）标准差用 σ 表示：

$$\sigma = \sqrt{\frac{\sum\limits_{i=0}^{n} (X_i - \overline{X})^2}{n}}$$

其中，$\sum$ 表示分数之和，X_i 表示一位考生的分数，$\overline{X}$ 表示考生群体的平均成绩，n 表示考生总人数。

2. 计算和绘制本次考试的成绩分布表和图

例如，某门课程共有 60 人参与考试，考试成绩由低到高排列情况（表 9 - 1）。

表 9-1　某门课程 60 人考试成绩频数分布表

分数段	人数/频数	频率
90~100	3	5
80~89	15	25
70~79	36	6
60~69	3	5
0~59	3	5
合计	60	100

以上述频数分布表中数据为依据，横坐标为成绩，纵坐标为频数，绘制直方图（图 9-4）。

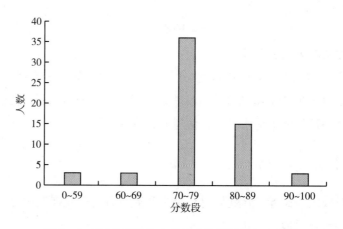

图 9-4　某门课程 60 人考试成绩频数分布直方图

如果考核设计合理，则考试成绩总体呈正态分布。如果试题偏易或偏难，则可能出现以下几种非正态分布。

（1）正偏态：成绩高分偏左，即低分较多，说明试题偏难或者考生基础较差。

（2）负偏态：成绩高分偏右，即高分较多，说明试题偏易或者考生基础较好。

（3）驼峰型：成绩高峰呈两端分布，即高分、低分均较多，中等成绩偏少，说明试题难度集中于过大和过小的两端，或者学生基础较悬殊。

（4）陡峭型：成绩高峰集中在中间，两端均较少，即高分、低分均较少，中等成绩较多，说明试题中等难度偏多，或者学生成绩较为整齐。

（二）试题分析

难度和区别度是检验试题质量优劣的量性指标。

1. 难度（difficulty）　指试题的难易程度。难度指数用 P 表示，P 值越大，试题难度越小。一般来说，P 值在 0.4 以下为较难题，在 0.4~0.7 为中等难度，在 0.7 以上为较易题。一份试卷所有试题难度指数的平均值最好在 0.5 左右。试题难度与难度指数成反比。

（1）0、1 计分试题难度指数计算：该种计分方式适用于单项选择题、判断题等，考生只有 0 分或满分两种结果。公式为：

$$P = \frac{R}{N}$$

其中，R 为答对该题的人数，N 为考生总数。

例如，有 100 名考生，其中某道单选题答对的有 77 人，该题难度 P 为：

$$P = \frac{77}{100} = 0.77$$

该试题难度适中。

（2）非 0、1 计分试题难度指数计算：适用于简答题、论述题等主观类试题考生分数在 0 至满分之间。公式为：

$$P = \frac{\overline{X}}{W}$$

其中，$\overline{X}$ 为全体考生该题得分的平均值，W 为该题的满分值。

例如：某道论述题满分为 15 分，全体考生平均分为 10 分，该题难度 P 为：

$$P = \frac{10}{15} = 0.67$$

该题难度中等。

2. 区别度（discrimination）　指试题对学生学业水平的鉴别程度，区别指数用 D 表示。区别指数 D 的范围为 $-1 \sim 1$，数值越大，试题的区别度越好，说明该题对于学业水平高和差的考生的鉴别能力越强。一般认为，一道试题的区别指数在 $0.15 \sim 0.30$ 为良好，大于 0.30 为优秀，小于 0.15 说明该试题不宜采用，应给予必要的修改或从题库中删除。

（1）0、1 计分试题区别指数计算：采用"两端法"计算，即将每个考生的考试总成绩由高到低排列，分别从高分和低分两端各取总人数的 27% 构成该考试的高分组和低分组，公式为：

$$D = P_H - P_L$$

其中，P_H 为高分组答对该题的人数比例，P_L 为低分组答对该题的人数比例。

例如，高分组中答对某题的人数比例为 0.85，低分组仅为 0.43，则该题的 D 值为：

$$D = P_H - P_L = 0.85 - 0.43 = 0.42$$

（2）非 0、1 计分试题区别指数计算：采用积差相关来表示。公式为：

$$r = \frac{\sum XY - \dfrac{\sum X \sum Y}{n}}{\sqrt{\sum X^2 - \dfrac{\left(\sum X\right)^2}{n}} \cdot \sqrt{\sum Y^2 - \dfrac{\left(\sum Y\right)^2}{n}}}$$

其中，r 为相关系数（即区别指数），X 为考生某试题得分，Y 为考生考试总分，n 为考生总人数。一般采用电子计算机进行计算。

3. 难度与区别度的关系　试题的难度和区别度是相对于一定群体而言的，判断一道试题的质量时应将难度和区别度结合起来。有理想难度的试题区别度不一定理想，难度相近的试题，其区别度也会有较大差异。

（三）考核质量分析

最常用于评价考核整体质量的指标是信度和效度。

1. 信度（reliability）　即可靠性，指测量结果的稳定程度。通常采用两次考核结果的相关性来检验信度，相关系数可称为可靠性系数或信度系数。信度的检验方法主要有折半信度、重测信度和复本信度。信度系数为 $0 \sim 1$，一般要求在 0.90 以上，$0.90 \sim 0.94$ 是实际操作中能得到的最好结果；0.95 以上表示考核可靠性很高，但不常见；在 0.80 ~ 0.90 也较好；在 0.70 ~ 0.79 尚可使用；若在 0.70 以下则说明误差太大，该试卷不可用。

2. 效度（validity）　即有效性，指一次考核能检测到考生应有的知识和能力的程度，常用内容效度和校标关联效度来表示。效度系数为 0 ~ 1，相关系数的正值越大，效度越高；反之则越低。

3. 信度与效度的关系　信度与效度关系密切，效度会受到信度的制约。对于一次考核而言，效度是首先要保证的，其次才是信度。考核信度低则效度也不会高，而信度高时，效度不一定高。当考核的信度和效度不能同时兼顾时，应首先保证考核的效度，进而想办法提高考核的信度。

第三节　护理学专业教师的教学评价

教师是学校办学、专业建设、课程建设及授课等各种教学活动的主要实施者，教师可以通过教学评价发现自身教学中的优势及不足，及时改进教学方法，提高教学质量。高等院校护理教师的教学效果评价是遵循高等护理院校教育教学特点和规律，科学设置护理教学评价指标和内容，对护理教学的有关活动进行价值评定和判断的过程。

一、教学评价内容

护理教学过程是由多个有目的、有顺序的教学环节组成的，各环节间相互影响，有机配合，共同助力教学目标的实现。因此，教学效果的评价应涵盖护理教学过程中的每一个环节。

（一）教学活动开始前的准备

在教学工作开展前，教师需要完成课程指南的编写、教材及参考书目的选择、教学案例的收集与研究、课堂讨论内容的确定、课后作业的设计等准备工作。该阶段主要通过查阅教师提供的可反映教学准备情况的相关材料进行评价。此外，也可安排学生根据自己的观察情况，对教师的教学准备情况进行如实且客观的评价。

（二）教学活动的实施

护理专业教学活动基本上分为三种形式，即课堂教学、学术活动和社会实践。

1. 课堂教学　是教学活动的最主要环节。课堂教学的质量评价可从教学目标、教学态度、教学内容、教学方法、教学效果五个方面重点围绕教师课堂教学行为和效果开展。

（1）教学目标：是开展教学工作的根本出发点，应重点评价教学过程目标是否具体和适当，学生是否明确教学目标，以及本次教学目标达成度等；教师是否按照教学计划开展理论和实践教学；是否在传授知识与技能基础上着重培养学生的综合素质和临床护理能力；是否达到培养目标和课程目标的要求。

（2）教学态度：是做好护理教学工作、完成教学任务的前提，应重点评价教师能否做到热爱护理事业，热爱教学，教风良好，治学严谨，主动承担教学任务；是否按照教学目标认真开展备课，结合实践，开展教学改革；是否了解学生情况，因材施教，教书育人；是否真诚、热情、民主；是否能为人师表。

（3）教学内容：是保证教学任务完成的关键，应评价教师是否完成护理课程计划和临床教学计划规定的"三基"任务；是否根据不同教学层次，合理选择教学内容并做到重难点突出；是否内容正确，操作规范；是否立足人才培养方案和教材，做到理论联系临床实际，同时反映专业前沿进展等。

（4）教学方法：是高效完成教学任务的重要手段，应评价教师是否启发学生主动思考；是否注重发现、分析和解决问题能力的培养；是否因材施教；是否多种教学方法优化使用；师生互动情况，是否能调动学生主动学习的积极性。

（5）教学效果：是根据一定教学目的和任务，对教学双方的效果进行评价。主要评价教学目的是否达到及其程度；学生能否理解和掌握教学重点；学生在智力和非智力因素方面的发展等。

以上内容可以分解为具体指标，同时根据课程性质、特点等分别编制教师理论授课教学评价表、实践教学评价表等开展评价。需要指出的是，对不同年资的教师进行评价时应采用不同的量表，表示对不同年资护理教师授课的不同要求。如新教师应侧重考核其教学基本功，而具有一定经验的护理教师，则应侧重其师生互动、创新能力、教学改革和学术水平等。

2. 学术活动　学术活动的形式包括不同学科的大型系列讲座或专题学术讲座，如任课教师结合课程内容的选题讲座，专题学术研究活动和专场学生学术报告会，学生主办的学术研究社团、学术讨论班等活动。对学术活动的评价重点应放在学术活动安排是否有利于学生知识的拓展与加深；学术活动设计是否有利于学生参与；学术活动的质量与效果是否达到预定目标；学生在学术活动中的主动参与情况及学术活动对课堂教学的反馈等。

3. 社会实践　在大力培养应用型护理人才的阶段，社会实践类教学活动已越来越受到师生的重视。对社会实践的评价重点是教学实践基地的建设与学生的实践效果。实践基地的评价包括实践基地的稳定性、实践教育的计划性和可操作性、实践活动与教学目标的一致性等；学生的实践效果可重点围绕思想品德及情感态度、价值观的塑造与提升，知识面的拓展与深化，实践能力的提高，集体观念与团队意识的增长，社会责任感与职业自豪感的增强等方面。

（三）课余时间的辅导

除了关注教师在课前及课堂上的表现外，还要注意考查教师的课后教学表现，包括课后辅导、答疑等。评价内容：教师是否安排了足够且方便的答疑时间和地点；是否及时批改和反馈学生的作业及阶段性测评等形成性评价结果；是否及时回复来自学生的各种形式的课业疑问；是否提供课外的实训技能辅导等。

二、教学评价途径

1. 学生评价　指学生们按照规定的指标体系对授课教师的教学效果进行的评价。常见形式包括问卷调查与学生座谈会。通过考察学生对授课教师教学的意见，可以评定其教学和治学态度、职业行为、教学技巧、表达能力、教学组织能力等，也可以了解学生的学业负担、在课程中的收获等。另外，通过前后几届的学生对同一名教师和同一门课程的纵向评价，可以发现该教师的成长或该课程的教学改革成效等。学生评价可以为改进教学，判断教学效果提供依据；帮助学生选择课程和授课教师，促使学生对教育活动进一步思考；为领导者进行人员决策提供依据等。因此学生评价是必不可少的评价途径。

但学生评价也存在因知识结构还不够完整，发现、分析和判断问题的能力有限，对教学规律、教学大纲、教学内容等熟悉度不够的问题，以及受心理和情绪等主观因素影响，故学生评价的客观性、公平性和真实性有待考量。另外，学生评价还会因班组大小、课程类型、教师教龄等因素而有所偏差。因此，学生评价多与其他评价途径联合应用。

2. 教师自评　是教师通过反思自己课上的教学表现、文化素质、情感态度等方面进行的评价。通过自我评价，教师可以发现教学过程中的优缺点并及时调整教学工作，有利于教师激发自我发展的内在动力，改善评价者与被评价者之间的关系，帮助教师自我反省、自我监控和自我完善，不断提高专业化水平。但目前仍有不少教师缺乏自我评价的意识，且评价方式选择不当，导致教师自评未达到预期效果。

3. 同行评价　由于同为教师，对本学科的教学目标、意义、内容、方法及师生的具体情况等比较熟悉，他们能够从高校教学规律的共性、学生的个性角度及该课程现阶段教学工作的实际情况等方面进行综合评价，发现影响教学质量的相关因素，从而提高评价的客观性和权威性。此外，同行评价还能促进教师之间的教学和学术交流，为专业发展和建设课程群搭建了很好的平台。

但同行评价也有一定弊端，如同行认同性降低或互相包庇，不能客观实际地对教师教学进行评价。因此，同行评价需要教师具有良好的职业道德修养和高度负责的精神，正确认识评价的意义，才能充分发挥他们的评价作用。

4. 督导专家评价　督导专家教学质量评价小组多由各教学单位中教学经验丰富，责任感强的退休专家、教授组成。他们与被评价对象没有直接或根本的利害冲突。因此，督导专家评价更具权威性、准确性和可靠性，能更准确地对教师的教学作出客观且公正的判断，从而帮助教师发现问题，提高教学质量。但由于受时间和听课次数限制，督导专家虽对宏观的信息掌握较多，但因细节信息掌握不够，评价中可能会出现凭感觉、凭印象打分的现象。

5. 领导评价　这是一种自上而下的评价，它一般指由校长或学校上级领导实施的评价，具有较大的权威性。领导评价除了可以合理评价教师教学质量，还可以通过一定的政策手段增强教师的教学质量意识，调动教师教学工作的积极性，协助教师诊断与改进教学工作，从而促进教师的职业发展，提高教师的教育教学水平。但同督导专家评价一样，领导评价同样存在听课次数少、主要掌握的是宏观信息、细节信息掌握不够等问题。在领导评定过程中，要遵循一个原则，即评价要实事求是、公正、公平，不能凭主观印象，否则将会打击教师教学的积极性，影响教学质量的提高。

6. 其他　也可开展用人单位的反馈评价，就开设的课程及毕业生质量制定相关调查问卷，不定期向用人单位征询反馈意见，其结果可用于专业建设和课程改革。

三、教学评价方法

（一）课程教学的评价方法

1. 系统的学生等级评定　可借助学生等级评定问卷或检查表开展评价。等级评定问卷的优点是可快速有效地收集大量信息，资料便于整理和统计分析，容易标准化和保存；可借助大量的技术性文献和相关量表开展预先设计。缺点是由于受题目数量所限，评价信息难以全面和翔实；因会存在随意填写的现象，等级评定无法鼓励评价者认真思考；数字化结果对于指导教学缺乏具体性和可操作性；仅靠分数来比较不同教师的教学水平，说服力度不足。

2. 书面评价 通过制定一系列开放性的问题让学生回答，或给一个纲领性题目让学生自由回答，从而获得较为深刻的评价信息的方法。书面评价包括单独进行的书面评价；也可作为学生等级评定问卷或检查表的一部分，与等级评定混合应用。使用书面评价的主要目的是给学生提供了对教学中突出问题发表个人观点的机会。书面评价需要教师具有勇于接受各种不同看法的涵养和心态，主要用于改进教学。

3. 座谈 分为个别座谈和小组座谈两种形式。组织座谈的人通常是教师和负责教学发展的专门人员。通过收集座谈资料，可以为人事决策提供依据，更重要的是为教学改进提供参考。

4. 学生的成绩测验 从某种意义上说，学生成绩是教学效果较为可靠的测量标准。但因学生的成绩受到学生自身及成绩测定方法等多种因素的影响，学生成绩只能被看作评价教师教学能力的重要信息之一，而不可当作唯一的指标。

（二）课堂教学的评价方法

1. 现场观察评价 评价者进入课堂，现场听教师讲课并及时进行评价，多以随堂听课、评课的方式进行。这种评价方法具有很强的时效性，而且能够对各种临时发生的情况进行评价，对教师的教学激情和学生的参与积极性有较深的体会。缺点则是会受到评价者注意力分配和记录速度等限制，而且由于评价者的出现往往会对被评教师和学生的心理和行为产生一定影响。

2. 监视监听评价 利用单向玻璃或摄像设备等进行的实时课堂评价。评价者不直接进入课堂，这样可以在很大程度上避免给师生带来压力，获取的信息会更加真实。缺点在于可能会受到观察角度等影响，无法全面了解整个课堂的情况。

3. 录像评价 利用录像设备将教师的教学过程和学生活动记录下来，课后进行评价和分析。优点在于可以多人多次观看并讨论，在评价的过程中也可以让被评教师参与讨论，从而使得整个评价资料更为全面、客观、准确。而且，还可以开展不同教师或同一教师不同时期的教学录像进行对比，分析教师的改善情况。在录像评价中，需要采用不同的录像评价分析技术对对象进行数据的编码、分析和评价。

第四节 护理教学管理评价

一、高等学校本科教学评估

我国高校教学评估工作始于 20 世纪 90 年代，先后经历过合格评估、优秀评估、随机评估、水平评估、审核评估等几种不同形态的评估，无论哪种类型的评估，最终目标均是加强高校建设，提升高等学校教育教学质量。其中，水平评估和审核评估最为典型、最具代表。

（一）评估的意义和作用

无论是水平评估还是审核评估，都是政府主导下的外部评估。通过评估，政府可以检查高校教学工作是否符合、贯彻和落实了党和国家有关教育方针政策及法律法规要求，检验高校教学效果是否达到了政府规定的质量标准。通过评估可以系统地了解各高校护理人才培养工作，进一步明确办学目标和定位，更新办学理念，规范办学标准，提高学校及专业的整体办学水平；使高校自觉建立、健全人才培养质量自我保障和监控机制，肯定成绩，明晰学校在发展过程中的优势，同时诊断出存在的问题，制定并实施整改方案。评估对学校的改革和发展，特别是深化教育教学改革产生巨大的推动作用。此外，通过外部评估，可以促进学校内部建立起教学质量保障体系和提高教学质量的机制；促进学校主动服务社会，把满足用人单位、家庭、学生的社会需求作为制定人才培养目标和质量标准的依据，使学校价值不断提升。

（二）评估的内容

评估的内容主要以评价指标体系的形式体现。评价指标就是依据一定的评价目标确定的，能反映评价对象某方面本质特征的具体评价条目。评价指标体系是由不同级别的评价指标按照评价对象本身逻辑结构形成的有机整体，由评价指标、权重和评价标准三个系统构成。一般说来，指标体系几乎涵盖或容纳了高校办学目标定位、培养模式、师资队伍、教学条件、专业设置、课程与教学、教学管理、质量与效果、就业等教学工作所有方面和过程。为了能够客观说明、展现与比较学校内部或不同高校间教学工作各方面环节质量与成效，评估方案又根据不同方面、不同环节在教学工作及在影响质量过程中的地位与所起的作用，赋予不同指标以不同的权重。通常认为，指标越全面、具体、细致和深入，越能够通过数据或行为加以说明和描述，对教学工作及其效果和质量的衡量就越确切、越容易把握和控制，进而制定相应的针对性的政策与措施。以合格评估指标体系为例，共包含 7 个一级指标、20 个二级指标和 40 个主要观测点。

（三）评估的实施

不同类型的评估，实施程序稍有不同。合格评估是由被评学校自我评估、专家组现场考察和学校整改三个阶段构成的；而审核评估程序包括评估申请、学校自评、专家评审、反馈结论、限期整改、督导复查六个阶段。

二、护理学专业认证

专业认证作为高等教育质量保证的重要措施，促使高等教育机构质量保障由外部力量转变为教育机构自我发展、自我激励、自我约束的内在需求。我国护理学专业认证由教育部委托，教育部高等学校护理学类专业教学指导委员会（简称"教指委"）组织专家开展。2007—2009 年，护理学教指委陆续形成了《护理学本科专业规范》和《本科医学教育标准——护理学专业》初稿，并于 2010 年起陆续组织吉林大学、南方医科大学等 10 所高校的护理学专业开展试点认证工作，并不断完善认证标准与指标。随后，教指委在原有《护理学本科专业规范》和护理学专业认证标准实践总结的基础上完成了《护理学类教学质量国家标准》，并于 2018 年由教育部正式颁布实施。

（一）认证的主要内容

护理学专业认证参照《护理学类教学质量国家标准》中的各项内容展开，包括护理学专业毕业生应达到的基本要求和护理学专业本科教育办学要求两部分。护理学专业毕业生应达到的基本要求部分明确了护理学本科教育的思想道德与职业态度目标、知识目标和技能目标。护理学专业本科教育办学要求部分包括十大内容，即宗旨及目标、教育计划、学生成绩评定、学生、教师、教育资源、教育评价、科学研究、管理与行政、改革与发展。

（二）专业认证的实施

目前，我国护理学专业本科教育的认证过程可概括为 7 个步骤：学校申请认证、学校自评、专家审阅《自评报告》、现场考查、提出认证结论建议、审议和作出认证结论、认证状态保持。

护理学专业认证能帮助学校建立某种规范，或为学校提供某种参照，帮助学校建立一套科学的、可行的办学理念和发展远景，以促进学校健康、可持续的发展。同时认证工作推动了各院校在教学计划和教学方法中的改革与完善，促进优质资源的形成和充分利用，保证受教育者的权益得到更好的体现。此外，认证工作还促进并完善了以能力和结果为导向的考核评价体系建设，提高高校的教育质量和学校的信誉度。

本章小结

思考题

1. 请你作为外科护理学的课程负责人，拟定一份学生学业评价方案。课程目标包含知识、技能和情感态度等多方面。请说明你选择的具体评价方法及依据。

2. 请根据本章所学内容，编制主观题和客观题各 2 道，并给出参考答案。

更多练习

（张　颜）

第十章 护理学专业学生的职业素养教育

教学课件

学习目标

1. 素质目标

树立正确的职业素养教育观念，认识职业素养教育对护理教育发展的重要意义，立志成为具有高度职业素养和综合素质的护理人员。愿意在医疗团队中发挥积极作用，为患者提供安全、有效和人性化的护理服务。

2. 知识目标

（1）掌握：职业精神教育、思想品德教育、人文关怀教育、思维品质教育、审美教育和个性化教育的概念。

（2）熟悉：职业精神教育、思想品德教育、人文关怀教育、思维品质教育、审美教育和个性化教育的主要任务、内容、途径和方法。

（3）了解：职业精神教育、思想品德教育、人文关怀教育、思维品质教育、审美教育和个性化教育的基本原则。

3. 能力目标

（1）能举例说明职业精神教育、思想品德教育、人文关怀教育、思维品质教育、审美教育和个性化教育对护理学专业学生的重要性。

（2）能结合护理学专业的特点及现代社会的实际情况，拟定学生思想品德教育计划，需符合思想品德教育计划过程的基本规律及原则，且内容、方法、途径合理。

案例

【案例导入】

急诊科夜间接诊了一位80岁男性患者，主诉两天未排尿、小腹胀痛，医生检查后初步诊断为尿潴留。医生下医嘱留置导尿，护士遵医嘱执行，但导尿前未向患者告知操作的目的、操作的方法及注意事项，未征得患者的知情同意。导尿过程中也未采取适当的隐私保护措施，特别是插入尿管过程中患者主诉疼痛难忍，导尿后也未向患者进行健康宣教。护士在操作过程中态度冷漠，没有给予患者足够的尊重和关怀，以至于患者及家属极其不满，将该护士投诉至医德医风办公室。

【请思考】

　　你认为该护士的做法对吗？理由是什么？

【案例分析】

　　护理学专业学生的职业素养教育以促进全面发展为核心，培养学生敬佑生命、救死扶伤的精神及甘于奉献、大爱无疆的职业理念；帮助学生塑造医者仁心的职业道德品质，具备深厚的人文素养和优秀的思想品质，以适应社会需求和未来岗位挑战。通过全面发展，学生在职业素质和个人身心素养等方面都将得到提升。

第一节　护理教育中的职业精神教育

　　职业精神是在职业领域中所表现出的一种态度和价值观，包括对工作的热情、责任感、敬业精神、团队合作的意识及追求卓越的态度。职业精神教育的目的是培养学生具备良好的职业素养，使其能够适应职业发展的需求。

一、职业精神教育的概念和意义

（一）职业精神教育的概念

　　职业精神教育（professionalism education）是指通过系统的教育培养，塑造人们在职业领域中应具备的积极态度、价值观和行为准则，以提高其专业素养和工作表现的教育方法。

（二）职业精神教育的意义

　　1. 帮助学生树立正确的职业信念　护理学生应树立正确的职业信念，深刻理解护理职业的意义和价值，培养良好的职业道德和伦理观念，同时提升专业知识和技能，为患者提供优质的护理服务。

　　2. 促进和谐医患关系的构建　通过职业精神教育，培养护理学生尊重、关怀患者的态度，掌握有效的沟通和倾听技巧，坚守专业和责任意识，使学生能真正关注患者身心健康需求，为促进和谐医患关系的构建起到积极作用。

　　3. 全面提升护理人员的职业素养　职业精神教育不仅包括对护理人员职业道德、责任感和专业精神的培养，还强调在护理工作中对患者的人文关怀。这种教育能够帮助护理人员树立正确的职业观念，全面提高职业素养，更好地为患者服务。

二、职业精神教育的任务和内容

（一）职业精神教育的任务

1. 帮助学生树立正确的人生观、价值观和职业观　注重个人整体发展，注重职业道德、价值观及职业素质和能力的培养。通过职业精神教育，学生可以更好地了解自己、职场和社会，从而更好地把握机遇，实现自身价值。

2. 培养学生的人道主义精神　学生应该以人类利益为先，以负责任的态度、正确的行动、诚实守信的原则来履行自己的职责。这不仅有助于提高学生的职业素养，更有助于构建一个更加公正、平等、和谐的社会。

3. 培养学生的行为修养　帮助学生了解职业道德和职业操守的重要性，引导学生形成正确的职业态度和职业行为准则。有助于学生树立良好的个人形象和声誉，展现出专业素养、职业道德和责任感，受到他人的认可和尊重。

（二）职业精神教育的内容

1. 诚实守信教育　诚实守信是医学领域的基石，是医者仁心的体现，是医学职业精神的本质特征，也是每一位医疗从业者应当恪守的基本原则。

（1）将恪守患者利益放在首位，以诚实守信的态度对待患者，教育学生要尊重患者的人格尊严、自主权和知情同意权，尊重其文化背景和信仰，确保患者的隐私和信息安全。

（2）坚持医学科学精神，以诚实的态度对待学业和专业，要遵守学术规范，保持学术诚信，不得抄袭、剽窃他人的学术成果，要对自己的知识和技能保持真实和客观的态度，不断学习和提高。

2. 敬畏生命教育　培养学生尊重、关怀和保护生命的态度和行为，引导学生在医疗实践中以患者为中心，关注患者的需求和福祉，以同情心和同理心对待每个生命，提高专业素养，促进医疗服务高质量发展。

3. 敬业精业教育　是一种培养学生敬业精神和专业素养的教育理念。培养学生认真负责、精益求精的工作态度，在关注知识传授的同时，更重视培养职业素养和实践能力，提高专业技能和综合素质。

4. 医疗公平教育　医疗公平指在医疗资源的分配和医疗服务的提供方面，所有人都能够享有平等的权利和机会。通过医疗公平教育，可以增强公众的健康素养和医疗意识，促进医疗资源的公平分配，改善医疗服务的公正性，实现社会医疗公平和全民健康的目标。

三、职业精神教育的原则

职业精神教育的原则（principles of professionalism education）指在进行职业教育过程中必须遵循的准则和基本要求。

（一）人本性原则

尊重学生的人格和个体差异，帮助学生认识当代医学与人的生存、发展的关系。要求护理人员在工作中始终以人为本，将患者需求和权利置于首位，注重提供温暖、尊重、关怀的护理服务，促进患者身心健康，增强患者信任感和满意度。

（二）体验性原则

通过实际操作、模拟实践等方式，使学生亲身体验职业环境、感受职业要求，加深对职业精神的理解和领悟。强调实践操作和切身感受，帮助学生在实践中掌握职业技能，培养职业素养。

（三）实践性原则

在实践中，学生接触真实的工作环境和工作流程，了解工作中的问题、挑战和机遇，培养问题解决能力、沟通能力和协调能力等职业能力。实践性原则也鼓励学生积极参与社会实践活动，通过为社会做贡献来提升自己的社会责任感和职业使命感。

（四）终身性原则

终身性原则体现了职业精神教育的连续性和持久性，要求护理人员在整个职业生涯中保持学习态度和努力，不断提升自己专业能力和素质。只有通过持续学习和自我发展，保持对护理事业的热情和责任心，才能为患者提供优质的护理服务。

四、职业精神教育的途径和方法

职业精神教育的途径和方法指职业精神教育中所采用的教育方式和手段。

（一）职业精神教育的途径

护士职业精神的培养是一个系统工程，贯穿于思想政治教育、专业教育和人文素养教育的全过程。

1. 发挥人文社会科学课程群的作用 人文社会科学课程群是在高等教育体系中，以文学、历史、哲学等人文社会科学学科为核心，构建的一套综合性、跨学科的教育课程体系。这一课程群强调对学生人文素养、社会责任感和创新能力、思维能力、拓宽跨学科视野等方面的培养，以适应多元化社会的发展需求。

2. 营造职业精神教育的校园文化环境 良好的校园文化环境能丰富职业精神教育资源，包括分享护理经验、讲座和活动，提高学生对护理职业的自豪感；组织教育活动、制定行为准则和规范，引导学生遵循职业道德原则；提供实践机会，锻炼和应用所学知识和技能；邀请优秀护理专业人士作为榜样和导师，激发学生对护理工作的热情和动力。

3. 重视学生职业精神的实践锻炼 学生应积极参加并重视临床见习和实习，这是学习如何应用专业知识和技能的关键时期。医疗机构和导师需提供指导和支持，培养学生的职业责任感和团队合作能力。社会实践活动可让学生深入了解患者需求，提高服务能力和增强服务意识，培养社会责任感和使命感。

（二）职业精神教育的方法

职业精神教育的方法指为实现职业精神教育的任务所采取的方式和手段。职业精神教育有很多方法，这些方法在教学实践中不断得到创新和发展。

1. 榜样示范法（role model demonstration） 通过向学生展示正面的榜样或示范，引导学生学习榜样的行为、品质和价值观。激励学生积极向上发展，提高自我认知和自我管理能力，建立正确的人生观、价值观和行为准则。

2. 经验传授法（imparting of experience） 向学生传授实践经验和知识，强调从经验中学习。促进学生的实践能力和创新思维，激发学习兴趣，有利于师生间的交流与合作。帮助学生获得实践经验，培养正确的职业精神、价值观念和职业道德，树立正确的职业信念，激发责任感和使命感。

第二节 护理教育中的思想品德教育

在护理教育中，思想品德教育是培养护士良好道德品质和职业道德的重要内容。需要运用多种方法和策略，确保学生在未来的护理实践中能够展现出高尚的品德和良好的职业道德。为社会培养更多有责任感、有仁爱之心的医护人员。

一、思想品德教育的概念和意义

（一）思想品德教育的概念

思想品德教育（ideological and moral education）是指通过教育的方式，培养和发展学生思想道德品质，包括道德观念、价值观念、道德行为等方面。引导学生树立正确的人生观、价值观和世界观，培养学生良好的道德品质和道德行为。

（二）思想品德教育的意义

1. 对社会的意义 是培养学生道德品质、思想素质和心理健康的教育。有助于培养护理学生正确的人生观、价值观和道德观念，养成良好的行为习惯和社会责任感，使其成为德才兼备的优秀护理人才，提升护理队伍整体素质，促进医患关系和谐、提升医疗服务水平，对社会发展进步具有积极作用。

2. 对护理学专业的意义 作为未来的白衣天使，护理专业的学生肩负着救死扶伤的神圣职责，其职业道德的优劣直接关系到服务对象的生命健康。只有具备了高尚的护理职业道德、强烈的责任感和人文关怀精神的护理人员，才能真正胜任现代整体护理工作，推动护理科学不断发展。

3. 对个人的意义 从个人成长发展、道德素质提升、良好习惯培养到完善品格塑造及社会适应能力增强，都离不开思想品德教育的熏陶与引导。对个人的意义在于培养正确的价值观和道德观念，提高个人综合素质，增强个人心理健康，培养社会责任感和公民意识，增强个人领导力和影响力，为个人发展和成长提供有力支撑。

二、思想品德教育的任务和内容

（一）思想品德教育的任务

培养学生正确的价值观念、行为准则，提高道德修养和法律意识，传承民族精神和文化，强化社会责任感，关注心理健康，培养全面发展、具有道德修养、具备健康心理及高尚职业道德和素质的护理人员，为患者提供高质量护理服务。

1. 培养学生具有坚定正确的政治方向、社会主义道德品质及科学世界观 引导学生树立正确的政治立场和政治观念，增强对中国特色社会主义道路、理论、制度、文化的认同感和自豪感,坚定维护党的领导和社会主义制度的信念。培养学生社会主义核心价值观,包括诚实守信、友爱互助、求真务实等道德品质。引导学生遵纪守法、尊老爱幼、关心他人,形成良好的品德风尚。树立科学的世界观和方法论,培养辩证唯物主义和历史唯物主义的思维方式,注重实践和问题解决的科学态度,激发学生的创新精神和批判思维能力。

2. 培养学生的道德思维和道德评价能力 道德思维和道德评价能力是个体在面对道德问题时,能够运用道德原则和伦理规范,进行全面、深入、理性的思考和评价的能力。可以使学生更好地理解和遵守道德规范,形成独立、负责任的价值观和人生观,同时可以更好地维护社会秩序和公共利益,推动社会和人类的进步和发展。

3. 培养学生自我教育的能力和习惯 自我教育能力是学生通过自我学习、自我探究、自我反思等方式实现自我成长和发展的能力。自我教育习惯是学生形成并坚持自我教育的良好习惯与行为。培养自我教育能力让学生形成自主、主动、积极的学习态度和行为,从而更好地适应未来社会的发展和变化。

4. 培养学生高尚的职业道德 高尚的职业道德是护士从业的基础,也是维护患者权益的保障。思想品德教育帮助学生树立正确的价值观,增强职业道德意识,提高道德行为水平。护士应遵循敬业精神、真诚关怀、严格纪律等原则,建立良好医患关系,提高医疗质量,为患者提供优质服务。

(二) 思想品德教育的内容

思想品德教育的目标是引导学生形成正确的价值观念、道德观念和行为习惯,培养学生具备健康的心理素质、积极向上的人生态度和社会责任感。现阶段,护理教育中思想品德教育的内容主要包括如下几方面。

1. 政治思想教育 是护理教育的核心,可引导学生树立正确的政治立场和方向;让学生深刻理解党的领导地位和社会主义制度的优越性,培养学生强烈的爱国情怀和民族自豪感;同时关注社会问题,激发学生的社会责任感和公民参与意识,为社会发展贡献力量。通过政治思想教育,培养有理想、有道德、有文化、有纪律的社会主义事业合格建设者和可靠接班人。

2. 爱国主义教育 是培养人们对祖国的深厚情感和忠诚,传承民族优秀文化传统,树立民族自尊心和自豪感的重要途径;是构建和谐社会、推动国家发展、增强民族凝聚力的关键因素。

3. 理想信念教育 树立正确的理想信念和价值观,培养学生正确的世界观、人生观和价值观,激发内在动力,培养独立思考、判断力和行动力,以实现理想和信念。培养社会责任感、使命意识、职业道德和创新精神,为履行护士职责和贡献社会奠定基础。

4. 道德品质教育 以社会主义、共产主义道德规范和行为准则教育学生,是培养、提高、完善学生道德品质的根本途径,包括激发道德意识、培养道德情感、确立道德理想、学习道德规范、养成道德习惯、完善道德评价等环节,且每一环节都需要家庭、学校、社会共同完成。

5. 民主法制教育 培养学生具有正确的民主意识、法治观念。民主意识教育引导学生树立正确的民主观念,了解民主制度的基本原则,掌握参与民主管理的基本方法。法制观念教育通过普及法律知识,培养学生的法制观念,使学生知法、懂法、守法,自觉维护法律的权威。

6. 心理健康教育　教育过程中关注学生心理素质的培养，通过科学的方法和手段提高学生的心理素质，促进其全面发展的教育活动。帮助学生建立正确的自我认知，提高情绪调节能力，增强适应能力和抗压能力，培养积极的人生态度。

三、思想品德教育的过程

（一）思想品德教育过程的概念

思想品德教育过程（process of ideological and moral education）是指通过一系列的教育活动，引导学生形成正确的道德观念和道德行为的过程。这个过程涉及对个体的思想、情感、价值观等方面的引导和塑造，以培养其良好的道德品质。

（二）思想品德教育过程的基本规律

1. 思想品德教育过程是培养学生知、情、意、行的过程　具体如下。

知，指对道德规范和其含义的理解及掌握，以及对是非、善恶、美丑的认识、判断和评价能力。它是形成个人对客观事物的主观态度和行为准则的内在基础。

情，指对社会思想道德及行为的爱憎、好恶等情绪态度。它在进行道德判断时会引发内心体验，会对品德认识和品德行为起到激励和调节作用。

意，指为实现道德行为所作出的自觉努力。它涉及通过理智权衡，解决内心矛盾，并掌控行为的力量。

行，指对他人、社会和自然作出的行为反应。它是个人道德认识和情感的外在表现，也是衡量个人思想品德的重要标志。

知、情、意、行是构成思想品德的四个基本要素，也是个人心理活动的基本要素和基本环节，它们相互联系、相互作用，共同构成心理活动的完整过程。了解和掌握知、情、意、行的基本原理和方法，有助于学生更好地认识、调控自身的心理和行为，实现自我发展和成长。

2. 思想品德教育过程是学生在活动和交往中接受多方面影响的过程　活动和交往是学生形成思想品德的重要途径，其影响、性质和作用取决于活动和交往的性质、内容和方式。为了确保学生健康成长，应组织开展有益活动与交往，并始终保持正确的思想方向性，帮助学生形成健康的道德观念和行为习惯。

3. 思想品德教育过程是促进学生心理内部矛盾运动转化的过程　思想品德教育过程需要深入了解学生心理发展规律，科学运用教育策略，培养学生的良好品德，不断反思和总结实践经验，完善和优化教育过程，促进学生心理内部矛盾运动转化，实现思想品德教育目标。

4. 思想品德教育过程是教育与自我教育的统一过程　教育在思想品德形成中起引导作用，仅靠外部灌输不够，自我教育同样重要。自我教育通过观察、反思和实践实现自我认知、调节和完善，有助于个体独立思考、自主决策，形成良好品质。教育与自我教育相辅相成，教育为自我教育提供基础与指导，自我教育又是教育效果的保障和延续。二者结合方能实现思想品德教育目标，培养德才兼备之人。

5. 思想品德教育过程是长期、反复和不断提高的过程　思想品德的形成与发展是一个长期的过程，需要学生持续学习、实践与反思，形成正确的价值观与道德观。对于可能出现的反复现象，教师应采取有效措施进行引导，帮助学生克服困难，培养良好品德。教师还需根据学生实际情况调整教育方法，通过实践与反思，学生可逐步提升道德水平，成为品德高尚之人。

四、思想品德教育的原则

（一）思想品德教育原则的概念

思想品德教育原则（principles of ideological and moral education）是实施思想品德教育必须遵循的基本要求，是处理思想品德教育过程中的各种关系和矛盾的基本准则。

（二）思想品德教育的基本原则

1. 共产主义方向性与社会主义现实性相结合的原则 社会主义初级阶段，以共产主义为目标，根据现实条件，科学推进社会主义建设。这一原则既保持了对共产主义远大理想的信仰和追求，又注重社会主义实际发展和改革探索。

2. 理论与实践相结合的原则 在思想品德教育过程中，应将理论知识传授与实际生活和社会实践相结合，使学生能够在实践中加深对理论知识的理解和运用，提高思想品德教育的效果。强调实践的重要性，通过实践让学生感受和理解道德规范和社会价值，形成知行合一、言行一致、表里如一的高贵品质。

3. 正面教育与纪律约束相结合的原则 正面教育是通过积极、正面方式引导学生形成正确的思想观念和行为习惯，激发学生积极性、主动性，培养自我认知和管理能力，促进全面发展。纪律约束是通过规章制度、行为准则规范管理学生行为，培养纪律意识和规则意识，保障教育秩序。正面教育与纪律约束相结合，以积极引导和正面激励为主，同时实施规章制度和纪律处罚，对个体行为进行引导、规范和约束，促进个体综合素质提升和行为规范形成。

4. 发扬积极因素、克服消极因素的原则 在思想品德教育中，学生既是教育的对象，也是具有主观能动性的个体。每个学生都有其独特的优点和不足，教育者需要充分认识到这一点，在教育过程中发扬其积极因素，克服其消极因素，帮助学生形成健康、积极的思想品德。

5. 严格要求与尊重信任相结合的原则 严格要求是教育的基础，要求学生明确行为准则和道德规范并严格遵守，教育者需考虑学生特征和道德水平，确保要求合理。尊重信任学生是人文关怀的体现，应尊重学生的个性、权利和尊严。信任能激励学生发挥潜能，实现自我价值。教育者需结合尊重、信任与严格要求，确保学生行为规范，形成正确价值观。

6. 集体教育与个别教育相结合的原则 集体教育通过集体力量培养学生的团队精神、增强集体凝聚力，形成共同的价值观念和行为准则。个别教育则关注学生个性发展与内心和谐，满足个性化需求，促使学生潜能发挥，实现自我价值。集体教育与个别教育相结合，既能培养学生的集体精神，又能促进其个性发展，有助于充分发挥学生的潜力，全面提升其素质。

7. 教育影响连贯性与一致性的原则 教育影响连贯性要求思想品德教育在时间上保持连续性和稳定性，确保长期稳定的教育实施，有助于学生形成稳定的世界观、人生观和价值观。教育影响一致性强调家庭、学校和社会教育的有机统一，避免矛盾冲突，形成合力。遵循这一原则能提高学生思想品德教育的效果，促进家庭、学校和社会的有机统一，实现教育效益最大化。

8.教育与自我教育相结合的原则　思想品德教育中，既要发挥教育者的主导作用，又要充分尊重学生的主体性，激发其自我教育潜能。这种原则有助于培养学生的独立思考能力、道德判断力和行动力，是提高思想品德教育实效性的关键。

五、思想品德教育的途径和方法

（一）思想品德教育的途径

思想品德教育的途径是实现思想品德教育任务和内容的具体渠道，是思想品德教育的组织形式。

1.学科教学　学科教学包括专门的课程，如"护理伦理学"和"护理心理学"等，旨在强化职业道德和价值观。临床实习和模拟训练等实践操作，注重培养学生沟通协作能力、人文关怀和严谨的工作态度。

2.课外活动　课外活动为学生提供实际操作、亲身体验的环境，让学生学习成长。社团、志愿服务、体验课程帮助学生理解社会规范与人际关系，培养自主性、责任感与合作能力，塑造良好品质与道德。

3.社会实践活动　社会实践为学生提供亲身体验和感受社会的机会，培养良好道德品质和行为习惯。在实践中，明确活动目标、制定实施方案、落实保障措施、建立有效的评估和反馈机制，学生将理论转为实践经验，提高自我认知和社会责任感。通过不断的实践和创新，推动思想品德教育向更高质量标准化发展。

4.临床学习活动　学生通过临床实习和见习，在真实环境中培养批判性思维、团队协作能力和道德品质。临床学习活动可以实践护理知识、锻炼技能、深化思想品德教育认识，培养职业道德和人文关怀。建立正确护理价值观和道德观念，为成为优秀护理人才打下坚实基础。

（二）思想品德教育的方法

思想品德教育方法是指教育者为实现思想品德教育任务所采用的方式和手段。

1.说服教育法（persuasion method）　是通过摆事实、讲道理，使学生提高认识，形成正确观点的方法，是思想政治教育最基本的方法。特点是以语言文字为媒介、以理服人、强调学生独立思考。注意事项包括尊重学生、注重情感交流、掌握时机和分寸。

2.榜样示范法　详见本章第一节。

3.实践锻炼法（practical tempering method）　是通过实际活动和经验积累来进行思想品德教育的方法。强调学生的亲身参与和实际体验，将理论知识与实践经验相结合，提高学生的道德意识，培养良好的行为习惯，增强社会责任感。

4.情感陶冶法（method of emotional molding）　是通过营造良好的教育环境，利用高尚的情感、美好的事物和优美的环境，感染和熏陶学生，在耳濡目染、潜移默化中接受思想品德的熏陶，使学生更好地理解和体验道德情感，促进道德认知的发展，形成正确的价值观和道德观念。

5.自我修养法（self-discipling method）　是自我反省、自我教育的过程，可以提升个人品质和思想境界。强调个体自觉地通过审视自身的行为、思维和情感，来发现自身的不足，并采取积极的措施来改进和完善自己。自我修养法广泛应用于个人成长的各个领域，如心理成长、道德培养、技能提升等。

6. 品德评价法（appraisal of moral character）　是对个体的品德进行客观、公正的评价。包括个体的道德品质、行为习惯、价值观及在特定情境下的表现和应对方式。

 知识拓展

陶行知的"四颗糖"

一次，陶行知看到一个学生用泥块砸同学，当即制止，让他放学后到校长室。陶行知来到校长室，这个学生已等在门口准备挨训了。没想到陶行知却给了他1颗糖："这是奖给你的，因为你很准时，我却迟到了。"学生惊疑地瞪大了眼睛。陶行知又掏出第2颗糖说："这第2颗糖也是奖给你的，因为我不让你再打人时，你立即就停止了。"接着陶行知又掏出了第3颗糖："我调查过了，你砸的那些男生，是因为他们不遵守游戏规则，欺负女生；你砸他们，说明你很正直善良，而且有跟坏人作斗争的勇气，应该奖励你啊！"学生感动极了，哭着说："陶校长，你打我两下吧！我错了，我砸的不是坏人，是自己的同学……"陶行知这时笑了，掏出第4颗糖："因为你正确地认识错误，我再奖励你1颗糖……我的糖分完了，我们的谈话也结束了。"

第三节　护理教育中的人文关怀教育

在护理实践中，患者往往需要更多的关注和支持，这常常会超出单纯的医疗技术治疗范畴。因此，人文关怀理念对于护理学专业来说至关重要。这种教育注重培养学生的沟通能力、同理心和尊重他人的态度，让护理专业人员更好地理解和满足患者的各种需求，提供更加全面、细致和人性化的护理服务。

一、人文关怀教育的概念和意义

（一）人文关怀教育的概念

护理教育中的人文关怀教育（humanistic care education）是指将人文关怀理念融入护理专业教育的过程中，培养学生的人文关怀能力和专业素养。

（二）人文关怀教育的意义

1. 促进学生对专业本质的理解　人文关怀教育不仅教授专业技能，更强调对患者的关心、理解和尊重。学生可以更深入地理解护理专业的内涵，明白护理不仅是技术操作，更是关爱和照顾，更深刻认识到护理专业的崇高性，更加热爱护理专业。

2. 促进和谐护患关系的构建　通过人文关怀教育，医护人员能够提升沟通技巧、同理心和人文素养，关注患者的需求和感受，为患者提供更加人性化的服务，使患者的需求得到满足，能够提高满意度，促进护患关系和谐发展。

3. 促进学生人格的完善 通过人文关怀教育，学生不仅能够获得丰富的知识，更能够在情感智慧、价值观、独立性、社会责任感和自我成长等方面得到全面提升。教师、家长、学校和社会应共同努力，为学生创造有利于其全面发展的环境。

二、人文关怀教育的任务和内容

（一）人文关怀教育的任务

1. 形成学生的人文关怀理念 引导学生认识到每个个体都有自己的情感和需求，通过教授人文知识、伦理道德等内容，教师要展现出对人的尊重、理解、关爱。创造积极向上的学习环境，鼓励学生在学习和生活中注重人的因素，建立对人类共同命运的理解和关注，培养同理心和社会责任感。

2. 发展学生人文关怀的能力 人文关怀能力是学生理解和关心他人需求、情感和价值观的能力。人文关怀教育使学生逐步习得察觉、感知、理解和分析的能力，并实施因人而异的关怀照护行为。

（二）人文关怀教育的内容

1. 职业道德教育 培养学生职业道德观念，树立正确职业价值观，了解职业行为准则，遵循职业道德规范，使学生具备高尚的职业操守。

2. 生命关怀教育 强调对生命的尊重和珍视，引导学生认识生命的价值和意义，培养积极的生活态度和人生观。使学生能够更好地理解生命的意义，珍惜生命，关注自身和他人身心健康，树立正确的生死观念。

3. 健康教育 关注个体身心健康和全面发展，培养学生健康的生活方式、自我保健意识和技能。学生通过了解和掌握有关生理、心理、环境等方面的健康知识，形成良好的卫生习惯和生活方式，提高生活质量和社会适应能力。

4. 终极关怀教育 是人文关怀教育的最高层次。关注人的精神追求和价值实现，培养学生的世界观、人生观和价值观，使其能够追寻生命的意义和价值。关注人类文明的传承和发展，引导学生思考人类未来的命运和前途，培养对人类社会的责任感和使命感。

三、人文关怀教育的原则

人文关怀教育的原则（principles of humanistic care education）是在护理教育中，将人文关怀理念融入护理实践和教育中的一组指导性原则。

1. 自主性原则 强调尊重个体自主性，即个体有权自主选择、自我决定，在教育过程中始终保持对个体自主性的尊重和保护。鼓励个体独立思考、自主决策，不是强加自己的观点或决策。培养个体自主性，建立自信心和责任感，应对未来的挑战。

2. 渗透性原则 应贯穿于教育的各个方面和领域，不仅是课堂上知识传授，还包括校园文化、课外活动、家庭教育等。学校、家庭、社会应共同参与人文关怀教育，为学生提供全方位教育支持。渗透到学习和日常生活中，帮助学生理解和实践人文关怀的价值观，形成良好行为习惯和道德品质。

3. 情感性原则 注重情感教育和情感交流，关注学生情感需求、情感体验、情感变化，理解学生情感需求，建立良好的情感关系。培养学生情感表达能力和情感管理能力，建立积极的心态和健康的人格。

四、人文关怀教育的途径和方法

人文关怀教育的途径和方法指人文关怀教育中所采用的教育方式和手段。与职业精神和职业道德的培养基本相同，护理人文关怀教育的实施途径包括专门的人文课程教学、各科教学中的人文精神渗透、多样化人文活动的感悟、临床学习、社会实践和校园文化陶冶等。护理人文关怀教育方法详见第八章第一节护理教学方法。

第四节 护理教育中的思维品质教育

思维是人类或其他生物在处理信息、形成观点和进行决策时所运用的心理过程。思维品质是影响人类思考和决策的个人特征和素质。在护理教育中，思维品质有助于培养出具备扎实护理知识、敏锐思维和高度责任感的护士，在护理实践中提供高质量的护理服务。

一、思维品质教育的概念和意义

（一）思维品质教育的概念

1. 思维品质 指影响个人思考和决策的特质和素质，是一个人在面对问题、推理、分析、判断、解决问题等方面所具备的能力和态度。不仅指智力水平，还包括认知、情感、社交、实践及其他人格特质等因素。

2. 思维品质教育（thinking quality education） 指在教育过程中重视培养学生批判性思维、创造性思维、解决问题的能力、有效沟通及合作的能力。培养学生思维方式和态度，强调自主学习和主动思考，促进学生成为全面发展的人才。

（二）思维品质教育的意义

1. 对个人的意义

（1）独立思考能力：激发学生独立思考能力，帮助分析问题、形成观点并作出合理判断，这种能力不仅在护理实践中有益，也对个人职业发展和成长具有重要意义。

（2）批判性思维和解决问题能力：培养学生的批判性思维和问题解决能力，使学生在面对复杂的护理情况时能够迅速有效地作出决策并采取行动。

（3）沟通与合作能力：提高学生沟通技巧和团队合作能力，在护理工作中与患者、家属和其他医护人员有效交流、协作至关重要。

（4）创新意识和自主学习能力：鼓励学生具备创新精神和自主学习能力，能够适应不断变化的护理环境，不断提升自己专业水平。

2. 对专业的意义

（1）有利于发展护理学科理论：护理人员深入理解护理学科理论基础，培养系统化、结构化的思维方式，发展和完善护理学科理论。提高护理专业理论水平及护理实践规范性和科学性。

（2）有利于提高护理实践中的决策水平：在护理实践中，正确决策对患者生命安全和健康至关重要。在实践中准确分析、判断和解决问题，提高决策水平及护理实践的质量和效果。

（3）有利于提升护理科学研究的质量：护理专业发展离不开科学研究的推动，思维品质教育为科学研究提供强大的思维支持。培养护理人员批判性思维和研究性思维，在科研中更加严谨、系统地分析和解决问题，提高研究质量和可靠性。

二、思维品质教育的原则和内容

（一）思维品质教育的原则

思维品质教育的原则（principles of thinking quality education）是护理思维品质教育过程中应该遵循的基本准则。

1. 思维品质教育目标与思维活动设计相统一　思维品质教育具有明确的目标，这些目标与教学活动设计紧密结合。通过有针对性的思维训练活动，学生能够理解和掌握特定的思维方式和方法，提升思维品质。

2. 发展思维和知识教学相结合　在传授知识过程中，教师注重培养学生思维能力，引导学生理解和掌握学科知识内在逻辑和规律。将发展思维融入知识教学中，帮助学生更好地掌握知识，促进思维发展。

3. 隐含性与直观性相统一　思维品质教育可以通过隐含和直观两种方式进行。隐含方式主要是通过教师示范和引导，使学生在潜移默化中提升思维能力。直观方式是通过明确的讲解和演示，使学生直接理解和掌握思维方式和方法。在实践中，应将这两种方式有机地结合起来，以取得更好的教育效果。

4. 发展思维与社会实践相结合　学生参与社会实践，在实际问题中运用所学知识，锻炼思维能力，提升解决实际问题的能力。社会实践提供丰富素材和案例，帮助学生理解和掌握思维方式和方法。发展思维与社会实践相结合，培养学生思维能力、实践能力和创新能力。

（二）思维品质教育的内容

1. 培养健全的思维主体　是护理思维教育的重要内容，包括以下方面。

（1）积极的思维需要：以激发学生思维需求为首要目标，促使学生主动参与思维活动，在解决问题中提升思维能力。注重激发学生的思维兴趣，引导学生发现问题、分析问题、解决问题，培养其思维自觉性和主动性。

（2）强烈的问题意识：注重培养学生的问题意识，引导学生从不同角度思考问题，鼓励发现问题、提出问题和解决问题，提高思维灵活性和创新性。

（3）全面的思维形式：健全的思维主体应该具备全面的思维形式，包括逻辑思维、形象思维、直觉思维等。逻辑思维是科学思维的基础，形象思维是艺术思维的核心，直觉思维则能够为创造性思维提供灵感。注重培养学生多种思维形式，引导学生综合运用不同的思维方式，提高学生思维全面性和创造性。

2. 系统的思维能力　指个体能够全面、系统地思考问题，把握事物内在联系和规律。

注重知识体系构建，引导学生从整体上把握事物，分析事物的内在结构和关联，理解事物本质和规律。对所学知识进行归纳、演绎和推理，提高分析和解决问题的能力。

3. 科学的思维方式　指遵循科学规律、运用科学方法的思维方式。树立科学思维方式，注重实证、逻辑和批判性思维。运用科学方法探究事物本质和内在规律，形成严谨的思维习惯和良好的科学素养。培养学生创新意识和创新能力，鼓励学生敢于质疑、勇于探索，为科学事业发展作出贡献。

三、思维品质教育的途径和方法

（一）思维品质教育的途径

1. 课堂教学　课堂是培养学生思维品质的重要场所。通过精心设计的教学活动，引导学生主动思考，培养其批判性思维、创造性思维和逻辑思维能力。

2. 临床实践教学　是另一种有效的思维品质教育途径。通过实践操作，学生可以将理论知识应用于实际情境中，提高自己的实践能力和思维品质。

3. 营造促进思维发展的校园学术环境　举办各种学术讲座、研讨会和交流活动，鼓励学生参与学术研究，提高自己的学术素养。设立学术创新项目和奖励机制，激发学生创新精神和实践动力。通过这样的学术环境，学生可以拓展自己知识视野，培养创新思维和实践能力。

（二）思维品质教育的方法

1. 以疑引思法　通过提出问题来引导学生思考的教学方法。通过精心设计的问题，激发学生好奇心和求知欲，引导学生主动思考、分析和解决问题。培养学生质疑精神，提高批判性思维和创造性思维能力。

2. 以述促思法　通过口头表达或文字表述来促进思考的教学方法。引导学生对所学内容进行复述、概括或阐述，促使他们深入理解知识，培养学生语言表达能力。有助于提高学生思维清晰度和逻辑思维能力。

3. 以辩激思法　通过组织辩论活动来激发学生思维的教学方法。在辩论中，学生运用逻辑推理、辩证思考和批判性思维等能力，证明自己的观点并反驳对方的观点。提高学生思辨能力和说服力，培养团队合作精神。

4. 以例启思法　通过实例分析启发学生思维的教学方法。提供与教学内容相关的实际案例，引导学生进行分析和思考，帮助学生理解抽象的概念和原理。培养学生分析和解决问题的能力，增强学生的感性认识，提高学生逻辑思维和判断能力。

5. 以行践思法　通过实践操作引导学生思考的教学方法。通过设计实验、组织社会实践等方式，让学生在实际操作中发现问题、分析问题和解决问题。培养学生实践能力和创新精神，提高观察力和创造力，促进学生全面发展。

第五节　护理教育中的审美教育

审美教育在护理教育中具有重要的地位，通过艺术手段，以审美的方式提升人们审美素养，激发人们审美情感，培养人们审美趣味和审美能力，促进个体和社会和谐发展。

一、审美教育的概念和意义

（一）审美教育的概念

审美教育（aesthetic education）是培养学生感受美、欣赏美和创造美的能力的一种教育活动。引导学生关注和体验生活中的各种美好事物，提高学生审美素养，促进学生全面发展。

（二）审美教育的意义

1. 审美教育是对学生进行道德教育必不可少的环节　不仅提高学生审美素养，还帮助学生树立正确价值观和道德观念，是道德教育必不可少的环节。审美教育以感性和情感的方式引导学生对美的事物进行感受和体验，在欣赏美的过程中潜移默化地接受道德教育的熏陶。审美教育使学生理解社会道德规范和人类价值观，培养良好的道德品质和行为习惯。

2. 审美教育有益于学生的智力开发　关注美的形式，强调对美的内涵的深入理解和思考，促进大脑发展。审美过程中，需进行观察、想象、分析和判断等思维活动，培养观察力、想象力和逻辑思维能力，激发创造力、创新思维、创新能力、问题解决能力。

3. 审美教育对护理学专业的特殊意义　护理服务不仅是技术，更是关爱与美的传递。审美教育可提升护士的职业形象，为患者带来舒适感，建立良好医患关系，同时提升沟通技巧，缓解患者紧张情绪，增强治疗效果。培养护理人员的职业道德和人文关怀精神，促进患者康复。

二、审美教育的任务和内容

（一）审美教育的任务

1. 提高学生感受美的能力　培养学生感受美的能力，在生活中发现和体验美的存在。通过对自然美、艺术美、社会美等不同美的形式的感知，增强对美的敏感度，从而更好地欣赏和理解各种美的形式。

2. 培养学生鉴赏美的能力　鉴赏美是培养对美的深入分析和评价能力，让学生辨析和判断各种形态的美，理解美的内在意蕴和价值，形成正确审美观点和评价标准。教会学生区分美与丑、高尚与低俗，培养高尚审美情趣和道德情操，深入挖掘美的文化内涵和社会意义，提高审美认识水平。

3. 形成学生创造美的能力　创造美是审美教育的最高目标。激发学生的创造力与想象力，培养按照美的规律去创造美的能力。具备此能力的人能创造美的成果，推动社会进步。鼓励参与艺术创作与社会实践，发挥主观能动性，挖掘创造潜能，培养对美的追求与执着，提升审美修养与文化素质。

（二）审美教育的内容

审美教育的内容是为实现审美教育任务而选择和组织的内容。

1. 自然美　是大自然中所呈现出来的美感和魅力。体现在山水风景、季节变化、动植物生态等方面。欣赏自然美有助于放松身心、增强情感共鸣，培养审美情趣，促进人们与自然的和谐互动。

2. 社会美 是公平、正义、和谐和人文关怀的体现，是理想社会的追求目标。政府、社会和个人需共同努力，通过建立公正制度、促进社会和谐和保护环境等方式实现社会美。护理教育中的社会美表现在培养具备专业素养和人文关怀的护士，为社会提供优质护理服务，增进人民健康和社会福祉。

3. 艺术美 通过艺术形象反映的自然美和社会美。丰富内心世界，提供审美享受和心灵寄托。通过艺术活动，可培养审美情趣，拓宽视野，增强对美的感知。艺术美是文化传承和创新的载体，可激发社会创造力、想象力和创新思维。

4. 专业美 指护理工作中所呈现出来的美感和价值，是护理职业的核心价值观之一，体现护士对患者健康和福祉的关注和承诺。通过提供高质量的护理服务，护理人员能够帮助患者恢复健康、提高生活质量，给予患者和家属心理上的支持和鼓励。护理专业美也体现了护理职业的社会责任和使命感，为社会健康事业作出贡献。

三、审美教育的原则

审美教育的原则（principles of aesthetic education）是实施审美教育过程中所遵循的基本准则和要求。

1. 寓教于乐的原则 注重陶冶情感，无须概念讲解和逻辑分析，而是通过感受和欣赏美的过程，自然而然地接受美的熏陶、受到美的教育。审美教育是寓教于乐的，通过实践活动进行，教师关注学生情感体验，创造愉悦环境，激发学生学习兴趣及积极性。

2. 与社会和生活相结合的原则 与社会和生活紧密结合，使学生更好地理解美和体验美。引导学生关注社会现实和生活中的各种美好事物，鼓励学生积极参与社会实践和公益活动，增强社会责任感和人文素养。

3. 因材施教的原则 根据受教育者的年龄特征、性格差异、兴趣爱好和知识水平等情况，选择恰当的教育内容和形式，有计划、有步骤地进行，即因材施教。根据每个人的情况，针对性地进行教育，发挥每个人的特长和优势，取得更好的教育效果。

四、审美教育的途径和方法

1. 通过学科教育进行审美教育 在护理学科中，开设护理美学、护理礼仪和形体训练等审美教育相关课程，有助于学生掌握审美技能和方法，提升审美素养和能力。护士在实践中通过形象、语言、行为等方面的美的表达，让患者感受到关爱、温暖和尊重。

2. 通过课外艺术活动进行审美教育 课外艺术活动是审美教育的重要手段，各种艺术活动能激发学生审美兴趣和创造力。参与艺术创作亲身体验美的创造过程，更深入地理解美的含义。

3. 通过自然进行审美教育 大自然的美景、奇观和生态平衡等元素，是培养学生审美能力的素材。组织参观自然景观、开展户外写生等活动，让学生在大自然的怀抱中感受美的存在，培养对大自然的敬畏、爱护之心及审美的敏感性和观察力。

4. 通过日常生活进行审美教育 审美教育资源无处不在，引导学生发现生活中的美学元素，如教室、寝室的整洁，服饰搭配得体、行为举止之美等，培养审美观念和审美能力。

通过参与文化活动、节日庆典等方式，感受生活中的美好；参与公益活动和志愿服务，培养社会责任感。

第六节　护理教育中的个性化教育

个性化教育是一种教育理念和教育方式，强调尊重学生的个性差异，发掘和培养学生的特长和兴趣，并据此设计和实施教育方案。这种教育方式的目标是使学生在学习过程中发挥主体性，实现全面而有个性的发展。

一、个性化教育的概念和意义

（一）个性化教育的概念

个性化教育（individualized education）以学生为中心，根据学生个别差异和需求，量身定制教育方案，促进其全面发展的教育理念和实践。强调每个学生的独特性，尊重个人兴趣、能力、学习风格和发展阶段，致力于满足个体学习需求和潜能。

（二）个性化教育的意义

1. 对个体的意义　关注个体需求，增强自信和自尊，发展个人兴趣和爱好，培养自主学习能力及竞争力。以学生为中心，满足其学习和发展潜能，促使全面发展。个性化教育转变传统教育模式，因材施教，让每个学生发挥潜力，实现自我价值最大化。

2. 对社会的意义　满足个体需求和发展潜能，培养具备专业技能和创新能力的人才，提升社会整体的人才素质和创造力。注重平等和公平，缩小教育机会差距，实现社会公平和社会稳定。推动教育改革，促进教育制度和教育方式的创新与进步。培养学生的社会责任感和公民意识，引导其成为有担当、有激情、有创造力的社会成员。总之在促进个体发展的同时，也对社会进步和发展起到了积极的推动作用。

二、个性化教育的内容

1. 主体性教育　尊重学生的主体地位，注重学生的主体意识，通过激发学生的主观能动性、积极性和创造性，培养学生的独立思考、自主选择和自主决策的能力。

2. 独特性教育　每个学生都是独特的个体，具有自己的特点和优势。独特性教育就是要关注学生的个体差异，根据学生的特点和发展潜能，采取个性化的教育方法，促进学生潜能的发挥和全面发展。

3. 探究性教育　是在教师的指导下，通过自主探究、合作探究等方式，发现问题、解决问题、获取知识、培养能力的一种教育方式。探究性教育注重学生的实践能力和创新精神的培养，是提高学生综合素质的重要途径。

4. 创造性教育　通过创造性的教育方式和手段，培养学生的创造精神、创造能力和创新思维，提高综合素质，适应未来社会发展的需要。

5. 完整性教育　注重学生全面发展和综合素质的提高，不仅关注学生的知识技能，还要关注学生的思想道德、身心健康等方面的发展。目的是培养具有全面素质的人才，为社会的可持续发展作出贡献。

三、个性化教育的原则

个性化教育的原则（principles of individualized education）是实施个性化教育过程中所遵循的基本准则和要求。

1. 全面性原则　教育对象全面，要面向全体学生，确保每个学生都能得到合适的教育。内容全面，教育应涵盖个性的各个层次和维度，包括知识技能、情感态度、价值观等方面。范围全面，应渗透到家庭、社会和学校三位一体的宏观教育中，并融入德育、智育、体育、美育和劳育等各个领域，为学生提供全面的教育服务。

2. 自主性原则　尊重学生的自主选择和自主发展，鼓励自主选择适合自己的学习方式、学习内容和学习进度，培养自主学习能力和自我管理能力，更好地发展自己的潜力。

3. 针对性原则　个性化教育针对每个学生的个体差异和特性进行教育，以满足个性化需求。了解学生的特点，如学习风格、兴趣爱好、智力水平等，并据此制定个性化的教育方案，使教育更加符合学生的实际需求。

4. 活动性原则　个性化教育不能只是一种传统的课堂教学方式，通过丰富多彩的教学活动激发学生的学习兴趣和潜能。通过各种形式的活动，让学生在实践中学习和成长，培养学生的实践能力和创新精神。

5. 适量性原则　在个性化教育中，对不良个性的纠正和对优良个性的发展都应保持适量的原则。过度强调任何一方面都可能导致教育效果的偏离，从而失去个性化教育的真正意义。

6. 发展性原则　以发展的眼光看待学生，注重培养学生的潜力和能力，为未来发展打下坚实的基础。个性化教育本身也应该不断发展，以适应社会和教育环境的变化。

四、个性化教育的途径和方法

个性化教育的途径和方法指个性化教育中所采取的教育方式和手段。

（一）制定发展学生个性的教育目标

个性化教育的首要任务是制定明确的教育目标，教育目标应包括知识、技能、情感、态度等多个方面，这些目标应充分考虑学生的个性差异，根据学生的特点进行个性化调整，以促进全面发展。

（二）设立适宜的课程管理模式

1. 课程设置　个性化教育要求课程设置多样化，以满足不同学生的兴趣和需求。学校应根据学生的特点和教育目标，提供多种课程供学生选择，以充分发展学生的个性。

2. 实行学分制与导师制　学分制可以让学生根据自己的兴趣和进度选择课程；导师制则可以为学生提供个性化的指导和支持，帮助学生在学习和发展中更好地发挥自己的个性。

（三）实施个体化的教学方法

根据学生个性特点和学习风格，采用不同的教学方法和手段，以激发学习热情和主动性。

（四）建立多元化的教学评价方法

应建立多元化的教学评价方法，不仅关注学生的知识掌握程度，更要关注学生的思维能力、创新能力等个性品质的发展。评价方式可以包括考试、作品评定、口头表达、自我评价等多种形式，以全面了解学生的学习状况和个性特点。

（五）构建民主、平等和合作的师生关系

尊重学生的个性差异，与学生建立民主、平等和合作的关系。关注学生的情感需求，与学生共同探讨问题、分享思想，以促进师生之间的交流和理解。这种师生关系有助于创造一个自由、宽松的学习环境，让学生在享受学习的过程中更好地发展自己的个性。

（六）大学文化建设

大学文化包括校园物质文化、制度文化、课程文化、精神文化 4 个层次。学校应倡导自由、开放、创新的文化氛围，鼓励学生独立思考、勇于创新。学校应举办各种学术、文艺活动，提供多种社团组织，让学生在丰富多彩的校园文化中展示自己的个性和才华。这些活动有助于培养学生的自信心和创造力，促进全面发展。

本章小结

思考题

　　1. 如何理解德育过程中知、情、意和行的关系？

　　2. 以小组形式，调查学校护理教育中职业精神教育、思想品德教育、人文关怀教育、思维品质教育、审美教育和个性化教育的开展情况。这些教育各包括哪些内容？运用了哪些途径和方法？是否完成了相应的任务？还存在哪些问题，应如何改进？

更多练习

（陈志会）

参考文献

［1］安力彬，李小花，岳彤，等.《护理学类专业课程思政教学指南》解读［J］. 中华护理教育，2023，20（1）：10－14.

［2］崔香淑，李强. 护理教育学［M］. 北京：科学出版社，2018.

［3］杜建群，杜尚荣. 大学生创新创业课程的价值取向与目标定位［J］. 教育研究，2018，39（5）：63－66.

［4］段志光，孙宏玉，刘霖. 护理教育学［M］. 北京：人民卫生出版社，2022.

［5］郭太玮，季浏，潘绍伟，等. 普通高校体育课程内容标准体系的研究［J］. 体育学刊，2014（2）：69－74.

［6］郭熙汉，何穗，赵东方. 教学评价与测量［M］. 武汉：武汉大学出版社，2008.

［7］（美）琳达·B. 尼尔森（Linda B. Nilson）. 最佳教学模式的选择与过程控制［M］. 魏清华，陈岩，张雅娜，译. 广州：华南理工大学出版社，2014.

［8］穆贤，顾颖. 护理教育学［M］. 北京：科学技术文献出版社，2019 年.

［9］聂宏. 护理教育学［M］. 2 版. 北京：中国中医药出版社，2017.

［10］苏艳红，喻巧玲. 教育评价与教学评价［M］. 郑州：河南人民出版社，2013.

［11］唐海山，赵梅，宋瑰琦，等. 我国本科护理教学评价的文献计量学研究［J］. 护理研究，2018，32（24）：3893－3896.

［12］伍南婷. 高校教材建设过程管理研究［D］. 湖南：湘潭大学，2022.

［13］周永凯，田红艳，王文博. 现代大学教学评价理论与实务［M］. 北京：中国轻工业出版社，2010.

［14］朱雪梅，潘杰. 护理教育学［M］. 武汉：华中科技大学出版社，2016.